社会福祉士シリーズ

公的扶助

16

低所得者に対する
支援と生活保護制度

[第5版]

福祉臨床シリーズ編集委員会編
責任編集＝伊藤秀一

弘文堂

はじめに

　本書は、これまで随時改訂を重ね、今回が第5版となる。前版ではいわゆる貧困対策3法（改正生活保護法、生活困窮者自立支援法、子どもの貧困対策法）制定以降の動向をフォローした。今版は2018（平成30）年6月に生活保護法、生活困窮者自立支援法、社会福祉法、児童扶養手当法の4法を一括審議された「生活困窮者等の自立を促進するための生活困窮者自立支援法等の一部を改正する法律」が成立したことを受けて生活保護法、生活困窮者自立支援法の改正概要を本書に反映させることが主な改訂内容である。上記改正法のポイントとして、生活保護法の改正では「生活保護における自立支援の強化、適正化」として①保護受給世帯の子どもの大学等進学時における「進学準備給付金」の創設、②データに基づいた生活習慣病の予防等のための「健康管理支援事業」の創設、③後発医薬品の原則化などが挙げられる。また生活困窮者自立支援法の改正では就労準備支援事業・家計改善支援事業の努力義務化、生活困窮者を把握した都道府県等に支援制度の利用勧奨努力義務化など、生活困窮者への支援強化を図っている。なお、前版刊行以降において2017（平成29）年6月にはホームレス自立支援法をさらに10年間延長する改正法案も成立している。

　法改正とは別に、2013（平成25）年から2015（平成27）年まで行われた生活保護基準削減が2018年から2020年にかけ3段階で再び引き下げられることとなった。この生活保護基準は周知のとおりさまざまな低所得者支援制度に影響を与え、この引き下げにより対象から外れる者も出るおそれがある。総じて近年の社会保障・社会福祉制度動向では給付を抑制する傾向が見られ、セーフティネットの機能が改めて問われていると言わねばならない。

　読者諸氏には本書から公的扶助論を学ぶ上で根幹ともいうべき貧困に対する認識をはじめ、生活保護が権利として成立してきた経緯や発展方向を踏まえた生活保護の重要性を認識して、大局的な見地からの関心を持ってほしいと願っている。

　最後に、多くの執筆者の協力を得て本書が出来上がったことに感謝するとともに、初版以来、一貫して変わらぬお世話をして下さった編集部の世古宏氏に心からの謝意を表させていただく。

2019年1月

責任編集　伊藤秀一

社会福祉士シリーズ　第16巻　低所得者に対する支援と生活保護制度［第5版］

目次

はじめに …………………………………………………………………………………………… iii

第1章　現代の貧困と公的扶助 ………………………………………………… 1

1. 現代社会における貧困・低所得問題 ……………………………………………… 2
 A. 貧困概念の変遷 ………………………………………………………………… 2
 B. 現代的貧困の諸相と社会情勢 ………………………………………………… 8
2. 社会保障制度体系における公的扶助 ……………………………………………… 16
 A. 公的扶助の特徴と範囲 ………………………………………………………… 16
 B. 公的扶助の位置と役割・機能 ………………………………………………… 17
3. 近年の保護と保護率の動向 ………………………………………………………… 23
 A. 近年の被保護人員及び被保護世帯数、保護率等の動向 ………………… 23
 B. 保護の動向と変動 ……………………………………………………………… 35
 （コラム）　福祉と生活保護への拒絶 ……………………………………………… 41

第2章　公的扶助の歴史的展開 ………………………………………………… 43

1. イギリスにおける公的扶助の歴史的展開 ……………………………………… 44
 A. 封建社会の貧困救済 …………………………………………………………… 44
 B. 救貧法の成立と展開 …………………………………………………………… 45
 C. 資本主義の発展と救貧法 ……………………………………………………… 46
 D. 福祉国家形成プロセスにおける救貧体制 ………………………………… 50
 E. 福祉国家と公的扶助 …………………………………………………………… 52
 F. 現代のイギリスにおける公的扶助 ………………………………………… 54
2. わが国における公的扶助の歴史的展開 ………………………………………… 56
 A. 戦前における救貧制度による救済 ………………………………………… 57
 B. 大戦直後の公的扶助導入の経緯と旧生活保護法の成立 ……………… 59
 C. 生活保護法成立の前後 ………………………………………………………… 60
 （コラム）　イギリスの産業革命期における年少労働者 ……………………… 65

第3章　生活保護制度のしくみと問題点 ……………………………… 67

1. 生活保護の目的と諸問題 ……………………………………………… 68
　A. 目的 …………………………………………………………………… 68
　B. 目的をめぐる諸問題 ………………………………………………… 68

2. 生活保護の基本原理 …………………………………………………… 69
　A. 国家責任の原理 ……………………………………………………… 69
　B. 無差別平等の原理 …………………………………………………… 70
　C. 最低生活の原理 ……………………………………………………… 70
　D. 保護の補足性の原理 ………………………………………………… 71
　E. 権利保障の視点からみる基本原理の諸問題 …………………… 73

3. 生活保護の原則 ………………………………………………………… 74
　A. 申請保護の原則 ……………………………………………………… 74
　B. 基準および程度の原則 ……………………………………………… 75
　C. 必要即応の原則 ……………………………………………………… 76
　D. 世帯単位の原則 ……………………………………………………… 76
　E. 原則をめぐる諸問題 ………………………………………………… 77

4. 保護の種類と範囲・方法 ……………………………………………… 77
　A. 生活扶助 ……………………………………………………………… 78
　B. 教育扶助 ……………………………………………………………… 80
　C. 住宅扶助 ……………………………………………………………… 81
　D. 医療扶助 ……………………………………………………………… 81
　E. 介護扶助 ……………………………………………………………… 82
　F. 出産扶助 ……………………………………………………………… 83
　G. 生業扶助 ……………………………………………………………… 84
　H. 葬祭扶助 ……………………………………………………………… 84
　I. 各扶助をめぐる諸問題 ……………………………………………… 85

5. 保護施設の種類とその内容 …………………………………………… 85
　A. 保護施設の種類 ……………………………………………………… 86
　B. 保護施設の設置と運営 ……………………………………………… 87
　C. 保護施設をめぐる諸問題 …………………………………………… 87

6. 生活保護基準の考え方と実際 ………………………………………… 88
　A. 最低生活費の概念 …………………………………………………… 88
　B. 最低生活費の算定方式 ……………………………………………… 88
　C. 生活保護基準の実際 ………………………………………………… 89

v

D. 最低生活保障水準 ································· 93

E. 生活保護の財源 ································· 93

F. 生活保護基準をめぐる諸問題と今後の方向性 ··············· 99

コラム　生活保護と扶養義務 ··························· 101

第4章　生活保護制度の運営実施体制と多職種連携 ·············· 103

1. 生活保護における組織および団体の役割と実際 ··············· 104

A. 国の役割 ······································ 104

B. 都道府県の役割 ································· 105

C. 市町村と民生委員の役割 ··························· 106

D. ハローワークの役割 ····························· 107

2. 専門職の役割と実際 ····························· 109

3. 多職種・他機関等連携 ··························· 112

A. 多職種・他機関等連携の意義と必要性 ··················· 112

B. 保健医療との連携 ······························· 113

C. 労働分野における連携 ····························· 114

D. その他の連携 ·································· 115

E. 連携の留意点 ·································· 116

4. 福祉事務所の役割と実際 ··························· 117

A. 福祉事務所の組織体制 ····························· 117

B. 福祉事務所の活動の実際 ··························· 121

C. 福祉事務所を巡る課題 ····························· 122

コラム　マンガで読む「生活保護」 ······················· 124

第5章　生活保護の争訟制度と権利擁護 ·················· 125

1. 被保護者の権利および義務 ························· 126

A. 被保護者の権利 ································· 126

B. 被保護者の義務 ································· 126

2. 争訟制度と権利擁護 ····························· 127

A. 不服申立てと行政訴訟 ····························· 127

B. 生活保護争訟の動向と権利擁護 ······················· 129

3. イギリスの福祉権活動 ··························· 131

A. 福祉権と権利擁護 ······························· 131

B. ランカシャー州の取組み ··························· 132

| コラム | 市民団体と権利擁護活動 ……………………………………………138 |

第6章　生活保護における相談援助活動 ………………………141

1. 生活保護における自立支援 ……………………………………………142
A. 生活保護法における自立 ………………………………………142

B. 自立支援プログラムの概要 ……………………………………145

2. 自立支援プログラムの作成過程と方法 …………………………147
A. 自立支援プログラムの作成過程 ………………………………147

B. 自立支援プログラムの実例 ……………………………………149

C. 自立支援プログラム活用による展開過程 …………………151

3. 自立支援プログラムの実際 ……………………………………………153
A. 【事例1】母子世帯への支援 …………………………………153

B. 【事例2】単身世帯への支援 …………………………………154

C. 【事例3】長期入院者への支援 ………………………………156

| コラム | 映画にみる「現代の貧困」……………………………………159 |

第7章　低所得者対策の概要と実際 ………………………………161

1. 生活福祉資金の概要 ……………………………………………………162
A. 生活福祉資金貸付制度の概要 …………………………………162

B. 低所得者に対する自立支援—貸付状況とその変化から ………171

2. 無料低額診療事業 ………………………………………………………175

3. 公営住宅 ……………………………………………………………………177
A. 公営住宅制度の歴史 ……………………………………………177

B. 公営住宅制度の変遷 ……………………………………………178

C. 公営住宅の課題 …………………………………………………179

4. ホームレスの自立支援 …………………………………………………180
A. ホームレス問題 …………………………………………………180

B. ホームレスの自立に向けた支援策 ……………………………182

5. 生活困窮者自立支援法 …………………………………………………185
A. 生活困窮者自立支援法と生活困窮者自立支援制度の概要 ………185

B. 生活困窮者自立支援制度の実施状況 …………………………186

| コラム | 生活福祉資金と家計相談 …………………………………189 |

国家試験対策用語集 ……………………………………………………191

資料編 ……………………………………………………………………204

1. 恤救規則 ………………………………………………………………204
2. 救護法 …………………………………………………………………204
3. 生活困窮者緊急生活援護要綱 ………………………………………206
4. 生活保護法〔旧法〕…………………………………………………206
5. 生活保護法 ……………………………………………………………209
6. 生活保護法（新旧対照表）…………………………………………230
7. 生活困窮者自立支援法 ………………………………………………233
8. 生活困窮者自立支援法（新旧対照表）………………………………238
9. 子どもの貧困対策の推進に関する法律 ……………………………241

索引 …………………………………………………………………………243

低所得者に対する支援と生活保護制度 (30時間)〈社会福祉士国家試験 出題基準との対応表〉

シラバスの内容 ねらい

- 低所得階層の生活実態とこれを取り巻く社会情勢、福祉需要とその実際について理解する。
- 相談援助活動において必要となる生活保護制度や生活保護制度に係る他の法制度について理解する。
- 自立支援プログラムの意義とその実際について理解する。

含まれるべき事項 大項目	想定される教育内容の例 中項目	小項目 (例示)	本書との対応
1 低所得階層の生活実態とこれを取り巻く社会情勢、福祉需要と実際	1)低所得者層の生活実態とこれを取り巻く社会情勢、福祉需要	● 低所得者層の生活実態とこれを取り巻く社会情勢、福祉需要の実態 ● 生活困窮者の支援 ● その他	1章 1、2 7章 5
	2)生活保護費と保護率の動向	● 生活扶助、医療扶助、その他の扶助等の動向	1章 3
2 生活保護制度	1)生活保護法の概要	● 生活保護法の目的、基本原理、保護の原則、保護の種類と内容、保護の実施機関と実施体制、保護の財源、保護施設の種類、被保護者の権利及び義務、生活保護の最近の動向 ● その他	3章 5章 1、2
3 生活保護制度における組織及び団体の役割と実際	1)国の役割		4章 1A
	2)都道府県の役割		4章 1B
	3)市町村の役割		4章 1C
	4)ハローワークの役割		4章 1D
4 生活保護制度における専門職の役割と実際	1)現業員の役割		4章 2
	2)査察指導員の役割		4章 2
5 生活保護制度における多職種連携、ネットワーキングと実際	1)保健医療との連携	● 連携の方法 ● 連携の実際 ● その他	4章 3
	2)労働施策との連携		
	3)その他の施策との連携		
6 福祉事務所の役割と実際	1)福祉事務所の組織体系		4章 4A
	2)福祉事務所の活動の実際		4章 4B
7 自立支援プログラムの意義と実際	1)自立支援プログラムの目的		6章 1B、2B
	2)自立支援プログラムの作成過程と方法		6章 2A
	3)自立支援プログラムの実際		6章 3
8 低所得者対策	1)生活福祉資金の概要		7章 1A
	2)低所得者に対する自立支援の実際		7章 1B
	3)無料低額診療制度		7章 2
	4)低所得者支援を行う組織		4章
9 低所得者へ住宅政策	1)公営住宅		7章 3
10 ホームレス対策	1)ホームレスの自立の支援等に関する特別措置法の概要		7章 4

注) この対応表は、厚生労働省が発表したシラバスに社会福祉振興・試験センターの「社会福祉士国家試験 出題基準」を反映した内容が、本書のどの章・節で扱われているかを示しています。
全体にかかわる項目については、「本書との対応」欄には挙げていません。
「想定される教育内容の例」で挙げられていない重要項目については、独自の視点で盛り込んであります。目次や索引でご確認ください。

第1章 現代の貧困と公的扶助

「○○は、貧困ではない」「節約すればモノなど買える」
「本人が頑張れば貧困になるはずはない」「日本に貧困などない」
このような主張には、決定的に欠けていることがある。
貧困はそもそも何であるかという根本的な基礎の理解である。
貧困を貧困として認めない社会に
貧困対策が生まれるはずはなく、
貧困理解は、公的扶助を学ぶ上で
欠かすことはできないのである。
本章では、まず貧困を理解するために、
貧困概念の変遷と現代的貧困の諸相を取り上げ、
その中で福祉需要、生活実態、社会情勢などに触れる。
次の2節では、上述した貧困・低所得問題への対応として
広く社会保障制度を概観した上で
公的扶助の制度的位置や役割を整理する。
最後に、貧困・低所得者の「実際」として、
近年の保護の動向を把握し、理解を深めることとする。

1. 現代社会における貧困・低所得問題

A. 貧困概念の変遷

　貧困はしばしば単純にわれわれの生活を支える基礎的ニーズの不足あるいは欠如であるといわれる。また、社会通念的に日常的な生活資糧の欠乏状態として理解されてきた。しかし何が基礎的ニーズであり、またどの程度の充足で十分なのか、その答えは必ずしも一義的に決められるものではない。それは、貧困が時代や社会によってそのあらわれ方を異にするからである。これまで欧米社会を中心に多くの研究者が貧困を把握するためにさまざまなアプローチを試みてきているが、今なお、貧困概念については論争の的となっているのが現状である。本項では貧困概念を歴史的観点から①絶対的貧困、②相対的貧困、③社会的排除の順にみていくことにしたい。

［1］貧困の原型と絶対的貧困

　貧困問題を個人の責任においてではなく、社会が予防し、解決しなければならない問題、すなわち社会問題としてとらえ、社会的対策の必要性を訴える契機となったものに19世紀末イギリスで行われた貧困調査がある。中でも、ブースのロンドン調査とラウントリーのヨーク調査は有名である。まずはその頃の貧困をみていこう。

　「老朽化した悪臭の漂う木賃宿の各部屋には一家族、しばしば二家族をさえいれる。1つの穴倉には父母と3人の子供と4匹の豚が！　他の部屋では、不道徳な目的でその部屋を貸すために、夕方になると子供たちを街道に追い出す母親がいる。だが、これらの子供たちはどこかにかくれ場所をえられない場合にはひそかにはい上がってくる。」[1]

　ここにわれわれは政策対象としての貧困の原型をみるといってよいであろう。貧困がいかに悲惨であり、人間性を蝕んでしまうかを象徴的に明示している。上述したブースの影響を受けて、実業家であったラウントリーは、自分の故郷であるヨーク市で調査を行い、その結果を1901年に『貧困―都市生活の研究』（*Poverty-A Study of Town Life*）として発表した。その中で、ラウントリーは、ブースの提起した貧困線の概念をより明確にし、貧困を「第1次貧困」と「第2次貧困」に区別している。前者は「その収入がいかに賢明にかつ注意深く消費されても単なる肉体的能率（健康

ブース
Booth, Charles
James
1840 ～ 1916

ラウントリー
Rowntree, Benjamin
Seebohm
1871 ～ 1954

第1次貧困

第2次貧困

や労働力を意味する）を維持するのに必要な最小限度にも満たない生活水準」であり、後者は、第1次貧困と同様に貧困の打撃を受けている世帯ではあるが「その収入の一部を、飲酒とか賭博など他の支出に向けない限り、単なる肉体的な能力を維持することのできる生活水準」である。ラウントリーは主として第1次貧困に関心をよせたが、これは端的に食えるか食えないかが問題とされる貧困であった。

第1次貧困の内容は、主として、肉体的能率を維持するのに必要なカロリー、蛋白質、脂肪などに基づく栄養基準による飲食物を市価で算出して、貧困線を設定した。これは絶対量としての栄養所要量を基本としているので絶対的貧困と呼ばれている。生理学・栄養学的視野の導入こそがラウントリーの調査を「科学的」に画期的ならしめたものではあったが、人間のいわば生物としての「生存」を基準に貧困を固定的にとらえる考え方に基づいているといえよう。なお、ラウントリーの第2回貧困調査（1936年）は前回が単に動物的生存で弁護の余地のない低さであるとし、時代の推移を反映させて実質的に引き上げた。その貧困線以下は総人口に対して17.7％（対労働者世帯に対する貧困世帯31.1％）となっている。さらに第3回調査（1950年）では、総人口のわずか1.66％（労働者世帯の2.77％）であった。ラウントリーは、約50年の間に3回にわたって調査を実施し、第1、2回目についてはその貧困率の高さに驚き、第3回調査の1.66％については、逆に貧困は解消したと福祉政策の成果を謳歌し、楽観的であった[2]。

［2］貧困の再発見と相対的貧困

時代が進み、第2次世界大戦後、いわゆる先進諸国は経済的に繁栄し、漸次拡充されつつある社会保障制度のもとで「豊かな社会」を創出することになる。貧困はもはや過去の問題であり、基本的に解消したかのような見解が支配的になりつつある1960年代には、英米両国はともに、ほとんど時期を同じくして、貧困意識の改革が行われ、見逃されていた戦後の繁栄のかげに隠れている貧困を取り上げ、改めて、貧困への関心を呼び覚ますことになった[3]。

アメリカではハリントンが著した『もう一つのアメリカ―アメリカの貧困』（The Other America, 1962）により、旧来の人種、老齢、スラムなどの貧困に加えて、3種の新しい貧困（技術進歩に追いつけない非熟練労働者、アルコール中毒などによる社会的脱落者、農業革新からはみ出す農業労働者）が「再発見」されている。イギリスでもエーベル-スミスとタウンゼントの『貧困者と極貧者』（The Poor and the Poorest, 1965）により、

絶対的貧困

ハリントン
Harrington, Michael
1928 ～ 1989

エーベル-スミス
Abel-Smith, Brian
1926 ～ 1996

タウンゼント
Townsend, Peter
1928 ～ 2009

ワーキングプア

貧困の再発見

相対的貧困

相対的剝奪
relative deprivation

デプリベーション
deprivation

タウンゼントの12の剝
奪指標
➡ p.54
表2-1

今日わが国で注目されているワーキングプア（働く貧困層）が取り上げられ、完全就労者世帯の3分の1以上が貧困線以下に属し、加えて貧困人口の約3割が児童であると指摘している。

　これらの「貧困の再発見」は当時の貧困対策を進めると同時に、特にイギリスにおいては社会保障制度改革を導くことにもなった。再発見された貧困概念は、絶対的貧困に対して相対的貧困と呼ばれるもので、「豊かな社会」においてその当該社会の大多数の生活との比較で貧困をとらえる考え方をいう。

　こうした考え方を発展させて、相対的剝奪の概念を提唱したのが先のタウンゼントであった。タウンゼントによると、「個人、家族、諸集団は、その所属する社会で慣習になっている、あるいは少なくとも広く奨励または是認されている種類の食事をとったり、社会的諸活動に参加したり、あるいは生活の必要諸条件や快適さを得るために必要な生活資源を欠落しているとき、全人口のうちで貧困の状態にある」とされる[4]。

　デプリベーションとはあるべき状態から剝奪されている、それだけ生活権が奪われているという意味である。それは権利として回復されねばならないという考え方に立つ貧困であるといってよい。生活様式の多様化のもとに貧困が多面的であり、多くの面では充分に一定の生活水準に達しながら単に住宅の面だけで困窮しているとか、もっと極端な場合、外見ではどこから見ても貧困が認められないのにその飲食物は生存線（貧困線）以下である、などがその例であるといってよい。また、貧困概念に相対的視点を導入したことを踏まえれば、ある貧困な社会よりもある裕福な社会の方がかえって貧困者が多いということもありうる。さらに経済成長が長期に及ぶ産業先進社会でかえって、貧困率が上昇する場合もあろう。タウンゼントが調査に用いた貧困の指標は多様であり60種に上っている。それは食事、被服、光熱、住宅設備、住居条件、就業（厳しさ、安全、快適さ、福利）、健康、教育、環境、家族関係、休養娯楽、社会関係に大別される。これらを調査実施の便宜上、12種に要約して使用したのが本書の**表2-1**である。成人と児童の適用の互換なども行っている。

　このように、絶対的貧困との対比でいえば、相対的剝奪概念には、衣食住といった基本的ニーズだけでなく、社会生活上の非貨幣的な次元におけるニーズも含まれており、貧困概念の拡大化、多様化が進められている。近年では、ヨーロッパ諸国を中心に、こうした剝奪概念の延長として、また貧困に代わる用語として社会的排除という概念が注目を集めている。

［3］社会的排除と福祉需要

　前述した貧困概念と区別して社会的排除という概念が先進各国でともに用いられるようになった背景には、近年の経済の急激なグローバリゼーションやポスト工業化の進展のもとで、従来の生活保障施策の体系の中に取り込むことができない貧困・低所得問題が顕在化してきたことによる。この社会的排除という言葉はフランスに起源をもち、1974年に当時社会福祉局長であったルノアールが『排除された人々』の中で初めて用いたといわれる。その中で収入が不十分な失業者をはじめ、薬物依存、学校不適応児、都市の周縁部に追いやられた者など、フランス人の10人に1人に上ることが指摘されている⁽⁵⁾。そしてこの言葉は1980年代以降、特にヨーロッパ諸国へと急速に広がりを見せることになり、今日、EU諸国では貧困・社会的排除が主要な政策対象として掲げられている。

　一方、わが国でも2000（平成12）年に当時の厚生省がまとめた『社会的な援護を要する人々に対する社会福祉のあり方に関する検討会報告書』において社会的排除問題への対応策であるソーシャル・インクルージョン（社会的包摂）が21世紀の社会福祉の新たな理念として提起されている。そこでは、「社会的排除や摩擦」として路上死、中国残留孤児、外国人の排除や摩擦が例示され、社会的排除が本報告のキーワードである「つながり」の喪失をもたらす要因の1つとして位置づけられている。また、2000年以降の社会福祉基礎構造改革の基本的な方向である「地域福祉の推進」とのかかわりにおいてもソーシャル・インクルージョンへの言及が見られる⁽⁶⁾。さらに2007（平成19）年10月、厚生労働省の社会・援護局長のもとに設置された「これからの地域福祉のあり方に関する研究会」が「地域社会で支援を求めている者に住民が気づき、住民相互で支援活動を行う等の地域住民のつながりを再構築し、支え合う体制を実現するための方策」について検討し、その報告書の中に、社会的排除の対象になりやすい者への配慮が一貫して盛り込まれている⁽⁷⁾。

　上述したとおり、社会的排除は、今日、現代的貧困を示す概念として国際的潮流となってきた観がある。しかしながら、政策対象となる社会的排除指標の内容における各国間の差異もみられ、必ずしも統一した概念として確立しているわけではない。ここでは、従来の貧困概念との対比をとおして社会的排除概念の特徴を把握し、あわせて社会的排除に伴う福祉需要にも触れることとする。**表1-1**は、前述した絶対的貧困、相対的剥奪と社会的排除の概念を①次元、②必要財・サービス、③分配と他人の関係、④時間の長さ、⑤対象の人、の5つの観点から比較したものである。橘木は、社会的排除が相対的剥奪の延長にあるという理解・認識のもとで、政

社会的排除

ルノアール
Lenoir, René

ソーシャル・インクルージョン（社会的包摂）
social inclusion

策対象の範囲をより明確に、かつ積極的に考慮するものとして、以下のとおり簡潔な整理を行っている[8]。

表1-1　社会的排除と絶対的貧困、相対的剥奪との違い

	絶対的貧困	相対的剥奪	社会的排除
次元	一次元	多次元	多次元
必要財・サービス	身体的ニーズ	身体的ニーズ 物理的ニーズ	身体的ニーズ 物理的ニーズ 社会参加
分配と他人の関係	分配に配慮	分配に配慮	分配に配慮 他人との関係
時間の長さ	一時的	一時的	長期的
対象の人	個人 家計	個人 家計	個人 家計 コミュニティ

出典）橘木俊詔・浦川邦夫『日本の貧困研究』東京大学出版会，2006，p.283.

①貧困は所得という一変数のみを問題とするが、剥奪と社会的排除は多くの変数の状況に関心を寄せる。

②貧困は生きるための財に主たる関心を払い、剥奪は衣・食・住プラスさまざまな財を考えるが、社会的排除はそれらに加えて、人が社会的活動に参加しているかどうかにも注目する。

③社会的排除は人びととの間の分配への配慮のみならず、他人との関係にも注目する。

④関心を払う時間、あるいは計測する期間が、貧困と剥奪は一時的（たとえば、月間、年間）であるが、社会的排除は長期間にわたる。

⑤対象とする人が貧困と剥奪は個々人と家計であるが、社会的排除は人びとの居住するコミュニティ（すなわち共同体）にも注目する。

　上記の特徴は、特にEU諸国における社会政策の動向や社会的排除の多様な指標を反映したものであるが、現代的貧困としての社会的排除を把握するうえで、今日のわが国の社会的現実にも対応する重要な視点を提供しているといってよいであろう。以下、若干の補足をしておきたい。

　今日、わが国においても、貧困が単なる貧困にとどまらず、すなわち、経済的問題だけでなく、雇用や教育、住宅などさまざまな領域にかかわって生起している現実がある。社会的排除のさまざまな指標が示すように、こうした現象には多次元的な理解が求められる[9]。また、社会的排除が社会参加という観点に注目するのは、排除の次元の中でも根幹をなすものであるが、社会的排除が貧困の経済的側面だけでなく、社会関係的側面に焦点をあてた概念であり、人びとは社会の中に参加して生活をおくるという考え方を大前提としている。したがって、社会参加の機会の減少や欠如は

それ自体、社会の構成員という資格すら奪うことになりかねない。社会的排除がいわば「関係性の貧困」と称される由縁である。さらに、社会的排除がコミュニティを重視する点に関しては、個人や世帯という単位だけでなく、地域という空間単位でとらえることの重要性を示すものである。排除に至るプロセスや要因を個々人の問題としてではなく、排除されている人のおかれた生活空間、すなわち地域環境にあるものとしてもとらえようとする[10]。

　最後に、「関心を払う時間の長期性」を取り上げる。この特徴は、これまでの一時的な状況のみに着目していた貧困研究では十分に認識されていなかった点である。親の経済力によって子どもの受けられる教育が異なり、その学歴の差が最終的に職業・収入の格差に連動していく「貧困の世襲」ともいうべき問題が端的に示すように、長期に及ぶ「貧困の経験」は世代を超えて貧困が継承され、保護2世あるいは3世とも称される「貧困の再生産」という状況を生み出している。このような貧困の連鎖を断ち切るには基本的に教育政策が重要であることは言うまでもないが、貧困の深化や固定化には複合的な福祉課題が同時に起こりやすい。岩田は「貧困の4つの表現」として、貧困が慢性化し固定化すると、貧困のコアにある「お金がない」ということだけでなく、その周辺に以下の福祉需要、福祉課題が付随してくるという。すなわち、①いろいろな形で遮断されて参加できない、あるいは自分から参加を拒んでしまうというような事態としての「社会関係からの排除」、②貧困が慢性化することにより、権利を行使したり、決定に参加できないことが伴う「パワーレス／ボイスレス」、③貧困者自らが貧困を自分の失敗、自らの恥であると考えたり、自己肯定感の乏しい「恥・自己評価の低さ」、④社会の側が貧困者に対してもつ「非難・軽蔑」である[11]（図1-1参照）。

図1-1　車輪モデルの改良図

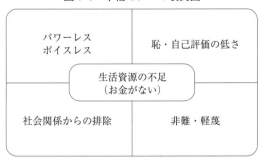

出典）岩田正美「現代の貧困と社会福祉の役割」『脱・格差社会をめざす福祉』明石書店，2009，p.17.

以上、社会的排除による福祉課題に対しては、経済的給付を提供すれば事足れりとする単純な問題ではなく、広く公共サービス・制度のネットワーキングや非金銭的次元における対人的支援も要請されるのである。なお、近年、「無縁社会」における孤立死現象がマスコミ等でもしばしば報道されるが、このような問題も社会的排除から生み出される社会的帰結として認識されねばならないであろう。人とのつながりを失わせない非孤立化という視点が今後ますます重視されねばならない(12)。

B. 現代的貧困の諸相と社会情勢

現代の日本社会において、現れている貧困の姿を確認しておこう。

バブル経済崩壊後、日本は長期不況に陥った。生活保護の被保護実人員は1995（平成7）年に底をついた後、上昇に転じた。2011（平成23）年には被保護実人員は過去最多を突破し、その勢いはいよいよ増すばかりである。受給者数の拡大に伴い生活保護費（事業費ベース）は2009（平成21）年度に3兆円を突破した。

生活保護費の急増に危機感をもつ国は、相次いで生活保護の適正化の対策を打ち出している。端的に言えば、「自立支援の強化」と「生活保護基準の引き下げ」の両輪を用いている。「自立支援の強化」としては「生活保護受給者等就労支援事業」（2005〔平成17〕年度）に始まり、「福祉から就労」支援事業（2011年度）、「生活保護受給者等就労支援自立促進事業」（2013〔平成25〕年度）と発展した。現在は「生活困窮者自立支援法」により、就労による自立を重視する姿勢が一段と明確になった。

他方、「生活保護基準の引き下げ」は、2012（平成24）年に「社会保障制度改革推進法」が成立、施行されたことが大きな一要因となっている。生活保護制度に関し、必要な見直しを行うことが明記されたことによりさまざまな見直しが進められている。2013（平成25）年度から2015（平成27）年度にかけては、これまで存在しなかった新たな指標を用いて、生活扶助、住宅扶助、冬季加算の引き下げを行い、2018（平成30）年度は2013年度とは全く異なる指標を用いて引き下げが行われた。これらの施策によって、生活保護被保護実人員の増加は2013年度以降、鈍化している。

社会保障制度改革推進法が施行された2012年は、人気タレントの母親が生活保護を受給していたことがマスコミで話題となり、受給者に対する批判がなされた。2016（平成28）年には、貧困に苦しむ高校生が当事者として現状を発言するシンポジウムでの訴えが、非難されるという事態も

生活困窮者自立支援法
2013年成立、2015年施行。2018年6月1日に改正され「生活困窮者」の定義が変更された他、事業名称の変更がなされた。

新たな指標
2013年の基準引き下げには、生活扶助相当消費者物価指数（生活扶助相当CPI）という新たな指標が使われた。この指標で2008年と2011年の物価を比べると、下落したと言えるので引き下げが妥当という論拠であった。
2018年の基準引き下げには「第一・10分位層」と「生活保護受給者」の生活水準を比べる方法がとられた。「生活保護受給者」の方が生活水準は高いので、引き下げは妥当という論拠である。
前者は、2008年と2011年以外で比べれば、物価は逆に上昇したという結果が研究者から出ている。後者は「第一・10分位層」（生活保護を受けていない漏給者が多分に含まれる階層）と「生活保護受給者」比べることの矛盾が指摘されている。

発生した。さらに「貧困ではない」「節約しないのが悪い」「自己責任」などといった市民や政治家の発言が話題となった。貧困認識が一面的である一例ともいえよう。

このように生活保護をはじめとした公的扶助制度は、決して安定したものでなく、現在も右往左往している。貧困が拡大する中での生活保護基準の引き下げは、何を意味するのか。国民の貧困の状況はどうなっているのか。その原因はどこにあるのかを明確にし、計画的に相対的貧困率を減らす、生活保護の捕捉率を高める施策を実施することが肝要であろう。

ここでは、日本における貧困の諸相について、各種のデータや資料に基づいて考えてみることにしたい。

［1］　生活保護世帯にあらわれる貧困の諸相

後述のように、生活保護の受給世帯を類型化すると、「高齢者世帯」「障害者世帯」「傷病者世帯」「母子世帯」などの、社会的になんらかのハンディキャップを抱えた世帯が8割を超える。従来の生活保護制度においては、この4類型を主たる対象ととらえてきた。

加えて近年では、平成の大不況を反映し、失業者・無職者等を含む「その他の世帯」が増加し、その割合は障害者世帯、傷病者世帯、母子世帯を超えるようになった。以下、それぞれの世帯類型における貧困の状況について概観する。

（1）高齢者世帯

生活保護受給世帯のうち、54.0％は高齢者世帯が占めている（2018〔平成30〕年5月現在）。高齢者の貧困は、現代日本における貧困問題の中心の1つである。

生活保護の中で高齢者の割合が増加しているのは、高齢化によって、高齢者世帯自体が増加していることもその一因である。しかし同時に、高齢者世帯間における所得格差が大きく、低所得世帯そのものが多いことも忘れてはならない。「国民生活基礎調査の概況（平成29年）」によると、2016（平成28）年の所得金額は全世帯平均で560万2000円であるのに対し、高齢者世帯では318万6000円となっている。平均所得金額以下の割合は高齢者世帯では62.6％で、児童のいる世帯は59.9％となっている。また、高齢者世帯の相対的貧困率も19％近くに達している。日本の高齢者世帯の貧困率は、OECD諸国の平均を大きく上回っている。

高齢者世帯の所得のうち、公的年金・恩給の占める割合は66.3％であり、年金がいかに重要であるかがわかる[13]。しかし、2018（平成30）年度の老齢基礎年金の額は、満額で月額6万4941円である。自営業者など

相対的貧困率
一般的には、所得が全国民の所得（等価可処分所得）の中央値の50％（貧困線）に満たない者の割合をいう。国民生活基礎調査によると、2015（平成27）年の貧困線は122万円（名目値）であり、相対的貧困率は15.6％となっている。

の場合、年金は老齢基礎年金のみとなる。生活保護における2018（平成30）年度の高齢単身世帯（68歳）の生活扶助額は東京都区部1級地-1等で7万9790円、地方郡部3級地-2等で6万4480円となっており[14]、級地によっては老齢基礎年金の額が生活扶助の額にも満たないことがわかる。

会社員等であった場合には、老齢基礎年金に加えて老齢厚生年金が支給される。老齢厚生年金のモデル年金額（夫婦2人分の老齢基礎年金を含む標準的な年金額）は2018（平成30）年度で月額22万1277円である。自営業者と会社員とで、引退後の年金収入に大きな格差がある。マクロ経済スライドが発動されている中、老齢年金の額が今より切り下げられることになれば、高齢者世帯の低所得化がさらに加速していくおそれもある。

また、65歳以上の人の状況を家族形態別にみると、夫婦のみ世帯が40.3%、一人暮らし世帯が17.8%であり、両者を合わせると半数を超えている[15]。このような高齢者のみの世帯の増加は、家族の扶養・介護機能の低下とあいまって、高齢者世帯の孤立化に拍車をかけることにつながりかねない。貧困と社会的孤立には密接な関係があり、貧困の貨幣的側面以外にも目を向けていく必要がある。

(2) 障害者世帯・傷病者世帯

生活保護受給世帯のうち、傷病者・障害者世帯は26.4%を占め、合わせると約3割に上る。生活保護開始理由として、「貯金等の減少、喪失」が最も多く「傷病」「稼働収入減」と続いている。古くから貧困と傷病とは切っても切れない関係にある[16]。

被保険者が傷病で労務不能に陥った場合の所得保障として重要な傷病手当金は、健康保険では法定給付であるものの、国民健康保険では任意給付とされており、実際に支給している市町村はない。したがって、国民健康保険世帯では、世帯主の傷病による労務不能が貧困に直結する危険性がある。また、無職や非正規労働者では、国民健康保険料の支払いが困難となって滞納し、療養の給付を受けることができなくなるケースが増えている[17]。防貧制度の中核の1つである医療保険制度が、特に低所得層において十分に機能していない現実がある。

次に障害者の状況をみると、身体障害者のうちで就業者は45.5%、不就業者は53.1%となっている。知的障害者では就業者が51.9%、不就業者が47.0%、精神障害者では就業者が28.5%、不就業者が69.5%である。また就業していても、身体障害者では45.7%、知的障害者では77.8%、精神障害者では65.0%が非正規雇用であり、正規雇用の割合は低い[18]。そのため障害者の所得は低く、生活は年金に頼らざるを得ない。しかし2018（平

マクロ経済スライド
年金額の改定の際に、従来から用いられてきた物価・賃金等の変動率に加え、少子高齢化の影響を勘案して額を決定するしくみ。2004（平成16）年の年金制度改正において導入された。経済社会情勢を考慮して、これまでは実施されてこなかったが、政府は2015（平成27）年度からの発動を開始した。

傷病手当金
傷病によって労務不能となり、賃金が支払われない場合の所得保障として、健康保険から賃金日額の3分の2が支給されるもの。

成 30）年度の障害基礎年金の額は 1 級でも月額 8 万 1177 円、2 級では老齢基礎年金の満額と同じ月額 6 万 4041 円である。これに在宅の重度障害者対象の特別障害者手当（2018 年度は 2 万 6810 円）を加えても、都心部に住む障害者の最低生活費（10 万 5000 円程度）とほぼ同じとなる。

また、障害基礎年金を受給するためには、初診日を特定する必要があるが、20 歳前の障害では初診日が特定できないことがあり、結果として障害基礎年金すら受けられない無年金障害者も少なからず存在する。

(3) 母子世帯

生活保護受給世帯のうち、母子世帯の占める割合は 5.4％となっている。2016（平成 28）年度の全国の母子世帯数は 123 万 2000 世帯と推計されており、そのうち約 80％が離婚、約 9％が未婚の母である。就労状況をみると、母子世帯の母の約 82％が就労している。「正規の職員・従業員」と「パート・アルバイト業」の割合は、それぞれ約 44％と拮抗している。実際、母子世帯の平均年間収入は 243 万円であるが、そのうち就労収入は 200 万円で、残りは児童扶養手当等の社会保障収入などとなっている。2016（平成 26）年の 1 世帯当たり平均所得金額は 560 万 2000 円であるから、母子世帯の収入は、社会保障収入などを加えても、その約半分にとどまる。ひとり親世帯の相対的貧困率は 50.8％と、世界的にも非常に高い水準となっている。こうしたデータからみても、母子世帯の多くが、仕事をしても貧困から抜け出せないワーキングプア状態に陥っていることがわかる。生活が「大変苦しい」と答えた者の割合は、母子世帯では 42.2％となっており、全世帯平均の 23.8％を大きく上回っている[19]。

欧米では、就労と福祉を結びつけ、生活保護等の福祉サービス利用者に就労を義務づける「ワークフェア」制度がさまざまな形で実施されている。日本でも、母子世帯の就業支援などでこの考え方が強調されてきている。しかし阿部彩は、日本の母子世帯の貧困は欧米で顕著にみられる失業問題ではなく、働いても貧困から抜け出せないワーキングプアの問題であるとして、欧米型のワークフェアが日本では機能しない可能性を指摘している[20]。母子世帯の貧困は、次節で述べる子どもの貧困の大きな要因にもなっており、子どもの福祉の観点からも解決すべき重要な課題である。

［2］現代的貧困の新たな諸相

(1)「その他世帯」の急増とワーキングプア

生活保護受給世帯のうちで急増しているのが、高齢者世帯や母子世帯、障害者世帯・傷病者世帯に該当しない「その他の世帯」である。2018（平成 30）年 5 月現在、「その他の世帯」が生活保護受給世帯に占める割合は

15.3％となっている。「その他の世帯」の中でも大きな問題となっているのがワーキングプアである。

　バブル経済が崩壊したあと、日本経済の立て直しを目標に掲げ、労働や賃金の面での「構造改革」が推し進められた。その結果、パートや派遣労働者、契約社員のような非正規労働者が急増した。雇用者に占める非正規労働者の比率は、2018（平成 30）年 6 月には 35.3％となっている。この傾向は特に女性において著しく、女性雇用者のうち非正規労働者は 55.2％にもなる。また、15 ～ 24 歳の若年層における非正規雇用比率は 50％前後に達する[21]。

　非正規労働は、雇用が不安定であり、経済環境が悪化すれば解雇の対象とされやすい。リーマン・ショックのあった 2008（平成 20）年には、派遣労働者を中心に失業者が急増し、年末から翌年初めにかけて、「年越し派遣村」で緊急支援が行われたのは記憶に新しい。

　また、収入の面でもデメリットが大きい。厚生労働省の調査では、企業が非正規労働者を採用する理由でいちばん多いのが「賃金節約のため」であるという。実際、非正規労働者の賃金は正規雇用の労働者の約 6 割にすぎない。こうした労働環境の悪化に伴い、給与所得者全体のうち年収 200 万円未満の割合は 23.3％にもなっている。特に女性では 41.6％に達する。

　非正規労働の問題は、こうした「いま」の問題にとどまらず、身分や収入が不安定なまま固定化される傾向がある。また、労働社会保険は正規雇用者を主たる対象としているため、非正規労働者の厚生年金や健康保険などへの加入率も低い。失業についての重要なセーフティネットである雇用保険は、非正規労働を考慮して加入条件が緩和されてきているとはいえ、非正規労働者の加入率は約 65％と、まだまだ十分ではない[22]。

　こうした非正規労働者は、収入が不安定なために、結婚をして家庭生活を築くことも容易ではない。厚生労働省の調査では、30 ～ 34 歳の非正規労働者のうち、有配偶者の占める割合は 25％にとどまっており（正規雇用者は 62％）、労働の不安定化が少子化に拍車をかけることも懸念される[23]。

（2）最低賃金と生活保護水準

　労働基準法とともに、労働者の生存権を保障する法律として重要なのが最低賃金法である。この法律に基づく最低賃金は、地域別・産業別に毎年変更されるが、2018（平成 30）年 7 月に開催された中央最低賃金審議会の答申では、2018（平成 30）年度の地域別最低賃金は昨年度より 26 円引き上げられて全国平均額（時間額）は 874 円とされた。

　2011（平成 23）年には、11 都道府県（北海道、青森、宮城、埼玉、千

労働社会保険
労働者の加入する社会保険制度の総称。労働者は雇用保険・労災保険・健康保険・厚生年金保険のほか、国民年金および介護保険(40 歳以上)に加入する。自営業者等の被雇用労働者でない者は、原則として国民年金・国民健康保険・介護保険(40 歳以上)のみに加入する。

葉、東京、神奈川、京都、大阪、兵庫、広島）において、最低賃金が生活保護の水準を下回る「逆転現象」が生じていた。その後も逆転現象は続いていたが、2015（平成 27）年の引き上げにより、逆転現象は解消された。しかし、国際水準からすれば、日本の最低賃金は低い。法定の最低賃金で働く人の生活が、国の定める健康で文化的な最低限度の生活を下回れば、制度的な矛盾をきたす。最低賃金の水準はまだまだ改善されなければならないが、こうした状況は、日本におけるワーキングプアの現状を示すものとして注目される。

(3) 子どもの貧困状況と「子どもの貧困対策法」

　近年、注目を集めているのが、日本における子どもの貧困状況である。「国民生活基礎調査の概況（平成 28 年）」によれば、17 歳以下の子どもの貧困率は 13.9％に達する。また、ユニセフ（国連児童基金）が 2017（平成 29）年に調査した結果では、日本における子どもの相対的貧困率は 18.2％となっている[24]。ことに、ひとり親家庭の貧困率は極めて高く、先にみた母子家庭の貧困状況が、子どもの貧困に大きな影響を与えている。

　学校教育法に基づいて、市町村と国が経済的理由により就学の困難な児童生徒の保護者に学用品代等を援助する「就学援助」制度がある。就学援助率（公立小中学校の児童生徒総数に占める就学援助受給者の割合）は、相対的貧困率とともに子どもの貧困状態を測る物差しの 1 つとなっているが、1997（平成 9）年以降一貫して増加していたが、2012（平成 24）年度以降漸減している。就学援助率は 15.23％、就学援助の認定児童生徒数は 147 万人に達している。大都市圏で、就学援助率が高い。

　山野良一によれば、アメリカにおける貧困の研究結果から、家庭の経済的貧困は学力をはじめとした子どもの知的発達面だけではなく、身体面・情緒面にも影響を与えるという。また、児童虐待が貧困家庭において発生しやすいことも指摘している[25]。

　子ども時代の貧困は、子どもの成長・発達に大きな影響を与える。その結果として貧困が世代を超えて継承される、いわゆる「貧困の連鎖」に陥る可能性もある。道中隆は、大阪府堺市における調査から、生活保護世帯のうちの 25％が、過去に育った家庭も生活保護を受けていたことを明らかにしている[26]。

　こうした子どもの貧困状態を改善し、教育の機会均等を図ることを目的とした「子どもの貧困対策推進法」が 2013（平成 25）年 6 月に成立し、2014（平成 26）年 1 月に施行された。この法律では、内閣府に「子どもの貧困対策会議」を設置すること（会長は内閣総理大臣）、政府が「子供の貧困対策に関する大綱」を定めること、子どもの貧困状況や貧困対策の

子どもの貧困対策
都道府県・政令指定都市別「子ども貧困対策計画」の策定も進みつつある。2018（平成 30）年 7 月現在、すべての都道府県、政令指定都市で計画策定が完了している。

状況を毎年公表することなどを定めている。

　法律に基づいて策定される大綱は、2014（平成 26）年 8 月 29 日に閣議決定された。大綱の主な内容は、表のとおりである。なお、この大綱はおおむね 5 年ごとに見直しが検討されることになっている（表 1-2）。

表 1-2　子供の貧困対策に関する大綱（骨子）

基本的な方針		「第一に子供に視点を置いて、切れ目のない施策の実施等に配慮する」「子供の貧困に関する指標を設定し、その改善に向けて取り組む」等の 10 の基本的な方針
子供の貧困に関する指標		生活保護世帯に属する子供の高等学校等進学率や中退率・大学等進学率・就職率、児童養護施設の子供の進学率・就職率、スクールソーシャルワーカーの配置人員数及びスクールカウンセラーの配置率、ひとり親家庭の親の就業率、子供の貧困率などの 25 の指標
指標の改善に向けた当面の重点施策	教育の支援	「学校」をプラットフォームとした総合的な子供の貧困対策の展開、就学支援の充実など
	生活の支援	保護者・子供の生活支援、子供の就労支援、包括的な支援体制の整備など
	保護者に対する就労の支援	親の就労支援、親の学び直しの支援、就労機会の確保など
	経済的支援	母子福祉資金貸付金等の父子家庭への拡大、養育費の確保に関する支援など
	子供の貧困に関する調査研究等	実態等把握・分析のための調査研究、新たな指標の開発に向けた調査研究など
	施策の推進体制等	国における推進体制、地域における施策推進支援、国民運動の展開など

　子どもの貧困対策として行われている施策は、主に①教育の支援②生活の支援③保護者に対する就労支援④経済的支援に分けられる。近年取り組まれている主な事業を紹介する。

　①教育の支援としては、

- スクールソーシャルワーカーの配置を拡充し、教育相談体制を整備
- 経済的な理由や家庭の事情により、家庭での学習が困難であったり、学習習慣が十分身についていなかったりする中学生を対象に、地域住民等の協力による原則無料の学習支援（地域未来塾）を継続実施
- 生活保護世帯を含む生活困窮世帯の子供を対象とした、居場所づくりを含む学習支援事業を継続実施（生活の支援ともリンク）
- 幼稚園等の保育料について、低所得世帯の保護者負担を軽減（一部無償化）
- 高校生等奨学給付金について、生活保護受給世帯における補助対象の拡大や被保護世帯における給付額の増額など支援内容の充実
- 大学等奨学金事業について、給付型奨学金の先行実施。国公立私立の授業料減免等の支援

②生活の支援としては、

- 生活困窮者自立支援法による自立相談支援事業及び家計相談支援事業の実施
- 保育所の増設による待機児童解消の取組継続
- 自立援助ホームの対象者を大学等に在学中の児童は22歳までに延長

③保護者に対する就労支援としては、

- ひとり親家庭高等職業訓練促進資金貸付事業の継続
- 高等学校卒業程度認定試験合格支援事業の継続

④経済的支援としては、

- 大学で就学する場合の世帯分離の要件緩和
- 生活保護における学資保険の保有認定の緩和（満期保険受け取り年齢、15歳もしくは18歳の場合のみ保有認定→それ以外も容認）
- 生活保護世帯の奨学金を収入認定除外とする対象に「大学入学料」等の追加

　この他、2016（平成28）年7月以降「子供の貧困対策に関する有識者会議」が開催され、この問題が議論され、追加の施策が行われている[27]。

　この問題を解決するために国を挙げて取り組む姿勢が見られているが、日本の社会保障給付費に占める家族関係の支出は3％程度に過ぎず、先進諸国の中で際立って少ないという問題がある。「子どもの貧困の社会的損失推計」が発表される中、日本の次世代を担う子供の福祉を考える上で、家族関係施策の拡充は喫緊の課題である。

　最後に、市民レベルでの取組みが全国的な広がりを見せている「子ども食堂」について取り上げる。「こども食堂安心・安全向上委員会」の調査（2018年4月実施）に依拠すると全国に2286ヵ所確認され、2016年から2年間で2000ヵ所も増えていることが分かった。利用している子どもも推計100万人を超えるまでに急拡大している。「（老若男女問わない）地域交流」と「（子どもの貧困等の）発見の場」としての機能が備わりつつある。一過性で終わらせない為にも事業を安定して継続できるよう運営団体に保険加入を勧める取組みを行っている。

(4) 若者の貧困

　近年、就学する際に活用される奨学金の問題が取り上げられている。わが国では、貸与型奨学金が一般的である。奨学金という名の借金を背負う割合は、日本学生支援機構によれば2016年度時点で高等学校以上に在籍する学生の平均2.7人に1人（全体の37.7％）となっている。社会人として就労を始める段階ですでに数百万円～1500万円以上の借金を抱えることとなる。貸与型奨学金は、人生設計を長期間制約するものとなる。その

子どもの貧困の社会的損失推計

日本財団が2015年12月に発表したもの。15歳の1学年のみでも貧困を放置すれば、経済的損失が2.9兆円となり、政府の財政負担は1.1兆円増加するという推計結果である。その後2016年3月には、都道府県別の社会的損失の推計も発表された。

子ども食堂

2010年代前半より貧困家庭の子どもに無料か安価で食事を提供する場として市民レベルで誕生した。農林水産業は子ども食堂を「地域住民等による民間発の取組として無料または安価で栄養のある食事や温かな団らんを提供する」と定義している。しかしながら、子ども食堂には制度的な裏付けはない。市町村レベルでは、一部の自治体で補助金などの支給が開始されたが、国レベルでの財政支援等の施策はない。その為、市民の自発的な寄付金や運営者の手持ち資金を財源としている所がほとんどである。

ことが結婚などのライフサイクルにも影響し、少子化に悪影響を及ぼしている可能性が近年指摘されている。給付型奨学金制度が2017（平成29）年度より始まったが、貧困対策及び少子化対策の一環としても給付型奨学金の拡充が求められるといえるだろう。

2. 社会保障制度体系における公的扶助

A. 公的扶助の特徴と範囲

公的扶助は社会保障を構成する制度の１つである。それは特に所得保障に関係しており、社会保障体系上、最後の安全網（Last Safety Net）として位置づけられている。一般的には公的扶助とは、公的責任に基づき、貧困者に対し、権利として行われる最低生活を保障するための制度である。なお、この「最低」は「健康で文化的」な「質」的標準を意味し、19世紀のイギリス救貧法にみられた劣等処遇のように最も低い（the lowest）という「量」的概念に対置されるものであることはいうまでもない。したがって、放置できない貧困者への一時的な救助あるいは恩恵的な救済とは異なる概念であることに留意されたい。ここでは、扶助と保険という方法の相違に着目して、同じ所得保障を構成する社会保険との対比をとおして公的扶助の特徴を押さえることにしたい。

保険事故
社会保険では、保険給付の対象となる危険があらかじめ定型化されている。これを保険事故とかリスクなどという。たとえば年金制度の場合では、老齢、障害、死亡がそれである。

社会保険は、その財源を主として保険料に求め、特定の保険事故に対して生活困窮度を問うことなく、いわば自動的に画一的な給付を行うものである。これに対して公的扶助は、社会保険と異なり拠出を前提とせず、その財源を公費で賄う。そのため、無償給付の基本的要件として選別主義的な資力調査を伴い、貧困の程度に応じて個別的な給付が行われる。したがって、社会保険は生活困難に陥る前に保険料を拠出し、将来に備えるための防貧的な制度であるが、公的扶助は事後的に対処することになるので救貧的性格をもつ。

資力調査
公的扶助の受給資格を判断するため、収入や資産などを調査すること。ミーンズ・テスト（means test）ともいう。この調査の対象範囲が所得に限定されているものを所得調査あるいはインカムテスト（income test）という。

以上の、最低生活を保障（目的）し、要保護状態にあるもの（対象）に対して、資力調査（要件）を課したうえで、租税（財源）から給付するという特徴を厳格に踏まえると、わが国の場合、公的扶助の代表的な制度は生活保護である。しかしながら、諸特徴の一部を緩和したり、強調すると公的扶助の範囲はより広く理解し得る。たとえば、公的扶助の要件である

資力調査を所得だけに限定し、保険料を拠出することなく主に公費から定型的給付を行う、いわば、保険と扶助の中間に位置する制度がある。これを社会手当もしくは社会扶助と称している。具体的には児童手当、児童扶養手当、特別児童扶養手当などが含まれよう。また、公的扶助の機能に着目すれば、各福祉法の公的給付をはじめ、結核、伝染病などの公費負担医療、就学援助制度なども公的扶助の中に含まれることになろう。さらに、介護保険にみられるとおり、介護給付に必要な費用は、サービス利用時の利用者負担を除いて、50％もの公費で賄われており、社会保険における扶助性にも留意しなければならない。

　以上、公的扶助の範囲は広狭さまざまであるが、本書においては、特別に断りがない限り、公的扶助を生活保護と同義のものとして使用することにする。

B. 公的扶助の位置と役割・機能

　「ゆりかごから墓場まで」とはW.チャーチルの名言であるが、社会保障は、人間の一生にわたる生活の安定・保全を社会の力によって確保することであるといってよい。この場合、社会とは国および地方自治体などが主体となることであり、社会保障はすべての国民を対象とし、貧困の除去をはじめ生活の維持安定、さらに近年では生活の質の向上を目指すものとなっている。こうした社会保障制度が本格的に実施されるようになるのは世界的に見ても第2次世界大戦以降のことであるといってよい。わが国において社会保障制度を裏付けているのは、いうまでもなく憲法25条の生存権保障の規定である。国際的に見れば社会保障制度の確立のための基礎はすでに大戦中に登場したベヴァリッジ報告やILO条約に見られるところである。今日、公的扶助制度はこの社会保障制度の一環として重要な役割を担っているが、ここでは、その役割・機能を見ていくうえで、まずはじめに社会保障の制度的構成を確認しながら公的扶助の位置を把握することにしたい。

［1］ 公的扶助の位置

（1） 所得保障

　「人はパンのみにて生くるものにあらず」とはしばしば語られるが、われわれにとって「パンを食えない」現実は、より深刻で厳しいものであるといわねばならない。所得保障の目的は生活上の事故などによる所得の減少、中断、喪失の事態に備え、一定の所得水準を確保したり、最低生活や

就学援助
学校教育法は、経済的な理由で就学に支障がある子どもの保護者を対象に「市町村は必要な援助を与えなければならない」と定めている。保護者が生活保護を受けている子ども（要保護）に加え、市町村が独自の基準で「要保護に準ずる程度に困窮している」と認定した子ども（準要保護）が対象。

ベヴァリッジ報告
1942年、W.ベヴァリッジの名でイギリス政府に提出された『社会保険および関連サービス』と題する報告書をいう。イギリスの福祉国家形成の基礎となり、その後、全世界の社会保障制度構築に大きな影響を与えた。

ILO
International Labour Organizationの略、国際労働機構・機関。国際連合の外郭機関として、国際労働立法の促進を図ることを目的とし、労働条件や社会保障について各国政府に勧告を行っている。

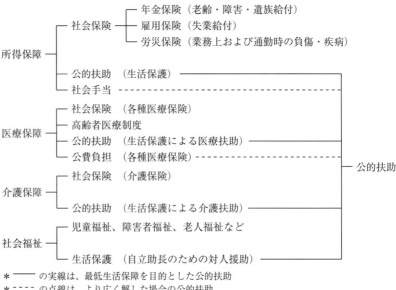

図1-2 社会保障制度体系における公的扶助の位置

```
所得保障 ─┬─ 社会保険 ─┬─ 年金保険（老齢・障害・遺族給付）
         │           ├─ 雇用保険（失業給付）
         │           └─ 労災保険（業務上および通勤時の負傷・疾病）
         ├─ 公的扶助（生活保護）─────────────────┐
         └─ 社会手当 --------------------------------│
医療保障 ─┬─ 社会保険（各種医療保険）                  │
         ├─ 高齢者医療制度                            │
         ├─ 公的扶助（生活保護による医療扶助）──────┤ 公的扶助
         └─ 公費負担（各種医療保険）-----------------│
介護保障 ─┬─ 社会保険（介護保険）                     │
         └─ 公的扶助（生活保護による介護扶助）──────┘
社会福祉 ─┬─ 児童福祉、障害者福祉、老人福祉など
         └─ 生活保護（自立助長のための対人援助）
```

* ——— の実線は、最低生活保障を目的とした公的扶助
* ---- の点線は、より広く解した場合の公的扶助

特別の出費に対応することである。この目的達成の手段として、所得保障には ①社会保険（公的年金保険、雇用保険、労働者災害補償保険）、②公的扶助（生活保護）、③社会手当（児童手当、児童扶養手当など）の大きく3つの制度が用意されている（図1-2）。所得の減少・中断・喪失には年金制度による老齢・障害・遺族（死亡）給付、雇用保険による失業給付、そして労働者災害補償保険による労災給付がそれぞれ定型化されている。しかしながら、このような所得保障における社会保険はあらかじめ定められた上記の保険事故に限定され、あらゆる生活上の事故を対象とすることができない。また社会保険は保険料の拠出を前提とするため、低所得者、不安定就労者の中には社会保険に加入できなかったり、排除される場合も生じる。さらに、給付は拠出金算定の基礎とされる賃金・俸給に応じて決定されるため、賃金が低ければ低いほど給付水準も低位であることを免れない。このように、社会保険の限界を補完し、最低生活を保障するために社会保障制度体系上、最後の安全網として位置づけられているのが公的扶助制度である。無年金者をはじめ、年金保険料の未納者、雇用保険の対象から外れている長期失業者、不況により低所得・不安定就労を強いられているワーキングプア（働く貧困者）、ニート、フリーターなどにとっては保険料の未納が続けば公的扶助が生活保障の最後の拠り所となる可能性が高い。

(2) 医療保障

医療保障は、必要な者に、必要な医療が、必要なときに提供されること

ニート、フリーター
ニート（Not in Education, Employment or Training, 略称NEET）とは就学、就業、または職業訓練を受けていない15歳から35歳までの者をいう。ニートは職を得る動きを表明しないとされるが、フリーターはアルバイトやパートタイマー、派遣などの雇用形態や雇用条件のもとに不安定ながらも生計を立てている。なお、一般に失業者とは職を失った者を指すが、正しくは失業後に就職活動している者や未就業状態の中で就職活動しており、かつ、いわゆるハローワークに求職登録している者をいう。

が原則でなければならない。われわれはいつ病気になって、どれだけ医療費がかかるのかを予測することは不可能であるし、また個人差も大きいからである。したがってこの領域では社会的公平、無駄のない効率性、財政の安定化が要件となるであろう。イギリスの医療は原則として無償であるが、わが国の場合、先の所得保障と同様、社会保険（各種医療保険）が医療保障の中核となっている。その他、高齢社会に対応するために保健と医療を統合した高齢者医療制度、公的扶助（医療扶助）、そして結核や伝染病などに対する公費負担医療がある（図1-2）。わが国においては次節で触れるとおり、病気と貧困の関係は伝統的に密接な関連を有しており、公的扶助制度の中で最も基本的な日常生活費を賄うための生活扶助費よりも医療扶助費が上回っている。また、生活保護の開始理由も傷病によるものが依然として最も多い。これは、特に生計中心者である世帯主が病気に遭遇した場合、稼動収入の著しい減少とともに医療費の大幅な負担増を招き、生活が困窮してしまう実態を反映したものであろう。制度的には国民皆保険体制が実現されているものの、社会保険の限界を最終的に補完しなければならないのは、この医療保障においても所得保障同様、公的扶助なのである。

(3) 介護保障

　介護保障は近年になって社会保障制度体系において新たに独自の領域を形成している分野として位置づけられるものといえよう。介護保障の目的は、高齢者が介護を必要とする状態になっても、人間としての尊厳を全うできるよう高齢者介護を社会的に支えるしくみを構築することである。社会福祉における介護サービスは、措置制度から2000（平成12）年実施の介護保険制度を中心としたものへと大きく転換した。したがって、これまでみてきたとおり、所得保障や医療保障と並んで、この介護保障においても社会保険を中心に構築されている。その他、介護保障を構成する制度としては、労働者災害補償保険法による介護補償給付、また雇用保険法による介護休業給付や介護保険の対象とならない児童などへの福祉法の一部の施策がある。自治体独自の介護保険給付の上乗せ・横出し事業も介護保障を広く解せば含められることになろう。生活保護制度における介護サービスについては図1-2が示すとおり介護保険制度の導入に伴い、介護扶助が創設されている。しかし、介護扶助を受けるには生活扶助の受給が前提となっており医療扶助と異なり、単給というわけにはいかない。生活保護を介護保障の最後の拠り所にするという位置づけに関しては、特に重度障害者の場合、介護扶助による給付が、介護保険給付の範囲に限定されているため、その範囲の拡大や他人介護費加算の充実など改善すべき課題も多

単給
生活保護法による保護を受けている世帯で、1種類だけの扶助を受けていることをいう。なお、同時に2種類以上の扶助を受けている場合を併給と呼んでいる。

い。なお、1割ないし2割の利用者負担の導入により、介護度が高い高齢者ほど高額となるため、介護サービスの利用を抑制せざるを得ないという現状もある[28]。

(4) 社会福祉

社会福祉の目的・役割は、通常の日常生活をするうえでハンディキャップをもつ人に対して自立支援を行うところにある。したがって、これまで述べてきた所得保障、医療保障、介護保障が社会保険による対応が中心であるのに対し、社会福祉は専門職員による対人サービスの提供という点に特徴があるといってよい。近年では社会保障制度体系の中で相対的な独自性が高まり、公的扶助とは一線を画する領域として見なす研究者も多い。しかしながら、公的扶助の中心的制度である生活保護は第3章から第6章で詳しく述べるとおり、その目的に「最低生活の保障」と並んで「自立の助長」を置いている。このため生活保護は経済給付とそれをとおして要保護者の自立に向けた対人サービスを一体的に行うという点に留意しなければならない。特にケースワーカーによる相談業務は、8つに及ぶ扶助の種類が示すとおり、種々の生活問題へ包括的に対応することになる。同時にケースワーカーはこれらの広い領域を担当する他の機関などとの連絡調整、社会資源の紹介なども行わねばならない。したがって生活保護法の2つの目的により、生活保護は単なる所得保障としてだけではなく、ケースワークを含めた自立支援制度としての社会福祉的機能をも有している。

生活保護受給者の中には、単に低所得だけでなく、単身、要介護、さらには精神的障害を複合的に抱えている者も少なくない。こうした人びとに対して経済的給付を行うだけでは必ずしもニーズが充足されず、人間関係を基盤とした対人的支援が重要となる。ここに生活保護における福祉的機能が活かされねばならない。

以上、公的扶助は社会保障制度を構築するいずれの領域においても、最後の拠り所として包括的な位置づけを担っているのである。なお、公的扶助制度は他制度との関連でその位置づけ自体が変化することもありうる。また公的扶助は「貧困の社会的縮図」であるともいわれるが、この制度の担う位置づけから社会保障制度、社会政策上の改善すべき課題なども明らかになってくるともいえよう。

[2] 公的扶助の役割・機能

これまで述べてきたとおり、公的扶助は、社会保険の補完的機能に加え、社会保険が対象とするリスク以外の要因によって貧困状態に陥った場合に、社会保障制度体系の最終的な生活保障施策としてのセーフティネッ

図1-3　生活保護制度の見直しと新たな生活困窮者対策の全体像

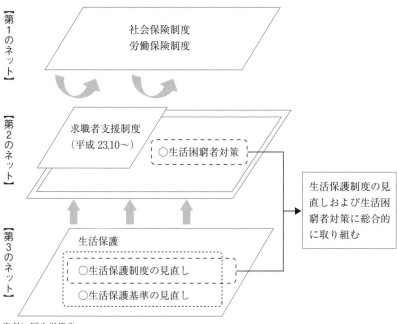

資料）厚生労働省
出典）『改正生活保護法・生活困窮者自立支援法のポイント』中央法規出版 2014. p.16.（一部削除）

ト機能を有している。したがって、このセーフティネット機能が損なわれれば穴の開いたセーフティネット（the hole of the last safety net）になりかねず、制度の存在意義そのものが問われることになろう。それゆえ、公的扶助はまさに人権保障としての枢要な意義をもつものであり、公的扶助制度自体が人権擁護のシステムでなければならない。

　なお、参考までに、厚生労働省によるセーフティネットの全体像を図1-3に掲載しておく。

　また、最近では、「生活保護制度の在り方に関する専門委員会」が、公的扶助制度改革に伴い、このセーフティネット機能に加え、「スプリングボード（跳躍台）」機能を重視すべき方向として提示している。すなわち「生活保護制度の在り方を、国民の生活困窮の実態を受けとめ、その最低生活保障を行うだけでなく、生活困窮者の自立・就労を支援する観点から見直すこと、つまり、被保護世帯が安定した生活を再建し、地域社会への参加や労働市場への『再挑戦』を可能にするための『バネ』としての働きを持たせることが特に重要である」と述べている。しかし、現状では公的扶助制度がいまだにフロー（実際の消費）を重視し、ストック（預貯金）

を軽視するといった構造になっており、ジャンプするにも決して容易ではない。今後、公的扶助が上述したスプリングボードとしての役割を果たし得るためにも制度のさらなる改善が求められよう。

次に、ナショナル・ミニマム（国民生活最低限保障）としての役割である。国民生活の「安心」を底支えする極めて重要かつ重大な機能である。具体的には生活保護基準がわが国の法制度の具体的な現れと位置づけられよう。この保護基準はまた、最低賃金を規制する関係に立つことをはじめ、地方税の非課税基準、介護保険の保険料・利用料の減額基準、就学援助制度の運用などに用いられる。また自治体によっては国民健康保険料や公営住宅の家賃などの減免にも連動している。さらに、保護基準は社会福祉施設の措置費にも準用され、離婚時の養育費の算定方法などにも使用されているのである。このように保護基準は多岐にわたってわれわれ国民生活の中に入り込んでおり、生活保護受給者だけでなく、広く国民諸階層に及ぶものであることに留意されたい（図1-4参照）。

さらに公的扶助は社会保障制度の一環として、税制と並んで所得の再分配機能をもつ。高所得層から低所得層へという垂直的再分配の典型がこの公的扶助制度であるといえよう。国がいわば、ロビンフッドの役割（国民から集めた税金を貧困者に配分する）を制度的強制力をもって行い、相互扶助の実現を達成しようとするものである。資力のある者とない者との格差を是正し、社会的公正を図るうえで、この機能はこれまで以上に強化され重視される必要がある。

所得の再分配
高所得者と低所得者との間で所得を平準化する効果をもつ機能。財政の基本的役割として意図されている。歳出面では、社会保障支出、歳入面では所得税（累進課税）が大きな再分配効果をもっている。

図1-4 保護基準の適用・準用

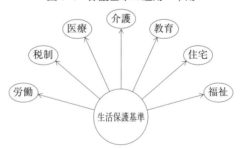

3. 近年の保護と保護率の動向

　ここでは近年の保護と保護率の動向を主に国立社会保障人口問題研究所「「生活保護」に関する公的統計データ一覧」等の統計に基づき整理していき、生活保護の動向や変動の要因等を把握していく(29)。

A. 近年の被保護人員及び被保護世帯数、保護率等の動向

［1］被保護人員・世帯、保護率の推移

（1）被保護人員・世帯、保護率の推移

　2015（平成27）年度被保護人員数（1ヵ月平均）は216万3685人であり、保護率は17.0‰である。被保護人員は過去最高であった1952（昭和27）年度の204万2550人を2011（平成23）年度（206万7244人）に突破し増加している。しかしながら保護率は制度発足時である1952年度の23.8‰を超えていない点については注意したい。

　戦後、被保護人員・保護率の推移は、国民生活において貧困・生活困窮が平準化する中、先述したように1952年度で204万2550人・保護率23.8‰であった。その後朝鮮戦争による特需景気や神武景気等の好景気の影響を受け、1957（昭和32）年度までに162万3744人、保護率17.8‰と大幅に減少した。

　1960年代前半には岩戸景気等の好況による減少やエネルギー政策の転換により産炭地域の離職者増加等に伴う増加が見られた。1960年後半から高度経済成長等の影響もあり、被保護人員数は減少傾向となる。しかし石油危機や高度経済成長から低成長等の影響から1974（昭和49）年度の131万2339人を境に被保護人員は増加する。この増加傾向は1983（昭和58）年まで続き、その後の平成景気（バブル景気）による好況や年金制度改正等の影響により減少傾向となる。1995（平成7）年度には88万2229人、保護率7.0‰まで減少となり戦後最低となった。それ以降はバブル経済の崩壊等の影響を受け増加傾向となる。2008（平成20）年には、リーマンショックが引き金となった世界金融危機によって日本経済が大幅に後退すると被保護人員・保護率は著しく増加した（**図1-5**）。

（2）年齢階級別保護人員の動向

　年齢階級別被保護人員は、2011（平成23）年度で60歳以上の高齢者層

保護率
生活保護受給者の人口に対する比率。日本では生活保護受給者の人口1000人に対する比率（‰・パーミル）で表される。

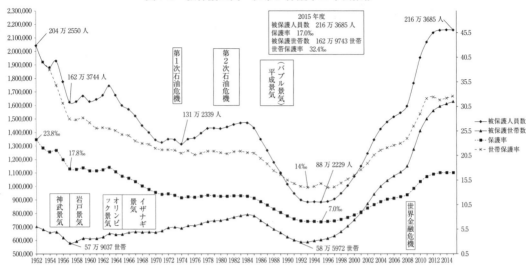

図1-5 被保護人員・世帯、保護率の年次推移

出所）国立社会保障人口問題研究所（2018）「『生活保護』に関する公的統計データ一覧」（2018年10月4日更新）をもとに筆者が作成。また厚生労働省社会・援護局保護課『生活保護の動向』を参照。

の構成比が約5割に達している。その内訳は60～64歳が12.4％（25万1092人）、65～69歳が10.6％（21万4858人）、70歳以上が28.1％（56万8546人）である。ちなみに2000年前後から各年齢階層の人員・保護率が上昇に転じ、10代～50代の人員・保護率の上昇が特徴的である（**表1-3**）。

（3）被保護世帯数・世帯保護率の推移

生活保護は世帯単位で支給されることから、被保護世帯の動向を把握することも重要である。被保護世帯数は、2015（平成27）年度に過去最高の162万9743世帯となり、世帯保護率は32.4‰である。全体的な被保護世帯の傾向として1984（昭和59）年までは、若干の増減は見られるものの増加傾向を示している。その後1980年代から1990年代には減少傾向にあるものの、1993年度から増加傾向にある。ちなみに1950年代中頃から1970年代までは、被保護人員は減少傾向にあったが、被保護世帯数は増加傾向にあった（**図1-5**）。

（4）世帯類型別世帯数・人員別世帯数の動向

世帯類型別世帯数の動向を見ると、2015（平成27）年度で高齢者世帯が80万2811世帯で構成比でも49.5％と最も多い。次いで、その他世帯で27万1833世帯、16.8％、傷病者世帯が25万2731世帯、15.6％、障害世帯が18万9638世帯、11.7％、母子世帯が10万4343世帯、6.4％の順になっている（**表1-4**）。

高齢者世帯は、1975（昭和50）年度に22万1241世帯、構成比は31.4％であったが、小幅な増減は見られるものの増加傾向を示している。傷

高齢者世帯
男女ともに65歳以上の者のみで構成されている世帯か、これらに18歳未満の者が加わった世帯。

傷病・障害者世帯
世帯主が入院しているか、在宅患者加算または障害者加算を受けている世帯、もしくは世帯主が傷病、身体障害、知的障害等の心身上の理由のため働けない者である世帯。

表 1-3　年齢階級別被保護人員と保護率の年次推移

年度	総数	0～5歳	6～11歳	12～14歳	15～19歳	20～29歳	30～39歳	40～49歳	50～59歳	60～64歳	65～69歳	70歳～
	人	人	人	人	人	人	人	人	人	人	人	人
実数												
1960	1,724,934	174,934	376,899	172,404	77,940	102,381	225,259	211,904	133,540	61,486	62,980	125,207
1970	1,327,980	90,590	170,377	104,029	57,964	61,142	157,994	182,912	148,480	87,475	94,685	172,332
1980	1,377,581	74,643	160,783	93,721	87,102	48,926	143,891	208,980	179,246	84,851	91,161	204,277
1990	1,000,090	32,983	76,446	58,328	73,224	25,327	68,332	137,277	169,360	87,135	80,151	191,527
2000	1,032,010	34,682	57,992	35,906	44,660	28,992	59,908	95,657	183,166	113,925	119,283	257,839
2005	1,433,227	46,196	84,246	49,878	58,253	36,396	96,122	115,378	232,937	158,725	166,838	388,258
2010	1,878,725	55,932	91,713	60,521	78,290	53,557	128,834	186,307	266,145	216,448	214,046	526,932
2011	2,024,089	60,937	94,881	63,223	85,838	61,113	136,095	212,031	275,475	251,092	214,858	568,546
	‰	‰	‰	‰	‰	‰	‰	‰	‰	‰	‰	‰
保護率												
1960	18.48	18.30	30.94	27.44	8.42	6.20	16.65	21.54	16.99	20.89	29.13	38.85
1970	12.80	8.57	17.82	22.20	6.39	3.10	9.53	13.84	16.09	23.48	31.73	39.63
1980	11.78	7.11	13.51	18.23	10.59	2.90	7.20	12.74	14.02	19.00	23.15	30.78
1990	8.09	4.16	8.26	11.02	7.32	1.50	4.07	6.98	10.71	12.92	15.70	19.56
2000	8.13	4.87	7.95	8.87	5.95	1.57	3.54	5.72	9.55	14.80	16.82	17.37
2005	11.22	6.81	11.73	13.79	8.84	2.32	5.18	7.27	12.18	18.51	22.36	21.22
2010	14.67	8.78	13.30	16.92	12.85	3.85	7.05	11.02	16.20	21.40	25.87	24.84
2011	15.84	9.58	14.01	17.71	14.13	4.50	7.64	12.27	17.26	23.61	27.34	25.97
	%	%	%	%	%	%	%	%	%	%	%	%
構成比												
1960	100.0	10.1	21.9	10.0	4.5	5.9	13.1	12.3	7.7	3.6	3.7	7.3
1970	100.0	6.8	12.8	7.8	4.4	4.6	11.9	13.8	11.2	6.6	7.1	13.0
1980	100.0	5.4	11.7	6.8	6.3	3.6	10.4	15.2	13.0	6.2	6.6	14.8
1990	100.0	3.3	7.6	5.8	7.3	2.5	6.8	13.7	16.9	8.7	8.0	19.2
2000	100.0	3.4	5.6	3.5	4.3	2.8	5.8	9.3	17.8	11.0	11.6	25.0
2005	100.0	3.2	5.9	3.5	4.1	2.5	6.7	8.1	16.3	11.1	11.6	27.1
2010	100.0	3.0	4.9	3.2	4.2	2.9	6.9	9.9	14.2	11.5	11.4	28.0
2011	100.0	3.0	4.7	3.1	4.2	3.0	6.7	10.5	13.6	12.4	10.6	28.1

出所）国立社会保障人口問題研究所（2018）「『生活保護』に関する公的統計データ一覧」（2018年10月4日更新）をもとに筆者が作成。

病・障害者世帯と母子世帯は、微減傾向にある。また、その他世帯は、1996年度以降から増加傾向にあったが、近年微減している。なお、その他世帯には就労可能な稼働年齢層も含まれていると考えられている。

世帯人員別世帯数の動向は、2015（平成27）年度で1人世帯が78.1%、2人世帯が15.0%となっており、2人以下の世帯が全体の93.1%を占めていることになる。2人以下の世帯は1965（昭和40）年以降、増加傾向にあり、1975（昭和50）年には横ばいないしは微減傾向であったが、1980年代以降、増加傾向に転じている（**表1-5**）。ちなみに2人以下の世帯が全体の80%に到達したのは、1988（昭和63）年度であり、その後、1人

母子世帯
死別、離別、生死不明および未婚などにより、現に配偶者がいない65歳未満の女子と18歳未満のその子（養子を含む）のみで構成されている世帯。

その他の世帯
高齢者、傷病・障害者世帯、母子世帯以外の世帯。

表1-4　世帯類型別被保護世帯数及び世帯保護率の年次推移

年度	総　数 世帯	高齢者世帯 世帯	母子世帯 世帯	障害者世帯 世帯	傷病者世帯 世帯	その他の世帯 世帯
				被　保　護　世　帯　数		
1960	574,350	123,430	76,170	374,750		
1965	605,140	138,650	83,100	177,850		205,540
1970	629,220	197,520	64,920	225,600		141,180
1975	704,785	221,241	70,211	322,458		90,875
1980	744,724	225,341	95,620	342,777		80,986
1985	778,797	243,259	113,979	348,881		72,678
1990	622,235	231,609	72,899	267,091		50,637
1995	600,980	254,292	52,373	252,688		41,627
2000	750,181	341,196	63,126	76,484	214,136	55,240
2005	1,039,570	451,962	90,531	117,271	272,547	107,259
2010	1,405,281	603,540	108,794	157,390	308,150	227,407
2011	1,492,396	636,469	113,323	169,488	319,376	253,740
2012	1,551,707	677,577	114,122	177,648	297,458	284,902
2013	1,583,919	719,625	111,520	182,418	282,301	288,055
2014	1,604,083	761,179	108,333	186,272	267,687	280,612
2015	1,621,356	802,811	104,343	189,638	252,731	271,833

年度	総　数 ‰	高齢者世帯 ‰	母子世帯 ‰	その他の世帯 ‰
		世　帯　保　護　率		
1960	25.5	246.0	179.5	17.7
1965	23.2	173.5	248.2	15.5
1970	21.0	165.2	175.9	13.0
1975	21.4	136.7	189.2	13.4
1980	21.1	93.0	211.5	13.1
1985	20.9	78.2	225.3	12.5
1990	15.5	55.2	135.0	8.9
1995	14.7	45.3	108.7	8.5
2000	16.5	43.9	106.1	9.3
2005	22.1	54.1	131.0	13.1
2010	28.9	59.1	153.7	18.4
2011	32.0	66.4	149.3	20.4
2012	32.2	66.2	162.3	20.4
2013	31.6	62.0	135.8	20.0
2014	31.8	62.3	148.0	19.6
2015	32.2	63.1	131.6	19.4

年度	総　数 %	高齢者世帯 %	母子世帯 %	障害者世帯 %	傷病者世帯 %	その他の世帯 %
			構　成　比			
1960	100.0	21.5	13.3	65.2		
1965	100.0	22.9	13.7	29.4		34.0
1970	100.0	31.4	10.3	35.9		22.4
1975	100.0	31.4	10.0	45.8		12.9
1980	100.0	30.3	12.8	46.0		10.9
1985	100.0	31.2	14.6	44.8		9.3
1990	100.0	37.2	11.7	42.9		8.1
1995	100.0	42.3	8.7	42.0		6.9
2000	100.0	45.5	8.4	10.2	28.5	7.4
2005	100.0	43.5	8.7	11.3	26.2	10.3
2010	100.0	42.9	7.7	11.2	21.9	16.2
2011	100.0	42.6	7.6	11.4	21.4	17.0
2012	100.0	43.7	7.4	11.4	19.2	18.4
2013	100.0	45.4	7.0	11.5	17.8	18.2
2014	100.0	47.5	6.8	11.6	16.7	17.5
2015	100.0	49.5	6.4	11.7	15.6	16.8

出所）国立社会保障人口問題研究所（2018）「『生活保護』に関する公的統計データ一覧」（2018年10月4日更新）をもとに筆者が作成。

世帯に関しては一貫して増加傾向にある。被保護世帯の平均世帯人員は2015（平成27）年度で1.33人であり、一般世帯の平均世帯人員数の2.49人と比較しても少ない傾向にある[30]。

(5) 世帯類型別の世帯業態（労働力類型）の動向

被保護世帯の世帯類型の多くは高齢者、傷病・障害世帯である。そこで被保護世帯の稼働世帯と非稼働世帯別の構成比（保護停止中世帯を除く）を見れば、2015（平成27）年度で稼働世帯が16.0％、非稼働世帯が84.0％となっている。1960（昭和35）年度では稼働世帯が55.2％、非稼働世帯が48.8％であり、稼働世帯の割合が多かった。その後、1956（昭和31）年に稼働世帯が47.4％、非稼働世帯が52.6％と逆転し、その後稼働世帯が減少し、1995（平成7）年度以降11〜15％台の小幅な増減を繰り返し現在に至っている。

世帯類型別世帯業態（労働力類型）を見ると、2015（平成27）年度で高齢者世帯の就労は4.5％、不就労は95.5％、傷病・障害者世帯の就労は16.1％、不就労は83.9％、母子世帯の就労は48.0％、不就労は52.0％、その他世帯の就労は35.4％、不就労は64.6％となっている。ちなみに母子世帯の常用の就労割合は、その他の世帯と比較しても高い傾向にある。

(6) 地域別保護率・市部と郡部の動向

地域別の保護率は、地域によってかなり異なる。2015（平成27）年度で最も高いのは「北海道」で31.4‰、次いで「近畿Ⅰ」で27.6‰、「沖縄」で25.0‰、「九州北」で22.5‰の順である。最も低い保護率は、「北陸」で

表1-5　世帯人員別被保護世帯数の年次推移

		実　　数		構　　　成　　　比						
		総　　数	平均世帯人員	総　　数	1人世帯	2人世帯	3人世帯	4人世帯	5人世帯	6人以上世帯
	年	世帯	人	%	%	%	%	%	%	%
総数	1980	721,600	1.89	100.0	55.6	20.5	11.3	7.1	3.3	2.4
	1985	761,000	1.84	100.0	57.1	20.3	11.5	6.6	2.8	1.7
	1990	610,480	1.63	100.0	64.5	19.6	8.9	4.4	1.6	1.0
	1995	580,000	1.47	100.0	71.5	17.6	6.3	2.9	1.1	0.6
	2000	719,200	1.43	100.0	73.4	17.0	5.6	2.6	0.9	0.5
	2005	1,015,830	1.41	100.0	73.9	16.9	5.5	2.4	0.8	0.5
	2010	1,362,190	1.38	100.0	75.7	15.8	5.2	2.1	0.7	0.4
	2011	1,472,230	1.37	100.0	75.8	15.9	5.1	2.1	0.7	0.4
	2012	1,526,015	1.37	100.0	76.0	15.9	5.0	2.0	0.7	0.4
	2013	1,562,754	1.36	100.0	76.6	15.7	4.8	1.9	0.7	0.4
	2014	1,583,211	1.34	100.0	77.3	15.4	4.5	1.8	0.6	0.4
	2015	1,602,551	1.33	100.0	78.1	15.0	4.3	1.6	0.6	0.3

出所）国立社会保障人口問題研究所（2018）「『生活保護』に関する公的統計データ一覧」（2018年10月4日更新）をもとに筆者が作成。

表 1-6　地域別保護率の年次推移

年度	全国	北海道	東北	関東 I	関東 II	北陸	東海	近畿 I	近畿 II	山陽	山陰	四国	九州 北	九州 南	沖縄
	‰	‰	‰	‰	‰	‰	‰	‰	‰	‰	‰	‰	‰	‰	‰
1970	13.0	19.6	15.8	8.0	8.4	8.0	6.0	10.1	10.4	11.3	16.0	18.1	36.5	26.0	—
1975	12.1	18.7	13.6	8.2	7.3	6.5	5.6	12.0	11.0	10.5	14.0	16.7	29.9	21.7	26.5
1980	12.2	19.6	12.0	8.7	6.3	5.9	5.8	14.3	11.1	11.5	12.0	16.0	29.8	18.3	28.8
1985	11.8	21.4	10.9	8.6	5.1	5.2	5.2	15.4	10.9	11.0	10.0	16.4	28.0	17.2	24.0
1990	8.2	18.1	7.1	5.7	3.2	3.5	3.5	11.7	8.0	8.1	6.7	11.8	18.2	10.9	15.3
1995	7.0	15.4	5.6	5.6	2.7	2.7	3.1	10.7	6.5	6.9	5.2	9.8	13.3	8.8	12.9
2000	8.4	18.5	6.3	7.8	3.4	3.1	3.7	13.6	7.0	8.1	5.1	10.4	13.3	9.4	13.5
2005	11.6	24.6	8.8	11.3	4.7	4.2	5.3	20.1	9.0	11.1	6.5	12.9	15.9	11.3	15.1
2010	15.2	29.0	11.8	15.2	6.9	5.7	8.1	25.7	11.4	13.7	9.2	16.4	20.8	14.7	20.8
2011	16.2	30.3	12.2	16.3	7.5	6.1	8.8	27.0	11.9	14.4	9.8	17.2	21.8	15.6	22.0
2012	16.7	31.4	12.2	17.1	7.8	6.4	9.1	27.7	12.2	14.8	10.4	17.8	22.5	16.3	23.2
2013	17.0	31.7	12.3	17.4	8.1	6.7	9.3	27.8	12.5	14.9	10.6	17.9	22.6	16.7	24.0
2014	17.0	31.6	12.4	17.5	8.2	6.8	9.3	27.7	12.6	14.8	10.9	17.8	22.6	16.9	24.5
2015	17.0	31.4	12.5	17.5	8.3	6.9	9.3	27.6	12.8	14.5	10.9	17.7	22.5	17.1	25.0

注 1) 保護率の算出は、「1 か月平均の被保護実人員」を「各年 10 月 1 日現在推計人口」で除した。
注 2) 平成 19 年度以降は、国立社会保障・人口問題研究所にて算出。
注 3) 地域区分は次の分類による。
　　(1) 北海道、(2) 東北（青森・岩手・宮城・秋田・山形・福島）、(3) 関東 I（埼玉・千葉・東京・神奈川）、(4) 関東 II（茨城・栃木・群馬・山梨・長野）、(5) 北陸（新潟・富山・石川・福井）、(6) 東海（岐阜・静岡・愛知・三重）、(7) 近畿 I（京都・大阪・兵庫）、(8) 近畿 II（滋賀・奈良・和歌山）、(9) 山陽（岡山・広島・山口）、(10) 山陰（鳥取・島根）、(11) 四国（徳島・香川・愛媛・高知）、(12) 北九州（福岡・佐賀・長崎・大分）、(13) 南九州（熊本・宮崎・鹿児島）、(14) 沖縄
出典) 国立社会保障人口問題研究所（2018）「『生活保護』に関する公的統計データ一覧」（2018 年 10 月 4 日更新）ならびに「正誤表」（2018 年 10 月 4 日）をもとに筆者が作成。

6.9‰、「関東 II」8.3‰、「東海」で 9.3‰「山陰」で 10.9‰の順であった。このような保護率の地域間の違いは、地域の産業構造や経済、文化、慣習、生活保護に対する地域住民の考え方、行政サービスのあり方等が影響を与えていると考えられる（**表 1-6**）。

　被保護世帯数における市部と郡部の動向としては、2015（平成 27）年度で市部は 154 万 2253 世帯、郡部は 8 万 7490 世帯となっている。また被保護人員別の構成比割合では市部が約 94.6％、郡部が約 5.3％となっており一貫して市部が多い傾向にある[31]。

［2］保護の開始・廃止と受給期間、扶助種類別の動向

(1) 保護の開始と廃止の動向

　2015（平成 27）年度に新たに保護を開始した世帯数及び人員は 22 万 1475 世帯、約 29 万人、廃止した世帯及び人員は、20 万 8784 世帯、約 26 万人である。保護開始世帯人員は、2004 年度から減少傾向にあったが、世界金融危機等の影響もあり、2008 年度から 2009 年度に増加し、その後

減少傾向にある。廃止人員は2009年度から2013年度まで増加傾向にあった（図1-6）。

保護を開始するに至った理由で最も多いのは、2015（平成27）年度で「預貯金等の減少・喪失」（34.1％）であり、次いで「傷病」（25.2％）となっている（「その他」を除く）（表1-7）。保護の廃止理由で最も多いのは2015（平成27）年度では「死亡」（35.4％）、次で「働きによる収入の増加・取得」（18.6％）、「失そう」（7.8％）の順になっている（「その他」を除く）（表1-8）。ちなみに近年、「傷病の治ゆ」は減少傾向にある。

(2) 保護の受給期間の動向

近年、保護の受給期間は長期化する傾向にある。特にその傾向は、高齢者世帯と傷病・障害者世帯に見られる。高齢者世帯は5年以上の世帯が6割以上、傷病・障害者世帯で5割以上となっている。特に高齢者世帯は10年以上の世帯が37.3％（2015〔平成27〕年度）である。高齢者や傷病・障害者世帯と比べて、その他世帯、母子世帯は比較的短期間の受給期間となっている（表1-9）。

(3) 扶助の種類別被保護人員・世帯

扶助の種類別人員数・構成割合では、2015（平成27）年度で最も多いのは、生活扶助の192万7267人、89.07％、次いで住宅扶助の184万2105

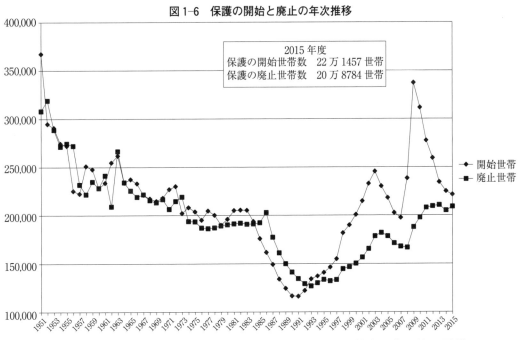

図1-6 保護の開始と廃止の年次推移

出所）国立社会保障人口問題研究所（2018）「『生活保護』に関する公的統計データ一覧」（2018年10月4日更新）をもとに筆者が作成。

表 1-7　保護の開始理由別被保護世帯数の年次推移

	傷　病			急迫保護で医療扶助単給	要介護状態	働いていた者の死亡	働いていた者の離別等
	総数	世帯主	世帯員				
年	%	%	%	%	%	%	%
2005	42.8	41.3	1.5	11.3	0.4	0.4	4.3
2006	43.0	41.5	1.4	11.1	0.4	0.4	4.0
2007	43.1	41.5	1.6	10.7	0.6	0.3	4.1
2008	41.9	40.3	1.7	9.8	0.5	0.3	3.7
2009	30.2	29.0	1.2	6.4	0.4	0.3	3.5
2010	28.0	26.5	1.5	5.2	0.5	0.4	3.8
2011	27.6	26.2	1.3	5.2	0.6	0.4	4.1
2012	26.7	25.4	1.3	5.1	0.5	0.3	3.5
2013	26.4	25.1	1.2	4.8	0.6	0.3	3.5
2014（年度）	25.9	24.7	1.2	3.2	0.7	0.3	3.5
2015（年度）	25.2	24.0	1.2	3.4	0.7	0.3	3.4

	定年・失業	老齢による収入の減	事業不振・倒産	その他の働きによる収入の減少	社会保障給付金の減少・喪失	貯金等の減少・喪失	仕送りの減少・喪失	その他
年	%	%	%	%	%	%	%	%
2005	5.8	4.5	0.7	3.8	1.4	14.8	3.2	6.5
2006	5.2	4.5	0.7	3.6	1.4	16.5	3.0	6.3
2007	4.8	4.6	0.7	3.8	1.3	16.4	3.0	6.7
2008	5.5	4.7	0.7	4.7	1.2	17.4	3.3	6.0
2009	13.6	5.0	1.5	7.7	1.7	20.1	3.3	6.4
2010	11.6	4.6	1.4	7.8	1.5	24.0	3.5	7.6
2011	9.9	4.7	1.2	7.5	1.4	25.4	3.5	8.4
2012	10.0	4.4	1.2	6.4	1.3	27.6	3.5	9.7
2013	9.0	4.1	1.0	5.6	1.2	29.4	3.4	10.6
2014（年度）	8.2	4.2	0.9	5.4	1.0	32.2	3.6	10.9
2015（年度）	7.7	4.2	0.8	5.2	0.8	34.1	3.7	10.6

注1）平成23年以前は9月調査分、平成24年度以降は1か月平均。
注2）構成比は、国立社会保障・人口問題研究所にて算出。
出所）国立社会保障人口問題研究所（2018)「『生活保護』に関する公的統計データ一覧」(2018年10月4日更新）をもとに筆者が作成。

表1-8 保護の廃止理由別被保護者世帯数の年次推移

	傷 病 の 治 ゆ			死亡	失そう	働きによる収入の増加・取得	働き手の転入
	総数	世帯主	世帯員				
年	%	%	%	%	%	%	%
2005	17.4	17.2	0.2	23.1	15.9	13.5	1.2
2006	15.0	14.9	0.1	25.1	15.3	13.8	1.0
2007	12.6	12.5	0.1	29.7	15.0	12.2	1.0
2008	11.4	11.3	0.1	31.1	13.6	12.6	0.9
2009	8.5	8.4	0.1	30.1	13.2	12.2	0.8
2010	5.8	5.7	0.0	31.4	12.6	15.3	0.8
2011	1.7	1.7	0.0	29.8	11.0	16.0	0.8
2012	1.5	1.4	0.0	32.2	9.4	16.7	0.8
2013	1.2	1.1	0.0	33.1	8.6	18.3	0.8
2014（年度）	0.9	0.8	0.0	35.2	8.3	18.1	0.8
2015（年度）	0.8	0.8	0.0	35.4	7.8	18.6	0.7

	社会保障給付金の増加	仕送りの増加	親類・縁者等の引取り	施設入所	医療費の他法負担	その他
年	%	%	%	%	%	%
2005	5.0	0.7	2.9	2.1	0.6	17.7
2006	4.6	0.7	2.6	2.0	0.5	19.4
2007	4.0	0.7	2.9	2.2	0.5	19.2
2008	4.6	0.7	3.0	2.3	0.5	19.3
2009	6.3	0.7	3.1	2.1	0.5	22.5
2010	5.8	0.7	2.9	2.0	0.5	22.2
2011	5.2	0.5	3.1	2.2	0.8	28.9
2012	4.3	0.8	3.5	1.9	0.5	28.5
2013	3.7	0.8	3.4	1.9	0.5	27.7
2014（年度）	3.7	0.8	3.6	1.9	0.5	26.3
2015（年度）	3.8	0.7	3.5	1.8	0.5	26.4

注1) 平成23年以前は9月調査分、平成24年度以降は1か月平均。

注2) 構成比は、国立社会保障・人口問題研究所にて算出。

出所) 国立社会保障人口問題研究所（2018）「『生活保護』に関する公的統計データ一覧」（2018年10月4日更新）をもとに筆者が作成。

表1-9　世帯類型・保護受給期間別被保護世帯数の年次推移

	年	総数 %	6ヵ月未満 %	6ヵ月~1年未満 %	1年~3年未満 %	3年~5年未満 %	5年~10年未満 %	10年以上 %
高齢者世帯	1960	100.0	7.7	6.3	22.6	14.6	48.8	
	1970	100.0	9.5	7.5	22.8	17.4	27.4	15.5
	1981	100.0	4.5	4.8	16.6	14.4	28.7	31.0
	1990	100.0	2.2	3.2	12.1	12.6	28.9	41.0
	2000	100.0	4.0	5.0	17.4	12.1	19.7	41.8
	2010	100.0	4.5	5.1	15.0	11.8	28.9	34.7
	2011	100.0	4.4	4.7	17.4	11.0	27.7	34.8
	2012	100.0	4.3	4.1	17.5	13.0	25.8	35.4
	2013	100.0	3.8	3.9	15.9	15.9	24.3	36.2
	2014	100.0	3.8	3.5	14.7	16.0	25.1	37.0
	2015	100.0	3.8	3.5	13.5	14.3	27.5	37.3
母子世帯	1960	100.0	10.9	9.8	29.9	17.8	31.7	
	1970	100.0	11.5	9.9	27.9	18.4	24.6	7.7
	1981	100.0	13.8	12.5	32.1	18.0	17.7	5.9
	1990	100.0	5.2	6.9	24.2	19.8	33.9	10.1
	2000	100.0	9.8	10.6	31.6	18.0	20.0	9.9
	2010	100.0	10.3	10.2	25.8	16.5	27.8	9.4
	2011	100.0	8.8	9.0	30.2	15.5	27.4	9.1
	2012	100.0	8.3	8.0	30.3	17.7	25.2	10.6
	2013	100.0	7.4	7.4	27.4	21.4	24.5	11.9
	2014	100.0	7.4	6.9	24.9	22.1	25.8	12.9
	2015	100.0	7.5	6.7	23.1	20.3	28.9	13.5
障害傷病者世帯	1960	—	—	—	—	—	—	
	1970	100.0	13.6	9.9	24.3	16.4	22.2	13.6
	1981	100.0	10.9	8.5	22.2	15.2	21.8	21.4
	1990	100.0	6.0	6.4	18.7	15.0	26.1	27.8
	2000	100.0	7.3	8.2	24.5	14.1	19.2	26.7
	2010	100.0	7.6	8.8	23.4	14.2	24.9	21.1
	2011	100.0	7.4	7.2	26.7	14.0	24.1	20.8
	2012	100.0	6.6	6.1	24.9	17.1	23.8	21.4
	2013	100.0	5.8	5.5	21.7	20.6	23.7	22.6
	2014	100.0	5.5	5.1	19.8	20.0	26.1	23.4
	2015	100.0	5.5	4.9	18.0	17.7	29.5	24.5
その他世帯	1960	100.0	16.1	12.5	31.5	15.4	24.4	
	1970	100.0	12.4	9.7	24.3	17.1	25.0	11.5
	1981	100.0	9.8	8.0	24.7	17.0	22.4	18.2
	1990	100.0	3.1	4.8	17.9	14.9	30.5	28.8
	2000	100.0	10.9	10.6	28.3	11.5	16.3	22.4
	2010	100.0	19.6	18.0	27.7	9.5	15.1	10.2
	2011	100.0	14.7	12.9	39.3	9.4	14.0	9.7
	2012	100.0	12.8	9.7	37.6	15.8	13.6	10.5
	2013	100.0	10.7	9.0	30.8	24.3	13.7	11.4
	2014	100.0	10.1	8.0	26.8	24.8	17.9	12.3
	2015	100.0	10.2	7.7	23.9	20.9	24.4	12.8

出典）国立社会保障人口問題研究所（2018）「『生活保護』に関する公的統計データ一覧」（2018年10月4日更新）をもとに筆者が作成。

人、85.14％、医療扶助の 177 万 5997 人、82.08％の順である。ちなみに 2006（平成 16）年度に住宅扶助と医療扶助の順位が逆転している（表 1-10）。

　次に扶助の種類別世帯・構成割合で最も多いのは、生活扶助で 144 万

表 1-10　扶助別被保護実人員の年次推移

年度	被保護実人員 人	生活扶助 人	住宅扶助 人	教育扶助 人	介護扶助 人	医療扶助 人	出産扶助 人	生業扶助 人	葬祭扶助 人
1970	1,344,306	1,143,103	643,421	263,495	―	701,783	269	4,513	2,004
1980	1,426,984	1,251,347	866,857	260,781	―	856,245	236	2,678	1,665
1990	1,014,842	889,607	730,134	135,793	―	711,268	73	1,899	1,108
2000	1,072,241	943,025	824,129	96,944	66,832	864,231	95	713	1,508
2001	1,148,088	1,014,524	891,223	104,590	84,463	928,527	91	706	1,641
2002	1,242,723	1,105,499	975,486	114,213	105,964	1,002,886	101	743	1,791
2003	1,344,327	1,201,836	1,069,135	124,270	127,164	1,082,648	116	793	1,942
2004	1,423,388	1,273,502	1,143,310	132,019	147,239	1,154,521	113	1,091	2,049
2005	1,475,838	1,320,413	1,194,020	135,734	164,093	1,207,814	112	29,253	2,165
2006	1,513,892	1,354,242	1,233,105	137,129	172,214	1,226,233	116	33,487	2,262
2007	1,543,321	1,379,945	1,262,158	135,503	184,258	1,248,145	116	35,343	2,436
2008	1,592,620	1,422,217	1,304,858	134,734	195,576	1,281,838	133	37,383	2,551
2009	1,763,572	1,586,013	1,459,768	144,339	209,735	1,406,456	162	45,787	2,699
2010	1,952,063	1,767,315	1,634,773	155,450	228,235	1,553,662	186	52,855	2,999
2011	2,067,244	1,871,659	1,741,888	159,372	248,100	1,657,093	191	56,400	3,127
2012	2,135,708	1,928,241	1,811,575	159,038	269,793	1,716,158	176	58,257	3,169
2013	2,161,612	1,941,036	1,835,940	154,014	290,174	1,745,615	171	57,457	3,242
2014	2,165,895	1,946,954	1,843,587	148,462	310,359	1,763,405	162	55,965	3,230
2015	2,163,685	1,927,267	1,842,105	142,067	329,999	1,775,997	162	53,078	3,329
年度		生活扶助	住宅扶助	教育扶助	介護扶助	医療扶助	出産扶助	生業扶助	葬祭扶助
1970		85.03％	47.86％	19.60％	―	52.20％	0.02％	0.34％	0.15％
1980		87.69％	60.75％	18.27％	―	60.00％	0.02％	0.19％	0.12％
1990		87.66％	71.95％	13.38％	―	70.09％	0.01％	0.19％	0.11％
2000		87.95％	76.86％	9.04％	6.23％	80.60％	0.01％	0.07％	0.14％
2001		88.37％	77.63％	9.11％	7.36％	80.88％	0.01％	0.06％	0.14％
2002		88.96％	78.50％	9.19％	8.53％	80.70％	0.01％	0.06％	0.14％
2003		89.40％	79.53％	9.24％	9.46％	80.53％	0.01％	0.06％	0.14％
2004		89.47％	80.32％	9.27％	10.34％	81.11％	0.01％	0.08％	0.14％
2005		89.47％	80.90％	9.20％	11.12％	81.84％	0.01％	1.98％	0.15％
2006		89.45％	81.45％	9.06％	11.38％	81.00％	0.01％	2.21％	0.15％
2007		89.41％	81.78％	8.78％	11.94％	80.87％	0.01％	2.29％	0.16％
2008		89.30％	81.93％	8.46％	12.28％	80.49％	0.01％	2.35％	0.16％
2009		89.93％	82.77％	8.18％	11.89％	79.75％	0.01％	2.60％	0.15％
2010		90.54％	83.75％	7.96％	11.69％	79.59％	0.01％	2.71％	0.15％
2011		90.54％	84.26％	7.71％	12.00％	80.16％	0.01％	2.73％	0.15％
2012		90.29％	84.82％	7.45％	12.63％	80.36％	0.01％	2.73％	0.15％
2013		89.80％	84.93％	7.12％	13.42％	80.76％	0.01％	2.66％	0.15％
2014		89.89％	85.12％	6.85％	14.33％	81.42％	0.01％	2.58％	0.15％
2015		89.07％	85.14％	6.57％	15.25％	82.08％	0.01％	2.45％	0.15％

出所）国立社会保障人口問題研究所（2018）「『生活保護』に関する公的統計データ一覧」（2018 年 10 月 4 日更新）をもとに筆者が作成。

1282 世帯、88.44％、医療扶助が 142 万 1745 世帯、87.26％、住宅扶助が 137 万 8887 世帯、84.61％の順である（**表** 1-11）。

生活保護の 8 つの扶助の中で最も基本的な生活扶助が多く同時に、医療

表 1-11　扶助別被保護実世帯数の年次推移

年度	被保護実人員 世帯	生活扶助 世帯	住宅扶助 世帯	教育扶助 世帯	介護扶助 世帯	医療扶助 世帯	出産扶助 世帯	生業扶助 世帯	葬祭扶助 世帯
1970	658,277	485,955	265,907	150,946	—	513,404	266	4,404	1,990
1980	746,997	593,362	406,150	150,953	—	615,147	236	2,615	1,663
1990	623,755	514,995	420,013	83,565	—	534,031	73	1,680	1,107
2000	751,303	635,634	554,313	61,494	64,551	672,676	95	662	1,508
2001	805,169	685,794	601,189	66,419	81,171	720,153	91	655	1,640
2002	870,931	748,553	659,143	72,560	101,410	775,570	101	699	1,790
2003	941,270	816,363	723,287	78,887	121,712	832,931	115	762	1,941
2004	998,887	869,384	778,456	83,751	141,009	886,678	113	1,021	2,048
2005	1,041,508	908,232	820,009	86,250	157,231	927,945	112	25,702	2,164
2006	1,075,820	940,074	855,552	87,359	165,650	944,574	116	29,023	2,260
2007	1,105,275	968,017	885,362	87,122	177,650	971,581	116	30,688	2,434
2008	1,148,766	1,008,080	924,698	87,585	188,859	1,003,847	133	32,309	2,550
2009	1,274,231	1,127,178	1,039,643	94,763	202,796	1,098,796	162	38,639	2,698
2010	1,410,049	1,254,992	1,166,183	103,346	220,616	1,210,389	186	45,332	2,997
2011	1,498,375	1,335,819	1,248,694	106,878	239,873	1,290,617	191	49,057	3,125
2012	1,558,510	1,388,987	1,308,304	107,385	260,732	1,344,730	175	50,731	3,166
2013	1,591,846	1,413,891	1,340,138	104,301	280,343	1,377,627	171	50,054	3,239
2014	1,612,340	1,436,783	1,362,351	100,353	299,872	1,401,375	162	48,885	3,227
2015	1,629,743	1,441,282	1,378,887	95,841	319,002	1,421,745	162	46,430	3,326
年度		生活扶助	住宅扶助	教育扶助	介護扶助	医療扶助	出産扶助	生業扶助	葬祭扶助
1970		73.82％	40.39％	22.93％	—	77.99％	0.04％	0.67％	0.30％
1980		79.43％	54.37％	20.21％	—	82.35％	0.03％	0.35％	0.22％
1990		82.56％	67.34％	13.40％	—	85.62％	0.01％	0.27％	0.18％
2000		84.60％	73.78％	8.18％	8.59％	89.53％	0.01％	0.09％	0.20％
2001		85.17％	74.67％	8.25％	10.08％	89.44％	0.01％	0.08％	0.20％
2002		85.95％	75.68％	8.33％	11.64％	89.05％	0.01％	0.08％	0.21％
2003		86.73％	76.84％	8.38％	12.93％	88.49％	0.01％	0.08％	0.21％
2004		87.04％	77.93％	8.38％	14.12％	88.77％	0.01％	0.10％	0.21％
2005		87.20％	78.73％	8.28％	15.10％	89.10％	0.01％	2.47％	0.21％
2006		87.38％	79.53％	8.12％	15.40％	87.80％	0.01％	2.70％	0.21％
2007		87.58％	80.10％	7.88％	16.07％	87.90％	0.01％	2.78％	0.22％
2008		87.75％	80.49％	7.62％	16.44％	87.38％	0.01％	2.81％	0.22％
2009		88.46％	81.59％	7.44％	15.92％	86.23％	0.01％	3.03％	0.21％
2010		89.00％	82.71％	7.33％	15.65％	85.84％	0.01％	3.21％	0.21％
2011		89.15％	83.34％	7.13％	16.01％	86.13％	0.01％	3.27％	0.21％
2012		89.12％	83.95％	6.89％	16.73％	86.28％	0.01％	3.26％	0.20％
2013		88.82％	84.19％	6.55％	17.61％	86.54％	0.01％	3.14％	0.20％
2014		89.11％	84.50％	6.22％	18.60％	86.92％	0.01％	3.03％	0.20％
2015		88.44％	84.61％	5.88％	19.57％	87.24％	0.01％	2.85％	0.20％

出所）国立社会保障人口問題研究所（2018）「『生活保護』に関する公的統計データ一覧」（2018 年 10 月 4 日更新）をもとに筆者が作成。

扶助を受けている世帯も多い。そして近年、住宅扶助が増加傾向にあり、生活扶助と医療扶助、住宅扶助を受給する世帯が多い状況にある。

　教育扶助の扶助実人員は、1997（平成9）年度まで減少傾向にあったが、それ以降小幅な増減はあるものの増加傾向にある。介護扶助は、2000（平成12）年度に創設されて以来、高齢の被保護者の増加に伴い増加傾向にある。なお出産扶助や生業扶助、葬祭扶助はその他の扶助と比べて受給者が少ない。しかし生業扶助は、2005（平成17）年度より「高等学校等修学費」が追加され、それ以降増加傾向にあったが、近年微減している。

　ところで新たに保護を開始する理由の1つに、傷病が見られていたことから医療扶助に対する理解を深めておく必要がある。医療扶助は1970年代から増加し1980年代後半に減少するものの、近年の被保護者の増加に伴って再び増加傾向にある。そこで入院・入院外病類別医療扶助人員を見れば2015（平成25）年度で入院患者11万6279人であり、そのうち精神疾患は42.4%、その他は57.6%であった。入院外患者では精神疾患が4.1%、その他は95.9%であった。

高等学校等修学費

［3］保護費の動向

　2018（平成30）年度の社会保障関係費予算額は32兆9732億円であり、そのうち生活保護費（当初）予算額は2兆9046億円である。これは社会保障関係費予算の8.8%を占めていることになる[32]。

　扶助別保護費は、2015（平成27）年度で医療扶助費1兆7854億円、生活扶助費が1兆2003億円、住宅扶助費、6032億円となっている。生活扶助と医療扶助で総額の約80%を占めていることになる。ただし住宅扶助費の年次推移を見れば近年、増加傾向にあることがわかる（表1-12）。

B. 保護の動向と変動

　ここでは生活保護の動向の変動要因について整理していく。

　第1に、経済的要因である。景気や雇用の動向等は所得に変動を及ぼし、被保護人員の増減に影響を与えると考えられる。近年の被保護人員・世帯の増加は、景気の停滞が背景にある。第2に、社会的要因であるが、少子高齢化の進行が被保護世帯に占める高齢者の割合を増加させていると考えることができる。第3に、制度的要因である。社会保障・社会福祉制度の拡充・充実は相対的に保護を受ける者を低下させる。しかし生活保護以外の社会保障・社会福祉制度が期待される機能や役割を果たせない場

表 1-12　扶助別保護費の年次推移

	保護費総額	生活扶助費	住宅扶助費	教育扶助費	介護扶助費	医療扶助費	出産扶助費	生業扶助費	葬祭扶助費	施設事務費および委託事務費
	千円	千円	千円	千円	千円	千円	千円	千円	千円	千円
1957	43,501,395	16,571,575	950,931	1,770,613	—	24,064,611	11,667	44,645	87,353	1,242,384
1960	59,571,144	19,539,456	1,315,164	2,125,416	—	36,365,076	19,272	83,148	123,612	1,641,312
1965	134,982,939	50,552,567	5,602,332	4,040,494	—	73,973,836	25,331	622,953	165,426	1,062,834
1970	271,319,056	88,376,645	10,505,628	4,354,881	—	167,282,803	39,613	502,353	257,133	2,246,303
1975	676,413,282	232,489,141	24,609,191	8,939,102	—	409,174,281	115,159	319,803	766,605	8,727,331
1980	1,155,279,657	401,965,602	60,137,986	14,820,854	—	675,833,044	291,685	523,441	1,707,045	15,722,790
1985	1,502,711,230	537,587,643	99,267,293	16,752,192	—	846,442,080	308,262	497,093	1,856,667	20,569,503
1990	1,292,777,625	439,999,785	102,586,574	9,962,032	—	737,903,668	143,285	425,723	1,756,558	25,274,845
1995	1,484,893,842	465,621,324	127,511,796	7,151,837	—	881,899,336	128,992	267,818	2,312,739	30,775,109
2000	1,939,283,470	641,003,527	200,684,532	8,348,790	14,333,250	1,071,099,195	218,744	171,934	3,423,498	34,136,926
2005	2,594,192,922	849,360,208	327,186,408	11,791,646	47,040,105	1,347,045,434	222,112	6,218,998	5,328,011	34,754,880
2006	2,633,335,556	863,829,575	343,867,264	11,901,606	50,214,892	1,349,997,807	256,642	7,643,027	5,624,742	
2007	2,617,464,651	870,844,851	359,008,689	11,794,966	53,927,879	1,307,404,330	262,558	8,158,797	6,062,582	
2008	2,700,553,250	896,469,101	381,440,562	11,845,300	56,245,925	1,339,288,625	310,316	8,614,597	6,338,825	
2009	3,007,189,050	1,016,339,013	442,652,035	17,042,592	61,032,602	1,451,474,227	428,173	11,503,479	6,716,929	
2010	3,329,629,240	1,155,175,052	499,605,259	19,920,451	65,902,942	1,570,134,713	525,745	10,877,971	7,487,107	
2011	3,501,590,101	1,209,006,731	538,415,058	20,489,900	70,677,191	1,643,231,070	551,105	11,483,859	7,735,187	
2012	3,602,845,240	1,245,835,486	565,137,892	20,406,617	75,470,790	1,675,872,276	527,679	11,827,151	7,767,349	
2013	3,628,503,036	1,224,420,699	579,841,755	19,883,571	78,128,307	1,706,195,259	510,310	11,731,481	7,791,654	
2014	3,681,003,871	1,220,478,902	585,279,940	19,382,284	83,139,125	1,753,560,126	448,752	11,370,255	7,344,487	
2015	3,712,668,538	1,200,347,795	603,242,152	18,952,283	85,566,781	1,785,426,764	432,943	11,138,235	7,561,585	
	保護費総額	生活扶助費	住宅扶助費	教育扶助費	介護扶助費	医療扶助費	出産扶助費	生業扶助費	葬祭扶助費	施設事務費および委託事務費
	%	%	%	%	%	%	%	%	%	%
1957	—	38.09	2.13	3.96	—	53.78	0.03	0.10	0.20	2.78
1960	—	32.80	2.15	3.47	—	59.41	0.03	0.14	0.20	2.68
1965	—	37.45	4.12	2.97	—	54.37	0.02	0.46	0.12	0.78
1970	—	32.57	3.84	1.59	—	61.15	0.01	0.18	0.09	0.82
1975	—	34.37	3.59	1.30	—	59.72	0.02	0.05	0.11	1.27
1980	—	34.79	5.14	1.27	—	57.71	0.02	0.04	0.15	1.34
1985	—	35.77	6.52	1.10	—	55.57	0.02	0.03	0.12	1.35
1990	—	34.04	7.78	0.76	—	55.98	0.02	0.03	0.13	1.92
1995	—	31.36	8.41	0.47	—	58.19	0.01	0.02	0.15	2.03
2000	—	33.05	10.17	0.42	0.73	54.28	0.01	0.01	0.17	1.73
2005	—	32.74	12.45	0.45	1.79	51.24	0.01	0.24	0.20	1.32
2006	—	32.80	13.06	0.45	1.91	51.27	0.01	0.29	0.21	—
2007	—	33.27	13.72	0.45	2.06	49.95	0.01	0.31	0.23	—
2008	—	33.20	14.12	0.44	2.08	49.59	0.01	0.32	0.23	—
2009	—	33.80	14.72	0.57	2.03	48.27	0.01	0.38	0.22	—
2010	—	34.69	15.00	0.60	1.98	47.16	0.02	0.33	0.22	—
2011	—	34.53	15.38	0.59	2.02	46.93	0.02	0.33	0.22	—
2012	—	34.58	15.69	0.57	2.09	46.52	0.01	0.33	0.22	—
2013	—	33.74	15.98	0.55	2.15	47.02	0.01	0.32	0.21	—
2014	—	33.16	15.90	0.53	2.26	47.64	0.01	0.31	0.20	—
2015	—	32.33	16.25	0.51	2.30	48.09	0.01	0.30	0.20	—

出所）国立社会保障人口問題研究所（2018）「『生活保護』に関する公的統計データ一覧」（2018 年 10 月 4 日更新）をもとに筆者が作成。

合、被保護人員・世帯数は増加すると考えられる。第4に、行政的要因である。これは生活保護の制度運営や保護基準の水準、ミーンズテスト等の各種調査のあり方、ケースワーカーの人員配置、実施体制の問題によって申請・受給者に変化が生じると考えられる。特に実施体制の問題や申請手続きの厳格化によって保護の申請・受給はしばしば抑制される。これによって生活保護における必要な保護をすることができず、漏給を生じてしまう場合もある。

　これらの保護の動向の変動要因とともに必要な保護に欠く漏給や低い保護率等に対して捕捉率という考え方がある。捕捉率とは最低生活水準以下で暮らしている者のうち、どのくらいの割合で生活保護が適用（捕捉）しているかを示すものである。要するに捕捉率が高ければ漏給と最低生活水準以下で生活する者が少ないが、低ければ漏給と最低生活水準以下で生活する者が多いことになる。日本において捕捉率の公式データはないが、橘木・浦川（2006）や駒村（2003）らによれば10％〜20％程度という推計がある。これらに従えば、日本の生活保護は2割程度しか適用（捕捉）できていないことになる。近年の保護受給者の増加が批判的に問題とされることもある中で、この捕捉率の低さについても同時に議論する必要性がある。

捕捉率（take up rate）実際に保護を受けている人の数が保護を受ける資格がある人の数に占める割合。すなわち保護基準をもって最低生活水準以下にある人々（貧困層）を生活保護制度が対応している人員や世帯の割合。

注）

(1) これは当時、無名の牧師であったアンドリュー・マーンズ（Andrew Mearns）の『見捨てられたロンドンの悲痛な叫び』（*The Bitter Cry of Outcast London*, London, 1883）の1節である。七つの海を制覇したイギリスの黄金時代を過ぎた、やや陰りの見え始めた時期であり、わずか20ページの小冊子が世論を喚起し、やがて1911年の国民保険制度創設への途を開いたと言われている（飯田鼎「研究ノート」1977年3月4日付朝日新聞記事による）。

(2) 小沼正『貧困―その測定と生活保護』東大出版会，1979，p.194.

(3) 小沼は、この当時におけるわが国の保護率がなお漸減傾向を示していることに対して、「貧困の再発見」が未だしであると結論づけている。それは、当時の社会の貧困に対する意識が絶対的貧困の上に立って固定化しており、相対的貧困の認識に立ちいたっていないからであるとして、貧困の再発見、すなわち貧困観の転換には貧困意識の変革が伴うものであることを主張している（前掲書 (2)，p.197.）。

(4) Townsend, P., *Poverty in The United Kingdom: A Survey of Household Researches and Standard of Living*, California University, 1979, p.31.

(5) 都留民子『フランスの貧困と社会保護』法律文化社，2000，p.15.
　　なお、フランスでは従来の貧困および排除に抗する諸政策の問題点と課題をふまえ、1998年にヨーロッパにおいて政策レベルで社会的排除という語が最初に公式に用いられた反排除法を制定し、最優先される問題として位置づけている。そして、こうした取り組みには社会全体の統合や連帯に亀裂が生じているという認識がその基底に存しているといわれる。したがって、この社会的排除は社会全体の分裂、二極化への警告を発しているものとして受け止める必要があろう。

(6) 厚生労働省『市町村地域福祉計画及び都道府県地域福祉支援計画策定指針の在り方について（一人ひとりの地域住民への訴え）』において「共に生きる社会づくり（social inclusion）」が重要な理念であるとされている（厚生労働省社会保障審議会福祉部会 2002）。

　　また、坂田は 2000（平成 12）年改正の社会福祉法 4 条の、『地域住民、社会福祉を目的とする事業を経営する者及び社会福祉に関する活動を行う者は、相互に協力し、福祉サービスを必要とする地域住民が地域社会を構成する一員として日常生活を営み、社会、経済、文化その他あらゆる分野の活動に参加する機会が与えられるように、地域福祉の推進に努めなければならない』という規定が、地域住民を含め社会福祉に関係する者すべての行動原理であることを明らかにしていると述べている（坂田周一『社会福祉政策（改訂版）』有斐閣，2007，p.19.）。

(7) これからの地域福祉のあり方に関する研究会編『地域における「新たな支え合い」を求めて—住民と行政の協働による新しい福祉』厚生労働省社会・援護局，2008 年 3 月 31 日.

(8) 橘木俊詔・浦川邦夫『日本の貧困研究』東京大学出版会，2006，p.283.

(9) なお、阿部はヨーロッパにおける社会的排除の計測を試みた代表的な先行研究（個人、世帯レベルのデータを用いたもの）を踏まえ、社会的排除を表す指標として選んだ領域を、低所得、金銭的不安定、労働市場からの排除、物質的剥奪、

表　社会的排除の指標　　　　　　　　　　　　　　　　　　　　　　　　　　※注（9）の資料

	スペイン	ポルトガル	フィンランド	オランダ	デンマーク
貨幣的指標	中央値の40、50、60%年齢別、性別貧困率児童貧困率重度貧困（中央値の15%以下）率	児童貧困率地域別貧困率	中央値の 50%、60%公的扶助受給率負傷者率	公的扶助受給世帯数×可処分所得（65 歳以上以下）問題のある負債をもつ世帯率長期の公的扶助受給者	中央値の 50%ジニ係数
教育	年齢別識字率小学校卒業率不登校率ほか	退学率職業訓練者数		退学率学童の 70 % 以上が disadvantaged group からの学校数	最終学歴別人口就職率
雇用	雇用形態別貧困率年齢別、性別、識字レベル別の過小雇用若年長期失業率	年齢、教育レベル別失業率非熟練労働者と平均労働者の賃金の割合低賃金労働者の割合ほか	雇用促進政策によって雇用された人数非活動率若年非活動率	性別雇用率、失業率高齢者雇用率、低スキル労働者雇用率失業保険受給者数	長期失業率雇用年齢人口の雇用率雇用促進政策（補助金）による雇用者数就業前または 10 歳前の児童のデイケア使用率ほか
医療	障害者率	乳児死亡率平均余命	主観的不健康率高齢者のうち、移動が困難な率教育レベルによる平均寿命の差	グループごとの医療・介護のアクセスの差	年齢別平均余命、死亡率喫煙率、アルコール関係など生活習慣病関連指標
住宅	一定の施設を持たない人びとの割合ホームレスの人数	一定の施設をもたない人びとの割合	一定の施設を持たない人びとの割合ホームレスの人数、ほか公共賃貸住居の待ち人数	収入の中に占める家賃の割合、世帯属性別強制排除(eviction)数	住居保有別人口トイレ、風呂、セントラル暖房の有無1 人当たり床面積
社会参加	インターネットへのアクセスインターネット利用率	IT 技術の基礎知識をもつ人数	児童保護にかかる児童数犯罪、アルコール、薬物依存関連	社会組織（クラブ、宗教、スポーツクラブ、ボランティア団体など）参加率インターネット使用率公共交通機関の料金	雇用年齢人口の公的扶助受給者率（長期、短期）

出典）武川正吾『福祉社会—包摂の社会政策（新版）』有斐閣，2011，p. 327.

制度・サービスからの排除、社会関係の欠如、住宅の不備、低教育など多岐にわたっていることを紹介している（阿部彩「日本における社会的排除の実態とその要因」『季刊・社会保障研究』43 (1)，東京大学出版会，2007，p.30.）。なお、「表　社会的排除の指標」（上）は EU 諸国における社会的排除の多元性を示す指標の例である。

(10) 前掲書 (9)，p.28.

(11) 岩田正美「現代の貧困について」『生活と福祉』No.627，全国社会福祉協議会，2008，p.8.

(12) イギリスでは 2018 年 1 月、「孤独担当大臣」を新設し、国が孤独・孤立問題に取り組む対策にのり出している。

(13) 厚生労働省『国民生活基礎調査の概況』2018 年 7 月.

(14) 厚生労働省『生活保護制度における生活扶助基準額の算出方法』2018 年 4 月.

(15) 厚生労働省『国民生活基礎調査の概況』2018 年 7 月.

(16) 厚生労働省『平成 28 年度被保護者調査』2016 年 7 月.

(17) 国民健康保険においては、保険料を一定期間滞納した者に対しては、ペナルティとして、療養の給付等の現物給付が行われない。滞納者が医療を受けた場合、医療費を医療機関に全額支払い、のちに保険者に支給申請書を提出して現金の還付を受けるしくみになっている（特別療養費制度）。低所得者が医療機関の窓口でいったん医療費全額を支払うことは非常に困難であり、受診の抑制によって症状をさらに悪化させるという疾病と貧困の悪循環が繰り返される危険性がある。

(18) 厚生労働省『平成 23 年度　障害者の就業実態把握のための調査』2011 年 11 月.

(19) 厚生労働省『全国ひとり親世帯等調査』、『国民生活基礎調査』などによる。

(20) 阿部彩『子どもの貧困―日本の不公平を考える』岩波新書，2011，p.228.

(21) 総務省『労働力調査（基本集計）』2018 年 6 月，内閣府『平成 30 年版少子化社会対策白書』2018 年 6 月.

(22) 厚生労働省『望ましい働き方ビジョン』、国税庁『民間給与実態統計調査』などによる。

(23) 厚生労働省『非正規雇用・若者雇用対策について』による。

(24) ユニセフ・イノチェンティ研究所『Report Card 14　先進国の子どもたちと持続可能な開発指標（SDGS）』2017 年 6 月.

(25) 山野良一『子どもの最貧国・日本』光文社文庫，2011，pp.103-104.

(26) 道中隆『明日へのセーフティネット―貧困の連鎖』産経新聞，2007 年 4 月.

(27) 内閣府「平成 27 年度子供の貧困の状況と子供の貧困対策の実施状況について」2016 年 8 月.

(28) 介護保険においては今日、低年金者が高くなっている保険料に対応できない滞納高齢者が増えている。また利用者負担も制度開始当初の 1 割から 2015 年に一定以上の所得がある高齢者は 2 割となり、2018 年 8 月からは所得の高い高齢者には 3 割負担となった。介護サービスの利用控えが懸念される。

(29) 国立社会保障人口問題研究所「「生活保護」に関する公的統計データ一覧」2018.
http://www.ipss.go.jp/s-info/j/seiho/seiho.asp（2018 年 10 月 4 日取得）

(30) 厚生労働省『平成 29 年　国民生活基礎調査の概況』2018.
https://www.mhlw.go.jp/toukei/saikin/hw/k-tyosa/k-tyosa17/（2018 年 10 月 4 日取得）

(31) 社会福祉の動向編集委員会『社会福祉の動向 2018』中央法規出版，2018，p.72.

(32) 生活保護制度研究会編『生活保護のてびき　平成 30 年度版』第一法規，2018，p.50.

引用参考文献

- Eardley, T., et al. , *Social Assistance in OECD Countries : Synthesis Report*, Department of Social Security Report No.46, London : HMSO, 1996.
- 厚生統計協会編『国民の福祉の動向・厚生の指標 臨時増刊・第54巻第12号 通巻第851号』厚生統計協会，2007.
- 厚生統計協会編『国民の福祉と介護の動向・厚生の指標増刊・第62巻第10号通巻集第977号』厚生統計協会，2015.
- 京極高宣監修『現代福祉学レキシコン』雄山閣出版，1993.
- 駒村康平「低所得世帯の推計と生活保護制度」『三田商学研究』Vol.46, No3, 2003, pp107-126.
- 橘木俊詔・浦川邦夫『日本の貧困研究』東京大学出版会，2006.
- 生活保護手帳編集委員会『生活保護手帳 2011 年度版』中央法規，2011.
- 庄司洋子・杉村宏・藤村正之編『貧困・不平等と社会福祉 これからの社会福祉②』有斐閣，1997.
- 岩田正美『貧困の戦後史—貧困の「かたち」はどう変わったのか』筑摩選書，筑摩書房，2017.
- 駒村康平編／橘木俊詔・宮本太郎監修『貧困』福祉＋α 10，ミネルヴァ書房，2018.

演習問題

①絶対的貧困と相対的貧困の相違点を明らかにしたうえで，相対的剥奪概念と区別しうる社会的排除概念の特徴を述べなさい。

②日本における経済社会情勢を踏まえたうえで，現代的貧困がどのような形で表出・拡大しているのかについて考察しなさい。

③わが国の社会保障制度体系において公的扶助が原点でありかつ基礎であるといわれるが，その理由について述べなさい。

④最近の保護動向の特徴について述べなさい。

⑤保護率を測定する意義について述べなさい。

⑥保護の動向を左右する要因について考察しなさい。

コラム 福祉と生活保護への拒絶

　近年、貧困や生活困窮、生活保護に関する文庫が数多く出版されている。それだけ貧困や生活保護に関する関心が高いとも言える。その中で鈴木大介の『最貧困シングルマザー』（朝日文庫）や『最貧困女子』（幻冬舎新書）、水無田気流の『シングルマザーの貧困』（光文社新書）等は女性やシングルマザーの貧困や生活実態を明らかにしたものである。そこでは彼女らが貧困や生活困窮によって消耗する姿が描かれ、セックスワークや売春、自殺未遂、ドメスティックバイオレンス、借金といった、母子世帯が抱える問題が赤裸々に描かれている。さらに、彼女ら消耗する個人の背景には、歪な社会が横たわる。消耗する個人と歪な社会の結果、彼女らは福祉を必要とする人びととなる。

　しかし彼女らは福祉（生活保護）を利用することを拒絶する。それはいったい、なぜであろうか。その答えは一様ではない。生活保護に対する単純な誤解や、受給によって子どもが学校でイジメに合う等のさまざまな理由で福祉や生活保護を拒絶する。

　これまで福祉が拒絶されるとき、とりわけ生活保護が拒絶される理由のひとつにスティグマが考えられてきた。特に生活保護にまつわるスティグマについては、お国の世話になりたくないという恥意識や国民の権利意識の低さ等が指摘されてきた。

　しかし彼女らの拒絶は、従来のスティグマとは相違する。恥意識や権利意識の低さでは説明しきれない。どうやら彼女らは、福祉や生活保護を拒絶することによって、子どもや大切な他者とのつながりを守り抜いているように思われる。要するに福祉や生活保護を利用することによって、数少ない大切な他者とのつながりを切り離されると思っているのである。そしてこの点が福祉や生活保護においては現代的なスティグマと言えるかもしれない。

　どちらにしろ、福祉や生活保護が拒絶されることによって必要な保護が欠くことはあってはならない。しかしながら一方で、福祉や生活保護に対する拒絶のひとつの理由として、新しいスティグマが消耗する個人と歪な社会の狭間で形づくられていると私は思うのである。

第2章 公的扶助の歴史的展開

歴史を学ぶことは、単に制度的な
沿革を押さえることではなく、
それぞれの制度が生まれた時代背景や
法制定の経緯を知ることによって、
より興味、関心がわいてくるものである。
また、歴史的な展開を把握することにより
今日の公的扶助の理念や意義について
より一層理解が深められるであろう。
ここではイギリスとわが国の公的扶助史を取り上げ、
それぞれ、慈恵的救済から権利的保障へという方向で
展開してきた過程を把握することに主眼を置く。
また、救貧制度と近代的な公的扶助との相違をはじめ、
貧困原因の認識、救済の対象、救済責任の所在など
さまざまな観点から公的扶助における
権利としての確立のあり方を中心に学ぶ。

1. イギリスにおける公的扶助の歴史的展開

　本節では、イギリスにおける公的扶助の歴史について、その前身である「救貧法」の展開から福祉国家における公的扶助の確立に至るまでのプロセスを概観する。もともと救貧法は、貧しい人びとを施設へ収容して強制労働を課し、最低限の扶助と引き換えにさまざまな権限を剝奪する抑圧的で差別的な制度であった。こうした抑圧的な貧民対策の制度が、今日のような公的扶助制度へと変遷をとげてきた経緯を知ることは、公的扶助の意義を理解するうえでも有益である。

A. 封建社会の貧困救済

[1] 中世社会における生活と救済―救貧法以前

　資本主義以前の中世社会においては、いくつかの大都市部を除き、人びとの大部分は、自分たちの暮らす共同体を治める封建領主に身分的な従属を強いられる、いわゆる「農奴」として暮らしていた。彼らは、領主から与えられた土地などを生産手段として生産活動を行い、その収穫の多くを領主に納める。また領主の求めに応じて、必要な労働力を提供する。生活は総じて苦しく、飢饉や伝染病の恐怖と常に隣り合わせの暮らしであった。

　こうしたなかでは必然的に、同じ共同体に暮らす人びとのあいだで強固な相互扶助機構が形成されることとなる。自然災害や疫病で親を亡くした子どもや、傷病や障害、老衰によって労働能力を失った人びとに対しては、地縁・血縁的な結びつきの中での助け合いが一般的に行われた。また、「領主―農奴」という身分的な従属関係それ自体が、農奴たちにとっては一種の生存保障に関する機能を有していた。領民たる農奴の生存は、その生産物と労働力によって生きる領主にとっても重要な関心事とならざるをえなかったからである。そのため、領主はさまざまな外敵から農奴たちの安全を護らなければならなかったし、凶作や自然災害、戦争によって大規模な窮乏が発生した場合には、それなりの規模で人びとに救いの手を差し延べなければならなかった。このように、封建社会のなかで暮らす人びとは、その境遇に不満を抱かずに、何世代にもわたって自らの土地を維持し続けていく限り、その身分と生活が、最低限とはいえ「保証」された

といえる。

　また、人びとの暮らしに深く根ざし、社会の秩序維持に大きく貢献したカトリック教会は、その宗教的使命にもとづいて、何らかの理由で共同体にいることができなくなった者たちを含め、貧民たちを救済する慈善活動を幅広く行っていた。中世封建社会における社会制度は、人びとをさまざまなかたちで束縛していた一方で、その生活を重層的に支えるシステムをその内部に組み込んでいたのである。

[2] 封建社会の解体と貧民問題の発生

　しかし、自給自足経済を基盤とした封建社会のなかに、徐々に商品経済が浸透してくるようになると、やがて封建社会の解体が始まり、そこに「囲い込み運動」などのさまざまな出来事が重なって、資本主義社会への移行・編成プロセスとして展開していく。

　一般的に、封建社会の解体は、それまで身分や土地に縛られていた多くの人びとを「解放」していくポジティブな側面をもつものとして理解される。こうした人びとは、近代的な賃金労働者の原型である。しかし実際には彼らは、土地をはじめとした生産手段からやむなく切り離され、生きる術を喪失した人びとである。すなわち、身分・地縁からの解放と引き換えに生産手段を失い、中世において発達した相互扶助機構および封建領主による救済をまったく期待することができなくなった人びとである。このような、近代的な意味での「貧民」となった人びとは、生活の糧を求めて放浪し、その多くが都市へと流入していくこととなる。そのなかで仕事にありつけなかった人びとが都市の貧困層を形成して物乞いや犯罪の温床となり、次第に社会秩序を脅かす存在として認識されるようになっていく。

B. 救貧法の成立と展開

[1] 救貧法の誕生

　以上のような背景のもとで、公的扶助の原型として位置づけられている貧民対策立法、いわゆる「救貧法」が、浮浪者や乞食対策の一環として、16世紀ごろから展開してきた。その起源となった「1531年法」と呼ばれる対策法は、「労働能力のある貧民」と「労働能力のない貧民」を区別した。後者には物乞いの許可を与えたが、前者を厳しく処罰し、出生地へ送還するという法律であった。また「1547年法」は、労働意欲のない貧民への処罰を強化し、浮浪者の胸にV字（vagabond＝浮浪者）の烙印を押して強制労働を課すこと、逃亡した場合は顔にS字（slave＝奴隷）の烙

囲い込み運動
enclosure movement
イギリス社会が近代化していく過程で、地主が収益を上げるためにそこに住んでいた農民を追放し、完全な私有地へ転化しようとした運動。羊毛生産を目的に行われた第1次囲い込みと、穀物増産を目指した第2次囲い込みがある。土地から追い出された農民たちは、近代的賃労働者の原型となった。

救貧法
Poor Law

労働能力のある貧民
able-bodied poor

労働能力のない貧民
impotent poor

スティグマ
stigma
社会福祉の分野でよく用いられる概念であり、一般に、汚名、恥辱、不名誉、烙印といった意味であるとされる。たとえば、「生活保護を利用するのが恥ずかしい」という感覚や、被保護世帯に対する人びとの軽蔑的なまなざしのことである。

印を押し、奴隷として扱うことを規定していた。この「烙印」を「スティグマ」といい、現代の公的扶助においても発生しがちな「心理的抵抗感」や「恥辱感」の起源となっている。

[2] エリザベス救貧法

その後も頻繁に救貧法は改革されたが、16世紀に導入された一連の貧民対策法の趣旨を引き継ぎ、内容を集大成させたものが、エリザベス1世の時代に成立した「1601年法」である。これを一般に「エリザベス救貧法」（旧救貧法）と呼ぶ。

エリザベス救貧法の概要は以下の3点にまとめられる。

①「教区」を救貧行政の基本単位として、各教区に「貧民監督官」を配置し、貧民の直接的な保護・観察を行うよう任命した。

教区
もともとはキリスト教会組織における末端組織区分である。次第に行政的機能を有するようになり、最終的には教区内の住民に対する課税権をもつに至った。教区単位での貧民救済は、イギリス救貧法の基本的特徴である。

②救貧に関する資格要件や資力調査を体系化させ、貧民を、「労働能力のある貧民」、障害者や老齢者などの「労働能力のない貧民」、孤児などを含めた「扶養能力のない貧民の児童」の3つに分類した。まず、「労働能力のある貧民」に対しては就業の場と必要な道具・原料などを提供し、強制的に就労させた。それを拒否する者は矯正施設である「懲治監」に強制収容され、厳しい訓練を受けねばならなかった。また「扶養能力のない貧民の児童」には徒弟奉公をさせた。こうして労働の可能性を有する者には労働を強制する一方で、「労働能力のない貧民」には、教区から生活扶助を与えた。

③以上のような貧しい人びとの処遇に関する財源として、教区ごとに、その住民や土地などの資産所有者から「救貧税」を徴収した。これは、施与や慈善ではなく、国家がその権力によって国民から税を徴収し、それを扶助の費用に充当するしくみを確立させたことを意味する。

C. 資本主義の発展と救貧法

[1] 救貧行政の展開

社会秩序の維持を主目的として出発した救貧法は、18世紀から進展した産業革命のなかで、さらに重要な役割を担うこととなる。それは、資本主義的な生産システムを社会に浸透させ、貧民を強制的に「賃金労働」へ駆り立てるという役割であった。

1722年の「ワークハウス・テスト法」（ナッチブル法）によって全面導入された「ワークハウス」は、そのために大きな役割を果たした。当初ワークハウスは、「労働能力のある貧民」を収容し、低いコストで生産活動

ワークハウス
workhouse

46

が行える可能性を念頭において実験的に導入されたものだが、次第にその「救貧費用抑制・削減」効果に注目が集まるようになった。その結果、「ワークハウス・テスト法」によって、労役場への「院内救済」が強制されることとなった。当然、「救貧費削減」を目的とした労役場においては、その処遇は劣悪なものとならざるをえず、「恐怖の家」とさえ呼ばれることもあった。要するに、わずかでも労働能力のある者は、困窮していても救済を受けようとはしなくなるであろうという、抑圧を通じた救貧抑制効果が期待され、実際にワークハウスに収容されることへの拒絶感は、人びとを労働へと駆り立てる一定の効果をもったのである。

しかしながら、恒常的に増加していく過剰人口の圧力によって、一般労働者たちのあいだで低賃金による搾取が一般化していく。すなわち、労働能力をもち、実際に労働していながら、生活に困窮せざるを得ない人びとが大量に生み出されてきたのである。その弊害は次第に大きなものとなっていったにもかかわらず、こうした人びとに対しては、当時の救貧システムでは対処しえなかった。そのため、著しい低賃金により困窮している労働者たちに対しても、国家が何らかの対策を行う必要性に迫られた。こうしたなかで、ワークハウスへの収容というそれまでの原則を大きく変更し、「院外救済」への道が開かれることとなった。

院外救済の原則を認めたのは、1782 年の「ギルバート法」である。ギルバート法では、院内救済の対象を老齢・傷病者に限定し、低賃金のために貧困に陥っている者に対しては賃金補助を行い、仕事のない者には職を斡旋するという「院外救済」のしくみを導入した。さらに、「フランス革命」が貧しい労働者に動揺を与えかねない不安定な社会状況を背景として、1795 年には、一般に「スピーナムランド制度」の名で知られる賃金補助制度が導入されることとなった。これは、パンの価格と家族人数によって最低生活基準を設定し、その基準に満たない賃金しか得られない労働者に対して、その差額を救貧税から手当として支給するというものであった。

[2] 改正救貧法

しかし、19 世紀に入ると、社会のなかで「自然に」発生してくる諸問題に国家が関与すべきではないという自由放任主義の考え方が広く浸透し、さらには救貧法がもたらす弊害（たとえば、「怠惰な生活」や「無計画な出産」など）が強調される傾向が生じてきた。こうした考え方を支えたのが、アダム・スミスやマルサスといった思想家である。彼らの思想が影響力をもった背景には、「スピーナムランド制度」導入以降、上昇し続ける救貧費用の負担に大きな不満を抱くようになっていた裕福な人びと

院内救済
indoor relief

恐怖の家
ワークハウスは、労働力のある貧民にとっては強制労働と処罰の場であると同時に、労働力のない人びと—それぞれ深刻な問題を抱えた孤児、病人、妊婦、精神疾患など—を「混合収容」する場でもあった。彼らの健康維持や能力向上は問題にされず、ただ生かしておくことを目的とするワークハウスもあった。こうした非人道的な処遇内容は次第に批判を招くようになった。

院外救済
outdoor relief
ワークハウス以外の場で救済を行うこと。すなわち在宅での救済を意味する。

スミス，A.
Smith, Adam
1723 ～ 1790
資本主義経済の基礎である自由な経済活動と市場が自生的に展開することによって社会秩序が生まれると考えた経済学者。主著『国富論』。

マルサス
Malthus, Thomas
1766 ～ 1834
マルサスは、主著『人口論』において、増加し続ける人口をまかなえるほどには食料が増産できないことを理由に、過剰人口としての貧民を救済することの「弊害」を強く訴えた。

新救貧法（改正救貧法）
The Poor Law
Amendment Act

劣等処遇
less eligibility

エンゲルス
Engels, Friedrich
1820 〜 1895
エンゲルス著／一条和
生・杉山忠平訳『イギリ
スにおける労働者階級の
状態—19世紀のロンド
ンとマンチェスター
（上）（下）』岩波書店,
1990.

メイヒュー
Mayhew, Henry
1812 〜 1887
メイヒュー著／ジョン・
キャニング編・植松靖夫
訳『ロンドン路地裏の生
活誌—ヴィクトリア時代
（上）（下）』原書房,
1992.

ブース
Booth, William
1878 〜 1912
ブース著／山室武甫訳・
岡田藤太郎監修『最暗黒
の英国とその出路』相川
書房, 1992.

が、その不満を正当化する論理を欲していたという事情もある。

こうした事情のもとで、1834年に救貧法が大幅に改正される。これを一般に「改正救貧法」（または新救貧法）と呼ぶ。概要は以下のとおりである。

①貧困の原因は個人責任によるものであることを強調し、救貧の対象を「労働能力のない貧民」に限定して、「労働能力のある貧民」への救済を取りやめる方針を強く打ち出した。

②救貧費用の節約と救貧行政の効率化を図るため、救貧行政を中央集権化し、処遇の内容を全国一律のものとした（均一処遇）。

③「労働能力のある貧民」が救貧を受けることを抑止するためのさまざまなしくみを導入した。「院外救済」を廃止し、労役場（ワークハウス）への収容を救貧の条件とした。同時に、そこで救済される者の生活レベルが、就労している最下層の労働者の生活レベルよりも劣悪なものとなるように処遇内容が設定された。こうした考え方を「劣等処遇」と呼ぶ。また、救貧法の受給者からは選挙権が剥奪された。こうした機制により、救貧法の受給者には強力なスティグマが付与される結果となった。

改正救貧法は、それまでの救済内容とあまりにもかけ離れた抑圧的なものであったため、準備・計画の段階から大きな反対運動が生じた。実際、救済の対象範囲を厳しく制限しようとしたにもかかわらず、常に多くの貧困者を排出し続ける資本主義社会のなかでは、「労働能力がある貧困者」だけを救貧法から完全に排除するということは、事実上困難であった。とはいえ、産業革命を経て資本主義が完成し、19世紀を通して「世界の工場」としての地位を確立したイギリスの経済・社会が順調に発展し続けていくなかで、新たな救貧法体制は次第に受け入れられていくようになる。

［3］ 救貧法体制の動揺と「貧困の発見」

しかし、19世紀も後半を迎えると、特にロンドンのような大都市では、経済発展から取り残され、公的な救済からも排除された労働者や失業者が溢れ、スラム街の様相は深刻化するようになる。19世紀における労働者の生活実態を知るうえでは、エンゲルス、メイヒュー、ウィリアム・ブースらのルポルタージュが参考になる。さらに、産業革命の終了後、周期的に発生するようになった不況によって、労働者たちの生活は総じて苦しくなり、さらには住環境や公衆衛生の悪化、病気の蔓延、治安の悪化といった問題が次第に顕在化するようになった。

こうした状況の中で、貧困の原因を個人責任の観点から理解しようとす

る考え方自体が次第に説得力を失い、救貧法の運営も行き詰まりを迎える。さらに、労働組合運動が激化し、いくつもの社会主義団体が社会改良を目指した運動を活発に展開するようになる。また、こうした動向に大きな影響を与えた出来事として、19世紀末にチャールズ・ブースとラウントリーが行った、世界最初の科学的貧困調査がある。

　東ロンドンで調査を行ったブースは、400万人に及ぶ労働者の所得や職業の実態を分析し、その結果に基づいて労働者の階層区分を行った。そのなかで、人びとの生活水準・様式に決定的な違いをもたらす地点を見出し、そこに「貧困」と「そうでない状態」とを区分する基準としての「貧困線」を導入した（図2-1）。

ブース
Booth, Charles
James
1840 ～ 1916
海運会社の社長を務める
大実業家であり、私財を
投じてロンドンの労働者
調査を行った。

貧困線
poverty line

図2-1　ブースによる階層区分（A～H）

H	中産階級の上
G	中産階級の下
F	上級労働者
E	標準的な規則的稼得者
──	＜貧困線＞ ────
D	低賃金の規則的稼得者
C	不規則的な稼得者
B	臨時的な稼得者
A	臨時的日雇労働者・浮浪者・準犯罪者などの最下層

出典）安保則夫著，井野瀬久美惠・高田実編『イギリス労働者の貧困と救済─救
　　　貧法と工場法』明石書店，2005，p.314・p.325 をもとに作成.

　ブースは、貧困層に位置づけられる人びとの生活に関して、十分な食事や衣服を確保できず、みすぼらしい格好をしていること、それは不規則労働・低賃金などの雇用問題や、多子、そして劣悪な住居・衛生環境に起因する疾病などによって発生していたことを示した。さらに第1章で述べたとおり、ラウントリーは、ヨーク市における全世帯の生活実態調査を行い、その家計支出を分析した。彼は、栄養学の観点から、労働者たちの消費支出の観察データを分析し、「栄養をとれるだけの食事をまかなえない（肉体の維持さえも困難）状態」を貧困線として設定した。

　ブースもラウントリーも、自身が調査を行った地域において、貧困状態にある人びとの割合が、人口の約3割を占めていることを客観的に明らかにし、社会に大きな衝撃を与えた。彼らの調査結果は、貧困が一般の労働者のあいだでごくふつうに発生している問題であること、そしてその主要な要因は、個人の怠惰ではなく、低賃金や不安定な就労形態、そしてそれを容認している社会自体にあることを明らかにした点で、重要な役割を果

ラウントリー
Rowntree, Benjamin
Seebohm
1871 ～ 1954
製菓会社を経営する事業
家一家のもとで育った。
ブースの調査に触発され
たラウントリーは生まれ
故郷のヨーク市におい
て、その人生のうちで3
度にわたる大規模な貧困
調査を実施した。

たしたのである。貧困に対する考え方の大きな転換を促したこれらの貧困
調査の成果は、後に「貧困の発見」とも呼ばれるようになる。

D. 福祉国家形成プロセスにおける救貧体制

[1] 自由主義的社会改良 (リベラル・リフォーム)

リベラル・リフォーム

貧困が、社会的に対処すべき問題として徐々に理解されるようになった
20世紀初頭には、自由党政権のもとで「リベラル・リフォーム」と呼ば
れる大規模な「社会改良」政策が実施され、現代の福祉国家の骨格となる
社会保障制度が形成されていった。その代表的なものとして、1906年の
「学校給食法」、1908年の「無拠出老齢年金法」、そして1911年の「国民
保険法」（健康保険と失業保険によって構成）などが挙げられる。これら
「リベラル・リフォーム」政策によって制度化された一連の社会立法は、
貧民に対する単一の包括的施策として機能してきた救貧法から、特定のカ
テゴリーに適合する貧困層への給付を切り離すという性格をもつものであ
った。

ウェッブ夫妻
Webb, Sidney
1859 ～ 1947:
Webb, Beatrice
1858 ～ 1943
ウェッブ夫妻はイギリス
における社会改良主義者
として、幅広い分野で活
躍した。夫妻の共同研究
である1897年の『産業
民主制論』では、国民的
効率と苦汗産業の労働条
件改善をめざして初めて
ナショナル・ミニマムの
概念を示した。シドニー
は1895年フェビアン協
会に入会。晩年は労働党
内閣に入閣し、フェビア
ン社会主義の増進につと
めた。ベアトリスは救貧
法委員会の少数派とし
て、貧困を個人の責任と
する救貧法の考え方に反
対した。

[2] ウェッブと「ナショナル・ミニマム」

救貧法そのもののあり方については、1905年に設置された「王立救貧
法委員会」の重要な議題としてとりあげられた。この王立救貧法委員会の
成果である1909年の報告書のうち、特にウェッブ夫妻らがまとめた「少
数派報告」では、「貧困に陥った者」の事後的な救済ではなく、その積極
的な予防が必要であることが主張された。もともとウェッブは、国家が貧
困問題に対して予防的に対処するために、「ナショナル・ミニマム」の理
念に基づき、最低限度の国民生活を国家が積極的に保障する必要性を強調
していた。こうした考え方のうえに、既存の救貧法を解体し、貧困を生み
出す諸原因にそれぞれ対処する給付・サービスのしくみを確立すべきとし
た。

ナショナル・ミニマム
national minimum
ナショナル・ミニマム（国
民最低限）とは、一般に
国がすべての国民に対し
て保障すべき必要最低限
度の生活水準を意味し、
社会保障の基本理念の1
つとして定着している。

これに対し、慈善組織協会（COS）出身委員を中心に作成された「多数
派報告」では、個々の貧困者の道徳責任を重視し、救済における差別的な
取扱いを維持しようとする観点から救貧法の改革を訴えた。ただし、結局
はどちらの結論も採用されることはなく、救貧法の枠組み自体は存続し続
けることとなった。

[3] 戦間期における大量失業

1914年に勃発し1918年まで続いた第1次世界大戦は、イギリス社会に

完全雇用に近い状態をもたらした。多くの男性が軍務に服し、軍需生産に
関連する産業部門の拡大が、男女双方の労働供給を増大させたからであ
る。しかし第1次大戦の終結後、いわゆる「戦間期」は不況、大量失業の
時代として知られている。その一因は、この時期から家電や自動車、航空
機、サービス産業などの新興産業が成長する一方で、石炭、造船、繊維と
いった旧来の主要産業が急速に衰退していったことにある。その結果、衰
退産業の拠点であった各都市において深刻な失業問題が発生した。さらに
追い討ちをかけるように、不況に伴う大量の「循環的」失業が積み重なっ
たのである。その最も大規模なものが、1929年にウォール街での株価大
暴落をきっかけとして発生した、いわゆる「世界大恐慌」であった。

　この時期にはすでに、失業者に対する公的な金銭給付として「失業保
険」が導入されていたが、これはあくまでも「保険」であるため、事前に
一定の拠出がない人びとは受給資格を得ることができなかった。しかもそ
の給付水準は低く、受給期間にも上限があったため、失業者の困窮を食い
止めることはできなかった。それでも政府は、1920年代までは、失業保
険がカバーする人びとの範囲を拡大し、種々の「特例措置」を設けること
などを通じて、大量失業の問題に対処しようとした。しかし現実には、失
業保険受給資格のない多くの失業者が極度の困窮状態に陥ったとき、救貧
法は「最後の受皿」とならざるを得なかった。

［4］失業扶助の創設

　しかし、こうした—多くの「労働能力のある貧困者」が救貧法＝公的扶
助による救済を受けるという—「イレギュラー」な状態を打開するため、
1934年には無拠出制の「失業扶助」が創設される。これは、失業保険の
恩恵を受けられない失業中の困窮者に対して、所定の資力調査に基づき、
原則無期限に国庫負担によって一定額の金銭を支給するしくみであった。

　失業扶助の全国的な実施にあたっては、中央政府に失業扶助庁が置か
れ、その下に300を超える地方事務所が設置された。また、全国各地に、
失業扶助の受給資格や扶助額に関する不服申立てを受け付ける専門機関が
設置された。これは、人びとの「扶助を受ける権利」を保障するという、
今日的な観点からみれば極めて重要な役割を果たすものであり、その意味
で大きな歴史的意義をもつ。

　こうして「労働能力のない貧困者」には救貧法＝公的扶助が対応し、
「労働能力のある貧困者」には失業扶助が対応するという枠組みが確立し
た。ただし、第2次世界大戦の勃発とともに「労働能力のある貧困者」の
多くが兵力、あるいはさまざまな産業部門の労働力として吸収されていっ

公的扶助
1929年の「地方自治法」
によって、従来の救貧行
政システムは大きく変更
され、それ以後の救貧法
による救済は、「公的扶
助」（Public Assistance）
と呼ばれるようになって
いた。

失業扶助
unemployment
assistance

たことにより、失業扶助そのものは短い使命を終えることとなった。

E. 福祉国家と公的扶助

[1] ベヴァリッジ報告における公的扶助

総力戦
武力だけでなく国や団体がもつすべての力を動員して行われる戦争。

　20世紀に生じた2度の世界大戦は、いわゆる「総力戦」として知られる。総力戦を戦い抜くには、すべての国民の利害関係を一致させ、国家としての生産性を極限まで高めねばならない。したがって、国民のあいだに深刻な対立・分裂をもたらす失業・貧困問題は、国家にとって最優先の解決課題とならざるをえなかった。このような意味で、特に第2次世界大戦は、国家による社会保障施策の拡充に多大な役割を果たした。

　しかし、実際に第1次世界大戦後に経験されたことだが、「戦後」から「平時」への移行段階においては、大きな経済的混乱と社会不安が引き起こされ、再び深刻な失業・貧困問題が生じる可能性が極めて高くなる。そこで、総力戦の中で達成されえた高度な生産性と社会統合とが両立した社会体制を、いかに戦後復興のための社会体制へとスムーズに引き継いでいけるのかということが、戦争遂行中の政府にとっても大きな検討課題となった。こうした歴史的・社会的背景のもとで、ベヴァリッジを長とする「社会保障制度に関する委員会」が設置されることとなった。この委員会は、戦後社会において構築されるべき社会保障制度のあり方を議論し、1942年にその結果を報告書にまとめて公表した。この報告書は一般に「ベヴァリッジ報告」と呼ばれ（正式名称は「社会保険および関連サービス（Social Insurance and Allied Services）」）、イギリスをはじめとする戦後福祉国家の「青写真」となったのである。

ベヴァリッジ
Beveridge, William Henry
1879～1963

ベヴァリッジ報告

　ベヴァリッジ報告の要点は以下のようにまとめられる。

5つの巨悪
five giants

①社会保障の目的：戦後社会の復興を阻むであろう「5つの巨悪」──欠乏（want）、疾病（disease）、無知（ignorance）、不潔（squalor）、怠惰（idleness）──のうちで、欠乏の根絶を社会保障の目的とした。

②社会保障の範囲：社会保障は、失業、疾病、老齢による退職、稼ぎ手の死亡などに関連する特別の支出をまかなうための所得の保障を意味する。

社会保険の原則
ベヴァリッジが構想した社会保険に関して特に重要なのは、それが「均一拠出」「均一給付」の原則に基づいていたことである。このしくみは極めて「平等」にみえるが、最も負担能力の低い人びとに拠出水準をあわせざるを得ないため、給付が著しく低水準なものとなってしまうという弱点をもっていた。

③社会保障の水準：国家が保障すべき水準は、人びとが自助努力に励む余地を残すため、あくまでも「国民最低限（ナショナル・ミニマム）」に留めるべきである。

④社会保障の方法：社会保障は、基本的なニードに対する社会保険、特別なケースに対する国民扶助、基本的な措置に付加するものとしての

任意保険という、3つの異なった方法によって構成される。そのなかで最も重要な位置を占めるのが社会保険である。

⑤社会保障の前提条件：人びとの「拠出」を安定させるため、国家は家族手当を支給し、保健・医療サービスを提供し、完全雇用の達成を促さなければならないとした。

　ベヴァリッジ報告における社会保障の中心は、何よりも「社会保険」である。拠出という「事前の備え」に基づく給付こそ、資本主義の支配的な価値観としての「自助努力」と、よく調和しうると考えられたからである。もちろん、何らかの理由で保険の網の目からもれる人びとが存在せざるを得ないため、「公的扶助」をなくすことはできない。しかし、それまでの貧困対策の歴史とは大きく異なり、ベヴァリッジ報告は、資力調査に基づいて行われる「公的扶助」を、あくまでも社会保険を補完する「残余的」な制度として位置づけたことが重要である。さらには、社会保険が浸透していくことにより、公的扶助の範囲は徐々に縮小していくことが想定されていたのである。

　ベヴァリッジが構想した社会保障計画は随時実行に移され、1946年に「国民保険法」、1948年には「国民扶助法」が成立した。これにより、旧来の救貧法体制は完全に廃止されたことになる。

[2] 福祉国家における「貧困の再発見」

　ベヴァリッジ報告を経て、「福祉国家」として再出発した戦後イギリス社会は、順調な経済成長のなかで相対的に安定した雇用状況を生じさせただけでなく、社会保障によって下支えされた人びとの生活水準を大きく向上させた。こうした状況のなかで、貧困の存在は次第に周辺・例外的なものとなり、いずれ消滅するであろうという楽観的な考え方が一般化していった。かつて貧困を「発見」したラウントリーが、1950年に行った「第3次ヨーク調査」において、戦後福祉国家の諸施策が貧困を劇的に縮小させたことを「実証」したのは、その象徴的な出来事であったといえる。

　しかし、1960年代になると、「生存できないほど窮乏」している人びとが劇的に減少したことをもって貧困が解決されたとはいえないとする考え方が、次第に影響力をもち始めるようになる。その中心的な役割を担ったのが、第1章において前述したタウンゼントである。タウンゼントは、エーベル-スミスとの共著『貧困者と極貧者』（1965）において政府の家計調査を分析し、イギリスにおける貧困問題は決して縮小しておらず、実際に困窮状態にありながら国民扶助を受給していない人びとも相当数存在する

資力調査
ミーンズ・テスト

タウンゼント
Townsend, Peter
1928 ～ 2009
イギリスの社会学者で、1950年代から現在にかけて一貫して貧困と不平等の問題を追求した数多くの研究を蓄積している。

エーベル-スミス
Abel-Smith, Brian
1926 ～ 1996

『貧困者と極貧者』
原著：Abel-Smith,
B.and Townsend, P.
The Poor and the Poorest, G.Bell and Sons, 1965

ことを示した。その後タウンゼントは、ラウントリー的な貧困基準に対して、それが人びとの生活に関する文化的・社会的な側面を無視した「生理的最低限」にすぎないことを批判し、従来の貧困概念に代えて、「相対的剥奪」という観点から貧困を定義しようとした。相対的剥奪は、ある社会のなかで慣習的なものとして理解されている生活様式を達成できない状態を焦点化する概念である（表2-1）。

表2-1　タウンゼントの12の剥奪指標

①休日をとっていない
②大人のみ、親戚や友人を家に招待し食事をしていない
③大人のみ、親戚や友人と外食に行くことがない
④子どものみ（15歳以下）、友人とお茶を飲むことがない
⑤子どものみ、誕生日パーティを開くことがない
⑥娯楽のために夜に外出することがない
⑦肉を食べていない
⑧調理した食事を一定の回数とっていない
⑨火をとおした食事を一定の回数とっていない
⑩冷蔵庫を所有していない
⑪家族と休日をすごしていない
⑫家に水洗便所、洗面所、ふろ、台所がない

出典）Townsend, *Poverty in the United Kingdom*, 1979, p.250 より作成.

『連合王国の貧困』
原著：Townsend, P. *Poverty in the United Kingdom: A Survey of Household Researches and Standard of Living,* Penguin, 1979

　その一連の研究に関する集大成として1979年に公刊された『連合王国の貧困』でタウンゼントは、所得がある一定の水準を下回ると相対的剥奪が一気に深刻化する閾値を発見し、そこに貧困線を引いた。その結果、イギリスの全人口のうち、1/4近くが貧困者であることが示唆された。

　こうした研究成果により、福祉国家となったイギリスにおいても貧困は根絶されたわけではなく、形を変えて存続し続けているということが理解されるようになった。すなわち、福祉国家イギリスにおいて、社会問題としての貧困が「再発見」されたのである。イギリスの公的扶助は、1966年に国民扶助から「補足給付」制度へと大規模な改革が行われたが、「貧困の再発見」はその一因となった。

補足給付
Supplementary Benefit

F. 現代のイギリスにおける公的扶助

　現在のイギリスにおける公的扶助制度の概要は、以下のとおりである。

所得補助
Income Support

普遍的給付
Universal Credit

[1] 所得補助から、普遍的給付へ

　イギリスにおける最も代表的な公的扶助制度として知られてきたのは、

従来の補足給付に代えて1988年から導入された、所得補助である。その発足当初は、いわゆる「一般扶助」的な扶助制度として貧困者の生活全般を保障する制度であったが、1996年に「求職者手当法」が成立したことにより、「失業者」に代表される就労可能な生活困窮者は、所得補助の対象から除外された。さらに、2003年に導入された年金クレジット（Pension Credit）により、60歳以上の生活困窮者も所得補助の対象から外れることとなった。

　また、働く貧困層（ワーキングプア）や子どものいる貧困家庭に対する「給付付き税額控除」の制度（「児童税額控除」「勤労税額控除」）が整備・拡充され、疾病や障害のために就労が困難な者に対する「雇用・生活支援手当」が導入されたことなどにより、所得補助は従来のように貧困家庭の生活全般を保障するというよりは、他の所得保障制度に対する追加的な金銭給付としての位置づけに移行してきた。さらに近年では、低所得者を対象にした所得保障制度全体の再編成作業が進められ、給付付き税額控除、所得補助、後述の所得制求職者手当等の6つの給付制度を統合した単一の普遍的給付制度（Universal Credit）が創設された。雇用年金省は、2022年3月までに普遍的給付に統合される全ての給付制度を廃止し、普遍的給付制度へ移行することを目標としている[1]。

［2］年金クレジット

年金クレジット
Pension Credit

　年金クレジットは2003年10月に導入された制度であり、今日ではこの制度が貧困高齢者に対する「最後のセーフティネット」となっている。これにより、高齢者は所得補助の対象から外された。年金クレジットは、保証クレジット（Guarantee Credit）と貯蓄クレジット（Saving Credit）の2つのクレジットから構成されていたが、新年金制度の適用に伴い、現在は貯蓄クレジットの新規適用が停止されている[2]。保証クレジットは、その所得（公的年金、企業・私的年金、勤労収入、一定範囲の貯蓄など）の合計が所定の基準を下回る60歳（段階的に66歳以上に引き上げ）以上の高齢者に対して、その不足分を現金給付する制度である。

［3］所得調査制求職者手当

所得調査制求職者手当
Income-based
Jobseeker's Allowance

　「無拠出制求職者手当」あるいは「資力調査付き求職者手当」などとも呼ばれる。長期にわたって「失業」状態にある生活困窮者を対象に、生活保障と就労支援を同時に提供することを目的として、1996年成立の「求職者手当法」に基づいて、1996年から導入された資力調査付きの所得保障制度である。

いわゆる求職者手当制度は、拠出制求職者手当（Contribution-based Jobseeker's allowance）と所得制求職者手当という、受給要件を異にする2つの制度から構成される「二段構え」のしくみである。前者は、国民保険の拠出要件を満たした者が失業した（あるいは週16時間を下回る時間しか就労していない）場合に、保険給付として、資力調査を経ずに受給可能な現金給付である。ただし、6ヵ月（26週）の支給期限がある。

所得制求職者手当は、拠出制求職者手当の受給者が6ヵ月を超えて失業が継続した場合、あるいは拠出制求職者手当の受給要件を満たさない者が失業した場合、資力調査を受けることを要件として、原則無期限に支給される。実際に所得制求職者手当を受給するためには、すぐにでも週40時間の就労が可能な状況にありながら職につけていないことが前提となる。

拠出制求職者手当も所得制求職者手当も、その受給にあたって「積極的な求職活動」に努めることが法的に義務づけられる。求職者手当の受給にあたって「求職者同意書」に署名し、そこで示された内容の求職活動を行うこと、機関（ジョブセンタープラス）が紹介した仕事に就くことを正当な理由なく拒否できないこと、2週間ごとに求職活動の状況報告に訪れること、それらを正当な理由なく拒否するか怠った場合には、手当が減額か支給停止されることなどが規定されている。近年では、ブレア政権以降において推し進められてきた「社会的包摂」政策のもと、民間部門への就労・実地訓練からボランティア団体や環境保護団体での就労・活動に至るまで、手当の支給にかかわるさまざまな公的就労支援プログラムが導入されている。

2. わが国における公的扶助の歴史的展開

わが国の公的扶助の歩みをたどろうとする場合、いわゆるお恵みから権利へという最低生活保障の発展方向を踏まえるならば、法理念にとどまらず、その実態のもつ問題を解明するうえでも「扶助の権利化」は極めて重要なテーマである。ここでは、①戦前における救貧制度による救済、②大戦直後の近代的公的扶助導入の経緯と旧生活保護法の成立、③現行生活保護法成立の前後を順に概観することにしたい。

A. 戦前における救貧制度による救済

戦前においては近代的な公的扶助と呼べるような制度はなく、以下に述べる恤救(じゅっきゅう)規則(きそく)と救護法が、制度における権利性という観点に立てば近代的公的扶助制度の前史的位置づけをもっていたにすぎない。救済の対象が厳格に限定されていたこと（制限扶助主義）、親族相救や隣保相扶(りんぽそうふ)といった血縁・地縁による私的扶養が重視されていたことなどはこれらの救貧制度に共通する点として指摘しうるであろう。

［1］ 明治期における恤救規則の成立と限界

封建体制から近代への移行期においては世界史的に一般にみられる現象として貧民の発生がある。わが国でも明治維新という近代的国家形成の起点となった政治的、経済的、社会的変革の過程で対応できずに社会から脱落する貧民が数多く生み出された。維新の混乱から生じた没落士族や維新政府の諸政策の強行によって窮乏化した農民層などはその例である。このような多くの貧民を前にして政府のとった制度的対応が、わが国最初の救貧制度として知られる1874（明治7）年の恤救規則の制定であった。

前文と5ヵ条からなるこの規則は、わが国の国会（帝国議会）が開設されていないため、現在の内閣に相当する太政官が発したものであり、その内容は地方行政庁の単なる取扱い基準を示したにすぎないものであった。恤救規則は、その名称が示すとおり、貧民を「あわれみ」、公費による救済以前にまずは人びとがお互いに助けあうことを前提としている。前文では「人民相互の情誼(じょうぎ)」すなわち同情心が強調され、共同体内部の血縁・地縁が基本とされている。そこから漏れた、どうしても頼るあてのない独り身の「無告の窮民」だけが対象とされたのである。具体的には①廃疾者（重度身体障害者）、②70歳以上の老衰者、③重病人、④13歳以下の孤児である（資料編1参照）。

また、給付もわずかな米代を、50日を限度として支給するという極めて貧弱な内容のものであった。イギリスのエリザベス救貧法では強制労働の措置がとられたとはいえ、労働能力のある貧民が救済対象に含まれていたことや救貧院による施設収容による対応がなされていることを踏まえるならば、恤救規則の対象と方法は極めて制限的であるといわねばならない。また、救済費用や救済責任の所在に関する規定も盛り込まれてはいなかった。そのため救済人員は極めて少なく、1000人台から最大3万人程度というものであり、救済率（保護率）も0.03パーミルから0.46パーミルの範囲にとどまっている[3]。この数値によって、われわれは、明治政府

が欧米の近代文明や機械制工業の導入には積極的であっても、貧民救済に対してはほとんど関心を払わなかったことを知ることができるであろう。したがって、前近代的な恤救規則は貧民救済としての役割を果たすにはあまりにも抑制的で大きな限界があったといわねばならない。そのため1890（明治23）年の窮民救助法案をはじめ、恤救法案（1897〔明治30〕年）、救貧法案（1902〔明治35〕年）などが帝国議会に提出されることとなる。しかし、これらの法案は貧困は個人の責任によるものであり、かつ惰民を養成することにつながるという理由により、すべて不成立に終わっている。なお、明治期には恤救規則の限界を補うかのように民間の慈善事業家による救済がみられるなかで、政府はこの明治期をとおして、備荒貯蓄法（1880〔明治13〕年）、行旅病人行旅死亡人取扱法（1899〔明治32〕年）などにより弥縫的措置を行っただけであった。それゆえ、この恤救規則は約半世紀近くにわたって救貧行政の基本法としてあり続けることになる。この間、明治政府が強力に推し進めてきた殖産興業の結果、軽工業、重工業の産業革命は多くの労働者階級を創出し、封建時代とは異なる貧困層を登場させることとなった。そのため、恤救規則ではこのような資本主義の進展がつくり出した大量の貧困者に対処しえず、ついに、1929（昭和4）年制定の救護法に代わることになったのである。

［2］昭和期における救護法の成立と限界

　大正期に入ると、第1次世界大戦をきっかけに、日本の経済はめざましい発展をとげたが、物価の高騰により国民の生活は逆に困窮の度合いを深める結果となった。特に米価の異常な高騰により、1918（大正7）年7月に富山県魚津の主婦たちが米価引き下げを求めておこした暴動を契機に米騒動がおこり、その範囲は3ヵ月にわたり1道3府38県に及び、参加人員は約70万人へと拡大したのであった。政府は軍隊を出動させてこれを鎮圧したが、同時に公設廉売所、公益質屋など種々の経済的保護事業が展開されるようになった。また、国の救済行政機構は、1917（大正6）年、内務省に救護課が設置され、1919（大正8）年に社会課、そして1920（大正9）年には社会局へと昇格している。民間レベルでは、今日の民生委員の前身である済世顧問制度が岡山県に、1917年に生まれ、翌年には大阪府に方面委員制度が設けられ、その後、この方面委員制度が全国的に広がっていったのである。なお、この時期には、一部の大学では社会事業教育が開始されている。こうした一連の動向はいずれも米騒動を契機とした国民生活の危機への対処でもあったといえるであろう。昭和期に入り、昭和恐慌、さらに世界恐慌のもとで都市では失業者があふれるなど国民の窮乏

産業革命
市場の拡大による工場制手工業から機械制大工場への変革をいう。わが国では、日清戦争（1894〜95〔明治27〜28〕年）のころ、紡績・製紙・綿織物を中心とする軽工業部門に第1次産業革命が、続いて日露戦争（1904〜05〔明治37〜38〕年）前後に重工業部門の第2次産業革命が進行した。

公益質屋
1927（昭和2）年に法制定され、質物を担保として必要な資金を融資する経済保護事業の一種。経営主体は公的機関など。なお、2000（平成12）年に廃止されている。

恐慌
経済恐慌ともいう。景気循環運動が後退すると、需要は減り、生産、雇用、所得の減少がみられるが、これにとどまらず企業倒産や失業が急激かつ大規模に進行する現象。

化はますます深刻化してきたのである。このような背景のもとに1929（昭和4）年に制定されたのが救護法であった。しかし、当時、財源難のため、競馬利益金の一部を当てることでやっと1932（昭和7）年に実施にこぎつけたという経緯がある。

救護法は恤救規則と比べ、公的救助義務の明示、対象範囲の拡大、救済方法の明確化（施設の設置を含む）など進歩的な面を有するものであった。それゆえ、この法がカバーする救護人員も増大している（後出、**表2-2**）。しかし、救護法は基本的に家族制度を引き継ぎ、対象者の範囲も依然として極度に制限し、失業者を排除するなどあくまで救貧制度の域を出るものではなかった。また、被救護者には選挙権を認めず、参政権を否定していることは19世紀のイギリス救貧法における劣等処遇と同様に、受給者を二流、三流の市民に位置づけるものであるといわねばならない。したがって、わが国が満州事変、日中戦争そして太平洋戦争へと続く、いわゆる15年戦争による戦時体制が強化されると、救護法を補充するために母子保護法、軍事扶助法などの特別法が制定され、イギリス救貧法の末路と同様に救護法の役割は縮小されていった。ひるがえって、この救護法の時代をイギリスがたどった動向と対比してみよう。イギリスでは、大恐慌により生じた大量の失業者に対する救済が「保険と扶助」の統合化を図った社会保障の原型として形成され、戦後の福祉国家樹立へのプロセスとして位置づけられるのに対し、わが国は上述したとおり、戦争への道を歩み始め、社会的危機状況を福祉充実のためのバネにすることができなかったのである。

母子保護法
母子保護法（1937〔昭和12〕年制定）は貧困のため児童（13歳以下）の養育が困難な母子世帯を対象としている。

軍事扶助法
軍事扶助法（昭和12年制定）は現役兵の入営、傷病兵の死亡などにより生活困難な遺族への援助を目的としている。

B. 大戦直後の公的扶助導入の経緯と旧生活保護法の成立

第2次世界大戦後のわが国はGHQの対日占領政策によってその大枠を規定された。したがって、福祉政策もその一環としてGHQの強力な指導のもとで近代的な公的扶助が導入されることとなる。

悲惨としかいいようのない太平洋戦争が敗戦という結末を迎え、大戦直後の大混乱の中で国民生活は極度に窮乏化していた。当時の「タケノコ生活」という表現はこの間の食糧事情を反映したものであろう。この緊急事態に対処するため、政府は1945（昭和20）年12月15日に「生活困窮者緊急生活援護要綱」を閣議決定し、生活困窮者に対して臨時応急的措置を講じている。これは表に示したとおり、失業者を含むすべての生活困窮者を対象にしたが、実施は市区町村長にあたらせ、町内会長をはじめとする戦前からの組織をもって、特に方面委員を積極的に活用させるなど、あく

GHQ
General Head Quartersの略。連合国最高司令官総司令部のこと。

タケノコ生活
タケノコの皮を一枚一枚はぐように、衣類その他の持ち物を売って生活費にあてる暮らし。売り食い生活。特に第2次世界大戦直後にいわれた。

まで慈恵的性格の強いものであった。

　一方、GHQ は、同年 12 月 8 日付で覚書「救済並びに福祉計画の件」を発して、わが国政府に対して計画案を提示するようにもとめている。そこで、政府は先の要綱に改変を加えて 1945 年 12 月 31 日付の「救済福祉に関する件」を GHQ に提出したのであった。その後、GHQ は 1946（昭和21）年 2 月 27 日付で、この計画に対し条件を付して承認するという回答をわが国政府に送っている。この回答こそ、その後の救済福祉の基本的方向を提示したことで有名な SCAPIN775 号（覚書「社会救済」）である。そこには①国家責任、②無差別平等、③公私分離の 3 つの原則が盛り込まれている（なお、これらの原則に支給金総額の無制約を加えて 4 原則、さらに全国的単一政府機関樹立を含めて 5 原則として紹介するものもある）。

　この理念に基づいて 1946 年に制定されたのが旧生活保護法であった。この法により戦前の救護法をはじめとする救貧関係諸法律が廃止され、一般扶助主義の立場から生活困窮者の救済を国家的責任とすることが承認された。そのため保護に要する財源の 8 割を国が負担することとなった。あわせて無差別平等原則を明文化し、差別や一部の者を優先することなく平等に扶助を行うとする考え方が導入されたのである。これは戦前から漸進的にもたらされたものではなく、戦前の救貧制度とは明らかに異なる、顕著な断絶を伴ってあらわれたのであり、ここにわが国の近代的な公的扶助制度の成立をみることができるであろう。しかし、旧法では、保護請求権が必ずしも積極的には認められておらず、欠格条項により素行不良者などが排除されるという問題を残すこととなった。また公私分離の原則も 1948（昭和 23）年に旧来の方面委員から民生委員に改称されたものの、依然として民間人を市町村長の補助機関としたままであった。

C. 生活保護法成立の前後

　その後、旧法に残る慈恵的体質を払拭する契機を直接促したのが、アメリカ社会保障調査団（GHQ の招聘による）の報告によって生まれた社会保障制度審議会の「生活保護制度の改善強化に関する勧告」（1949〔昭和24〕年 9 月）である。旧法の不備を改善するべく、この勧告が取り上げた諸問題は、先述した 5 原則を実現するうえで扱わねばならない、保護請求権の確立、欠格条項の明確化、専任職員の設置などであった。

　また、同年 11 月には GHQ が厚生省次年度主要目標として社会福祉行政に関する「6 項目要求」をわが国政府に対して口頭で行っている。生活保護に直接かかわるものとして、有給専任職員と福祉事務所の確立が挙げ

SCAPIN
SCAP は Supreme Commander for the Allied Powers の略。IN は Instruction の略。連合軍総司令部の指令をいう。

6 項目要求
社会福祉事業法制定の直接的契機となった GHQ から日本政府に対して要求された以下の項目。①能率的、経済的に行われる厚生行政地区の確立、②市の行う厚生行政の再組織、③厚生省が行う助言的措置および実地事務指導の実施、④公私社会事業の責任と分野の明確化、⑤社会福祉協議会の設置、⑥有給職員吏員に対する、現任訓練の実施。

られている。GHQ の指示はここにきて、旧法成立時の SCAPIN775 号に盛られた「理念」から「実施面」にまで踏み込む提案となっていることに留意したい。先の「勧告」と「6 項目要求」は、それぞれ GHQ の関与が間接的、直接的になされているが、これらの影響をうけて成立したのが現行生活保護法であった（**表 2-2**）。

生活保護法は、1950（昭和 25）年に制定され、憲法 25 条に規定する生存権の理念に基づき、保護請求権の明記、不服申立制度の創設、欠格条項の廃止、民生委員の協力機関としての位置づけなど公的扶助としての権利

表 2-2　わが国の公的扶助立法などの諸特徴

	恤救規則	救護法	生活困窮者緊急生活援護要綱	旧生活保護法	生活保護法
対象	• 廃疾（重度の身体障害）にある独身者 • 70 歳以上の老衰の独身者 • 疾病のため労働不能の独身者 • 13 歳以下の孤児	• 65 歳以上の老衰者 • 13 歳以下の幼者 • 妊産婦 • 不具廃疾、疾病、傷痍その他の精神または身体の障害により労務を行うことに故障のある者	• 一般国内生活困窮者 • 失業者 • 戦災者 • 海外引揚者 • 在外者留守家族 • 傷痍軍人およびその家族ならびに軍人の遺族	生活困窮者一般 （欠格条項あり）	生活困窮者一般
保護の種類	救済は、50 日を限度として米価に基づき換算した金銭給付（生活扶助）	生活扶助 生業扶助 医療 助産	• 衣料、寝具その他の生活必需品の給与 • 食料品の補給 • 生業の指揮幹旋 • 自家用消費物資、生産資材の給与または貸与	生活扶助 医療 助産 生業扶助 葬祭扶助	生活扶助 教育扶助 住宅扶助 医療扶助 出産扶助 生業扶助 葬祭扶助 介護扶助
保護施設	規定なし	養老院 孤児院 病院その他	宿泊施設、給食施設、救護施設などの各種施設の拡充	養老施設 救護施設 更生施設など （保護施設の種類に関する具体的法規定なし）	救護施設 更生施設 医療保護施設 授産施設 宿所提供施設
被保護者数	最大で 3 万人強 （0.03‰〜0.46‰）	最大でも 23 万人 （2.4‰〜3.4‰）	実施当初は 126 万人強（17‰） 1946 年 6 月実施の全国一斉調査による延べ人員は 300 万人超	270 万人台〜160 万人台 （37.7‰〜20.0‰）	最多は 216 万人超なお、割合は 1951 年の 24.2% 最低値は 1995年の 88 万人台（7.00‰）
国庫負担	規定なし	市町村の負担に対して国は 2 分の 1 内を補助	従来からの法制度によって支出される保護費にこの要綱による支出金を追加（単なる予算措置）	8 割	1950〜1984 年 8 割 1985〜1988 年 7 割 1989〜2014 現在　　7.5 割

性を明確にしている。また、1951（昭和26）年にはGHQの6項目要求の当然の帰結として、社会福祉事業法（現社会福祉法）が制定され、生活保護の現行運営体制が整備されたのであった。

　以上、本節では第2項と第3項において、戦後の公的扶助の導入経緯を中心に述べてきたが、副田は近代的指標となる6つの特性を設定し、それらがどの段階で確立したかの確認を、GHQの果たした役割に留意しながら整理している（表2-3）。

　①「救済福祉に関する件」でみるかぎり、これを立案した厚生官僚たちがそのままで5年後に現行生活保護法をつくることは考えられない。

　②旧生活保護法の最初の段階の2つの○印はいずれもGHQの指示（SCAPIN775）によるものである。

　③「勧告」から新法への過程で欠格条項は消えるがこれもGHQの説得によっていた。

　以上は副田の記述の中からGHQの指導的役割について言及している指摘を並べたものであるが、改めてGHQの生活保護法の形成に与えた主導的立場が理解されよう。

　公的扶助史におけるお恵みから権利的保障へという方向を容易に把握するため、これまでに述べてきた内容を図示しておいたが、わが国の生活保護には理念と現実のギャップが存していることは今日なお、否めない事実である（図2-2）。法制度上の理念は確かに権利性を確立しているにもかかわらず、生活保護の実態のもつ問題は依然として山積しているといっても過言ではない。仲村は占領軍当局の意図がわが国の伝統主義的・前近代的救貧思想やそれに基づく誤った処遇方式を、新しい管理の組織をつくる

表2-3　救済福祉に関する件、旧生活保護法、生活保護制度の改善強化に関する
　　　　件、生活保護法の比較

	救済福祉に関する件（1945.12）	旧生活保護法（1946.10）	生活保護制度の改善強化に関する件（1949.9）	生活保護法（1950.5）
国家責任	×	○	○	○
最低限度の生活保障	×	×△ 第8次改訂以降	○	○
無差別平等		○	○	○
生活保護をうける権利（＝不服申立制度）	×	×△（49.4以降）	○	○
欠格条項の除外		×	×	○
有給の専門職の担当	×	×	○	○

○印：あり、×印：なし、△印：不完全、無印：判定がつかず
出典）副田義也『生活保護制度の社会史』東京大学出版会，1995，p.51.

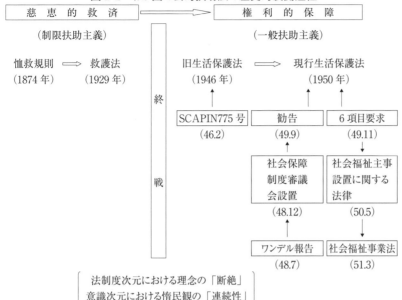

図2-2 わが国の公的扶助法の歴史的展開過程

ことによって、わが国の公的扶助の中から排除しようとすることにあったが、それは必ずしも成功しなかったとし、そして、そこに、産み落とされたものは形だけは新しいが内実の伴わない、極めて中途半端な制度でしかなかったと論評している[4]。しばしば指摘される今日の生活保護の実態がもつ「保護の矮小化、機能不全」という問題は上述した導入経緯にその歴史的要因をみることができるのではないだろうか。

ところで、わが国の生活保護制度は、介護扶助制度の創設や地方分権化にかかわる機関委任事務の廃止に伴う改革などを除いて、その枠組みを大きく変えることなく推移してきた。しかしながら21世紀に入り、社会福祉分野の制度改革が一応終了した段階で生活保護制度の見直し議論が開始され、2004（平成16）年12月に社会保障制度審議会福祉部会生活保護制度の在り方に関する専門委員会が議論の結果を報告書としてまとめている。そこでは、生活保護制度を「利用しやすく自立しやすい制度へ」改革するという方向性が提起されている。そして、今日、生活保護に至るリスクの高い生活困窮者の増大や複合的な問題を抱える社会的孤立者の存在を踏まえ、生活困窮者対策と並んで生活保護制度改革が進行している。

注)

(1) 厚生労働省編『世界の厚生労働 2018』p.235.

(2) 前掲書(1)，p.231.

(3) 横山和彦・田多英範編『日本社会保障の歴史』学文社，1991，pp.24-25. なお，救済率については『仲村優一対談集・福祉を語る』全国社会福祉協議会，1987，pp.174-175.

(4) 仲村優一『公的扶助論』仲村優一社会福祉著作集第5巻，旬報社，2002，p.189.

参考文献

- 右田紀久恵，高澤武司，古川孝順編『社会福祉の歴史―政策と運動の展開（新版）』有斐閣，2001.
- 大沢真理『イギリス社会政策史―救貧法と福祉国家』東京大学出版会，1986.
- 樫原朗『イギリス社会保障の史的研究 I』法律文化社，1973.
- 小山路男『西洋社会事業史論』社会福祉選書5，光生館，1978.
- セイン，P. 著／深澤和子，深澤敦監訳『イギリス福祉国家の社会史―経済・社会・政治・文化的背景』ミネルヴァ書房，2000.
- 毛利健三『イギリス福祉国家の研究―社会保障発達の諸画期』東京大学出版会，1990.
- ベヴァリジ，W. H. 著／山田雄三監訳・イギリス社会保険および関連サービスに関する検討を行なうべき委員会編『社会保険および関連サービス―ベヴァリジ報告』社会保障研究所翻訳シリーズ7，至誠堂，1969.
- 菊池英明「イギリスにおける低所得者向け所得保障と就労支援」『貧困研究』vol. 7，明石書店，2011.
- 小沼正『貧困』東京大学出版会，1979.
- 副田義也『生活保護制度の社会史』東京大学出版会，1995.
- 仲村優一対談集『福祉を語る』全国社会福祉協議会，1987.
- 田多英範・横山和彦編『日本社会保障の歴史』学文社，1991.
- 吉田久一『日本の貧困』勁草書房，1995.
- 伊藤周平『社会保障史―恩恵から権利へ』青木書店，1994.
- 厚生労働省編『世界の厚生労働 2018』
- 木下光生『貧困と自己責任の近世日本史』人文書院，2017.
- 村田隆史『生活保護法成立過程の研究』自治体研究社，2018.

演習問題

①資本主義社会の発展史において、救貧法が果たした役割について考察してみなさい。

②ブース、ラウントリー、タウンゼントが行った貧困研究が、それぞれ当時の対貧困政策に対して及ぼした影響について考えなさい。

③戦前の救貧制度と戦後の公的扶助制度の相違点を比較検討しなさい。

④救貧制度から近代的な公的扶助制度への転換はどのような背景のもとで進められたのか、日英両国の場合を比較検討しなさい。

イギリスの産業革命期における年少労働者

　文字の上で見れば「産業革命」は機械による大量生産、と事もなげに片づけられるが、事実は歴史的大変革であり、この変革の荒波にもまれて、ある人は浮かび、ある人は沈む。前者は少数の資本家であり、後者は波底に沈んで地獄の苦しみに悲痛の叫びを上げている労働者階級であった。中でも、その沈みゆく年少労働の実態を、有名なカール・マルクスの『資本論』（長谷部文雄訳）から抽出してみることにしよう。

　州治安判事たるブロートン氏は、1860年1月14日にノッチンガム市の公会堂で催された会合の議長として次のように公言した。「市民のうちレース製造業に従事している人びとの間では、他の文明世界では未聞の程度の苦悩と窮乏とが支配的である。九歳乃十歳の児童が午前二時、三時、四時に彼らの不潔なベッドからたたき起こされて露命をつなぐだけのものを得るために、夜の十時、十一時、十二時まで労働することを強制されるが、その間に彼らの手足はしなび、体格は萎縮し、容貌は痴鈍となり、人間性が全く麻痺してしまって、見ただけでも恐ろしい程、石のように鈍重となる。（中略）労働時間を一日十八時間に制限してもらいたいと請願するために公の会合を開く町については何と考えるべきであるか」。

　このような年少労働の実態は歴史的にはイギリスだけでなく、日本も含め先進諸国では共通したものだった。山本茂美の『あゝ野麦峠』や細井和喜蔵の『女工哀史』などは書店で簡単に入手できるので一読を勧めたい。このような事実を知れば、わが国の憲法27条の「児童は、これを酷使してはならない」というわずか15文字の規定の歴史的重みが痛感されるであろう。

第3章 生活保護制度のしくみと問題点

本章では、貧困対策の中心であり、
しかも公的扶助の中核的制度である生活保護制度について
そのしくみを中心にまとめていくこととする。
具体的にはその目的、制度運用の基本的原理や原則、
保護施設を含めた保護の種類や内容・方法、
そして最低生活費を算定するための決定、
改定方式の変遷などである。
とはいえ、単にそれらを列記するのではなく、
基本原理や原則がなぜ存在し、
これらの考え方が制度のしくみに
どのように反映されているのか、
また権利保障の観点からも問題点に言及する。

1. 生活保護の目的と諸問題

目的
生活保護制度は、「最低限度の生活の保障」と「自立の助長」の2つを目的としているが、この2つの目的をどのように関連づけるかという点は大きな課題といえる。

健康で文化的な最低限度の生活
ここでいう「最低限度の生活」は、あくまで健康で文化的な最低生活水準を意味するが、具体的な最低限度の生活の内容や水準をいかなるものにするかについては、多数の不確定要素を考慮しなければならず、極めて困難といえる。

A. 目的

　日本国憲法はその25条1項において、すべての国民が「健康で文化的な最低限度の生活を営む権利を有する」と規定し、国民の生存権を実現することとその生存のために必要とする生活の程度を規定している。

　現行の生活保護制度は、この憲法25条に定める国民の生存権を直接的に実現する制度である。そして生活保護制度の目的は、生活保護法（以下「法」と略記）1条において次のように掲げられている。

> 1条　この法律は、日本国憲法第25条に規定する理念に基づき、国が生活に困窮する全ての国民に対し、その困窮の程度に応じ、必要な保護を行い、その最低限度の生活を保障するとともに、その自立を助長することを目的とする。

　このように、生活保護制度においては、「最低限度の生活の保障」と「自立の助長」の2つを目的として併置することによって、所得（経済）保障（社会保障的性格）と指導援助などの対人サービス（社会福祉的性格）という二面性をもつことになったのである。

B. 目的をめぐる諸問題

　とはいえ、たとえば「自立の助長」を現行法に導入した背景として、惰民養成の排除を挙げる場合があるが、小山進次郎の法解釈によると、「凡そ人はすべてその中に何らかの自主独立の意味において可能性を包蔵している」[1]その内的可能性を発見し、助長育成することが本来の自立助長であり、惰民養成の排除ではないとされる。

　さまざまな問題を抱えた生活困窮者は金銭給付のみならず、個々人（世帯）に対して相談援助的対応が求められている。その意味では、自立の助長を単に保護の廃止、あるいは経済（職業）的自立のみと解釈するのではなく、生活保護や第三者の支援を受けながらの「自立」のあり方（積極的自立論）が模索されるべきである。

　なお、近年の「自立」概念の捉え方として、生活保護制度の在り方に関する専門委員会の「報告書」（2004〔平成16〕年12月15日、資料編7）

では、自立支援プログラムの導入を定め、その中で「自立」の概念を「就労（経済的）自立」「日常生活自立」「社会生活自立」と整理していた。

2. 生活保護の基本原理

基本原理
生活保護法1条をどのように理解するかによって基本原理の分類（数）が異なる。

　生活保護法においては、生活保護制度を運用するために、遵守しなければならない原理が明記されている。法1条から4条までがそれであり、法5条には「前4条に規定するところは、この法律の基本原理であって、この法律の解釈及び運用は、すべてこの原理に基づいてされなければならない」と規定されている。

　具体的には「国家責任の原理」「無差別平等の原理」「最低生活の原理」「保護の補足性の原理」の4つである。前の3つの原理は、憲法上の人権規定と密接に連動し得るものであり、国家の遵守すべき事柄である。しかし「保護の補足性の原理」は生活保護制度固有の特質であり、国民の側に要請されている事柄といえよう。なお、基本原理は法の根幹を示す考え方であるために「例外」はあり得ないとされている。

A. 国家責任の原理

国家責任の原理
国家責任とはいえ、生活保護事務を国家公務員によって遂行するとは位置づけておらず、実際には所定の地方公共団体の長が行うこととなっている。これを法の規定上では「保護の実施機関」と呼んでいる。

　日本国憲法25条2項は「国は、すべての生活部面について、社会福祉、社会保障及び公衆衛生の向上及び増進に努めなければならない」として、国家の国民生活に対する保障義務を明言している。さらに法1条でも明らかなように、憲法の理念を実現する生活保護は国の直接責任において行われる。この「国家責任の原理」は生活保護において最も基底的な考え方であり、生活困窮者に対する社会的責任を明確にするとともに、救済は公的に行う責務のあることを意味している。したがって、生活保護実施上において、国家責任を民間団体や施設に転嫁したり、財政支援を求めたりしてはならない。

　なお、「国家責任の原理」を実現するために、保護請求権と不服申立ての存在が必要となるのである。

無差別平等の原理

B. 無差別平等の原理

法2条は以下のような無差別平等の原理を規定している。

> 2条　すべて国民は、この法律の定める要件を満たす限り、この法律による保護を、無差別平等に受けることができる。

絶対的欠格条項
旧生活保護法では、無差別平等を規定しながら、「左の各号の1に該当する者には、この法律による保護は、これをなさない」という絶対的欠格条項が盛り込まれていた。つまり、生活困窮状態に陥った原因の内容によって保護の要否が決定されるという限定主義を採用してきたのである。

旧生活保護法では、2条、3条において絶対的欠格条項が規定され、生活困窮状態に陥った原因の内容によって保護の要否が決定されるという限定主義を採ってきた。

しかし、現行制度においては、保護の要否は保護を要する状態に立ち至った原因の如何ではなく、もっぱら現実に生活に困窮しているかどうかという経済状態に着目して保護が行われることになる。したがって、この原理の趣旨は、第1に、国民は保護を請求する権利をもつこと、第2に、保護の請求権は国民のすべてに対して無差別平等であることといえる[2]。このように、生活保護における保護請求権の承認は、後述する「申請保護の原則」や不服申立て、行政訴訟権を派生させることになる。

保護請求権

なお、法の対象者を「すべての国民」と定めているために、外国人には、行政上の措置による保護はなされるが、保護請求権はなく、不服申立てができないとされている。

最低生活の原理

C. 最低生活の原理

法3条は最低生活の原理を次のように規定している。

> 3条　この法律により保障される最低限度の生活は、健康で文化的な生活水準を維持することができるものでなければならない。

つまり、この原理は最低生活の水準が単に辛うじて生存を続ける程度のものではなく、少なくとも人間としての生活を可能にするものでなければならないことを明らかにしているのである。このように、ここでは、憲法25条に規定する生存権の保障を具現するため、最低生活の水準と内容が規定されているのである。

とはいえ、「健康で文化的な最低限度の生活」が具体的にどのようなものであるのかを決定することは簡単ではなく、国民一般の生活水準、文化水準の変化に伴って変動する相対的なものとして考えられることに留意する必要がある。

D. 保護の補足性の原理

保護の補足性の原理

> 4条　保護は、生活に困窮する者が、その利用し得る資産、能力その他あらゆるものを、その最低限度の生活の維持のために活用することを要件として行われる。
> 2　民法に定める扶養義務者の扶養及び他の法律に定める扶助は、すべてこの法律による保護に優先して行われるものとする。
> 3　前二項の規定は、急迫した事由がある場合に、必要な保護を行うことを妨げるものではない。

　この原理は、生活保護を受給しようとする者が、それに先立って自らが利用できる資産や能力その他あらゆるものを活用してもなお最低限度の生活水準が維持できないときに、その不足分を補足する限りにおいて保護を行うことを意味している。これは、生活保護が、「生活自己責任の原則」を基礎とする現代社会における最後の拠り所としての機能をもつためである。公的扶助の特徴といわれる資力調査（ミーンズ・テスト）は、この要件を確認するためのものである。

　以下、この原理に基づく要件をそれぞれ簡単に見てみる[3]。

［1］資産の活用

資産の活用
資産の活用に関しては、利用あるいは換価処分可能なすべてのものを処分しなければ保護が開始されないのではなく、保有し得る資産と処分すべき資産のある程度の基準が行政通達である「保護の実施要領」によって定められている。なお、資産の活用は売却を原則とするが、これによりがたいときは当該資産の貸し付けによって収益を上げる等活用の方法を考慮する。

　ここでいう「資産」の概念は幅が広く、土地や家屋だけではなく生活用品なども含まれると理解されており、基本的には資産を売却などして生活の維持に努めることである。また、その活用の取扱いについて、その原則的な考え方（主なもの）は、次のようなものである。

　①現実に、最低生活の維持のために活用されており、かつ、処分するよりも保有している方が生活維持および自立助長に実効があがっていると認められるものは処分しなくてもよい。

　②現在は活用されていないが、将来活用されることがほぼ確実で、かつ、今処分するよりも保有しているほうが生活維持に実効があると認められるものも処分しなくてもよい。

　③処分することができないか、または著しく困難なもの。

　④売却代金よりも売却に要する経費が高いもの。

　⑤社会通念上処分させることが適当としないもの。

　このような基準において判断されるが、具体的には、地域住民、特に低所得者との均衡から見て取り扱われる。たとえば、宅地や家屋については、処分価値が大きいもの以外については保有が認められるが、要保護世

帯向け不動産担保型生活資金の利用が可能なものについては、貸付資金に利用によってこれを活用させることになる。また、田畑については、当該地域の農家の平均耕作面積までの保有を認める。

生活用品についても、当該地域の普及率が70％を超えるものについては、保有を認めるが、自動車に関しては原則として保有は認められていない。とはいえ、身体障害者や公共交通機関の便が悪い地域に住む者が、通勤のために必要とする場合は保有が認められる。

普及率
利用の必要性において同様の状態にある世帯に限った場合には、90％程度の普及率を基準とする。

［2］能力の活用

能力の活用
能力は稼働能力に限定されず、乳幼児の監護や傷病者の看護などの生活維持能力を含むものと考えられている。

「能力」とは稼働能力がその中心となる。したがって、現実に働く能力があり適当な職場があるのに、どうしても働こうとしない者については、この補足性の要件を欠くものとして保護を受けることができない。しかし、働く意思と能力があり、求職活動を行っていても現実に働く場がないときには、保護を受けることができる。

つまり、稼働能力を活用しているか否かについては、単に本人が能力を有しているか否かのみで判断されるものではなく、その具体的な稼働能力を前提として本人が稼働能力を活用する意思があるか否か、実際に稼働能力を活用する就労の場を得ることができるか否かにより、総合的に判断される。

また、判断に当たっては、必要に応じてケース診断会議や稼働能力判定会議等を開催するなど、組織的な検討が行われる。

［3］扶養義務の優先

絶対的扶養義務者

相対的扶養義務者

また、生活保護制度は、民法に定められている扶養義務を保護に優先させることにしている。その扶養義務者の範囲は、絶対的扶養義務者（直系血族および兄弟姉妹）および相対的扶養義務者（特別な事情がある3親等内の親族で家庭裁判所から扶養義務を負わせた者）である。

たとえば、具体的に民法上の扶養義務者とは、①夫婦相互、②未成熟の子に対する親、③直系血族相互、④兄弟姉妹相互を指している。その他、3親等内の親族は特別な事情がある場合には、家庭裁判所の審判により例外的に扶養義務を負うことがある。

報告の求め
要保護者、扶養義務者等に対する報告の求め等に関する事項とともに、官公署等に対する資料提供等の求め及び銀行に対する報告に関する事項（29条1項関係）も追加された。

①と②は生活保持義務者といい、自己の最低生活を割らない限りで扶助する義務を負う。それに対して③および④は生活扶助義務者と呼び、社会通念上その者にふさわしいと認められる程度の生活を損なわない限度を超える部分が扶養の程度となる。

なお、2014（平成26）年7月から保護の実施機関は、必要があると認めるときは、要保護者、扶養義務者等に対して報告を求めることができる

ことになった（法28条1項および2項関係）。

［4］ 他の法律による扶助の優先

さらに法4条2項には、扶養の優先と並んで他の法律に定める扶助が法による保護に優先して行われることが規定されている。この点に関しては、生活保護が現代社会において最終的な手段として位置づけられているからにほかならない。

なお、資産能力などの活用、扶養、他法の優先が述べられても、「急迫した事由がある場合に、必要な保護を行うことを妨げるものではない」（法4条3項）と規定されているように、生活困窮者が社会通念上放置できない緊急な状態のときは保護し得ることが定められている。とはいえ、急迫事由のために保護を受けた被保護者に資産その他があれば、保護を受けた者は、保護金品に相当する金額の範囲内で、保護の実施機関が定める金額を後日返還しなければならない。

E. 権利保障の視点からみる基本原理の諸問題

このように生活保護法には生活保護制度を運用するにあたって、4つの原理が明記されているが、これらは、この制度の基本的なしくみを定めたもので極めて重要なものである。とはいえ、これらを単に機械的に取り扱えばよいわけではなく、人権尊重の視点からの運用が求められている。

たとえば、扶養の優先に関しては、親族扶養を生活保護受給の資格要件とするのではなく、民法上の扶養義務者が現実に扶養を行った場合には、その限度で、国は保護を行わなくてもよいとされる。つまり、扶養義務者との関係を事実上の順位の問題としており、したがって、扶養義務者に扶養能力があっても現に扶養をしてくれなければ、要保護者は国に対して保護を要求できるし、国としては保護する義務があることを銘記すべきである。

さらに、保護の補足性の原理に基づく資力調査（ミーンズ・テスト）は、人間としての尊厳にかかわる重大な問題を提起している。つまり、資力調査の実施が、生活困窮者に対して屈辱感を与えてしまい、自立の意欲を阻害し、申請を回避したり取り下げたりすることになれば、生活保護法における「最低限度の生活の保障」と「自立の助長」という目的を達成することは困難になるといわざるを得ない。このような申請の回避や取り下げは、保護開始申請者の申請権、争訟権を侵害するとともに、ひいては保護請求権をも侵害する可能性がある。

いずれにしても、生活保護制度は憲法 25 条に定める国民の生存権を直接的に実現する制度であり、生存権に関しては、「単に生きていく」という程度のものではなく、「文化的な人間にふさわしい生活」という内容を意味している。その意味では、生活保護制度は抽象的・理想的な制度ではなく現実的な性格をもっているのであり、上述した「保護請求権」によってその現実的な性格が保障されているのである。

誰しも生活困窮状態になる可能性があることを考慮に入れれば、経済的な貧困対策の柱に位置づけられる生活保護制度は、「利用しやすい制度」であるべきは当然のことであり、基本原理はこのような視点から運用されることが肝要なのである。

3. 生活保護の原則

保護の原則は、保護の実施上の原則であり「申請保護の原則」「基準及び程度の原則」「必要即応の原則」「世帯単位の原則」の 4 つが定められているが、基本原理には例外が認められていないのに対して、原則は例外を認めて柔軟な運用が可能となっている。

申請保護の原則

A. 申請保護の原則

申請保護の原則は、法 7 条において次のように定められている。

> 7 条　保護は、要保護者、その扶養義務者又はその他の同居の親族の申請に基づいて開始するものとする。但し、要保護者が急迫した状況にあるときには、保護の申請がなくても、必要な保護を行うことができる。

要保護者
要保護者とは、現に保護を受けているといないとにかかわらず、保護を必要とする状態にある者をいい、被保護者とは、現に保護を受けている者をいう。

職権保護

一身専属権
権利主体である者のみが享有または行使することができる権利のことであり、生活保護に関しては、その権利を譲渡も相続もできないことをいう。

申請保護を原則とするが、保護の申請がなくとも、必要な保護を行うことができるという職権保護の例外も定められている。

わが国の公的扶助制度は、旧生活保護法までは職権保護の建前をとってきたが、現行生活保護法において初めて保護請求権を認めたのである。この保護請求権は一身専属権であり、代理人によって行うことは認められていない。ただし、実際は要保護者が病気などで申請権を行使することができない場合を考慮して、扶養義務者や同居している親族が申請できるとされている。

なお、2014（平成26）年7月から申請時に必要な書類を添付して書類を提出することの規定が追加（法24条1項、2項関係）された。この追加規定については、法律に基づく調査権限を強化し、実施するのであれば、申請に際しても保護の決定に必要となる事項を法律上明確にする必要があるという法制的な整合性を図るためのものであり、現在、事情のある者に認めている口頭による保護の開始の申請等も含め、現行の運用の取扱いを変更するものではないとされている。

B. 基準および程度の原則

基準および程度の原則

　基準および程度の原則は、法8条において次のように定められている。

> 8条　保護は、厚生労働大臣の定める基準によって測定した要保護者の需要を基とし、そのうち、その者の金銭又は物品で満たすことのできない不足分を補う程度において行うものとする。
> 2　前項の基準は、要保護者の年齢別、性別、世帯構成別、所在地域別その他保護の種類に応じて必要な事情を考慮した最低限度の生活の需要を満たすに十分なものであって、且つ、これをこえないものでなければならない。

　ここで定められる「保護基準」は、基準の合計額（最低生活費）とその者の収入とを対比して保護を受けることができるかどうかを判定するという保護の要否の判断基準であると同時に、保護の受給が決定した者に対して、現実に保護費として支給する額を決めるための尺度となる基準でもある。

　具体的な保護基準は、年齢別、世帯構成別、所在地域別などに分けて厚生労働大臣が定めることになっている。たとえば、各地域の生活様式、物価の違いによる生活水準の相違に対応して全国の市町村を6区分の級地（1級地-1・1級地-2、2級地-1・2級地-2、3級地-1・3級地-2）に分類して基準額が設定されている。地区別冬季加算では都道府県をⅥ区分に分類して基準額が設定されている。地区別冬季加算の支給月については、光熱費支出が増加する期間の地域別実態を踏まえ、Ⅰ区およびⅡ区は10月から4月まで、Ⅲ区からⅥ区については11月から4月までの期間となっている。また、要保護者に特別の事由があり、一般基準では要保護者の最低生活需要を満たさない場合、厚生労働大臣に特別基準を設定することを申請することとなる。

級地
1級地は大都市およびその周辺市町、2級地は県庁所在地をはじめとする中都市、3級地はその他の市町村となっている。

特別基準

　さらに「程度」については、保護基準によって測定された要保護者の需要とその資力を対比し、要保護者の資力で充足することのできない不足分を補う程度とするということであるが、この要保護者の資力の認定のこと

収入認定
冠婚葬祭の場合の祝金・香典料、社会事業団体から被保護者に臨時的に恵与された慈善的性質の金銭、地方公共団体などからの福祉増進のため条例に基づき定期的に支給される金銭のうち一定限度以内の額については「認定適用除外」として収入として取り扱わない。

収入充当額

必要即応の原則

を「収入認定」と呼んでおり、収入額のうち一定額を控除して収入認定したものを「収入充当額」と呼んでいる。

なお、被保護者の就労のインセンティブを高めるため、2014（平成26）年7月から、保護受給中の就労収入のうち、収入認定された金額の範囲内で一定額を積み立て、安定した職業についたことにより保護廃止に至ったときに給付金が支給される「就労自立給付金」制度が実施されている。

C. 必要即応の原則

必要即応の原則は、法9条において次のように規定されている。

旧生活保護法から現行生活保護法への改正にあたり、9条が付加された

> 9条　保護は、要保護者の年齢別、性別、健康状態別等その個人又は世帯の実際の必要の相違を考慮して、有効且つ適切に行うものとする。

といわれる。この原則は、法を機械的・画一的に運用することなく、制度上認められる限り、要保護者の個別的な必要性を重視しているのである。

とはいえ、無制約な自由裁量を認めているわけではなく、保護の実施機関は、厚生労働大臣が認定した保護基準の範囲内において、各人、各世帯の生活条件の差異を考慮して最低生活費の認定をしなければならない。

D. 世帯単位の原則

世帯単位の原則
給付される扶助費の額は、世帯という単位が受給するのではなく、法律的にはあくまで個々人に受給権があり、個々人が受けるべき保護費を合算したものが世帯への保護費になると理解されている。

世帯単位の原則は、法10条において次のように定められている。

> 10条　保護は、世帯を単位としてその要否及び程度を定めるものとする。但し、これによりがたいときは、個人を単位として定めることができる。

保護の請求権は、個々の生活困窮者に権利を保障するという形式を採っているが、保護を必要としているか否か、どの程度の保護を要するかという判断は、その者が属する世帯を単位として行われる。

ここでいう「世帯」とは、同一の住居に居住し、生計を一にしている者の集まりをいい、親族のみならず他人を含む場合であっても1つの世帯として捉える。また、出稼ぎなどのように実際は同居していない場合であっても、それが一時的なもので、経済的に出身世帯と一体性があるときは同一世帯とみなしている。

なお、「世帯単位の原則」を貫くことが、最低限度の生活の保障と自立

の助長の面から妥当でない場合には、例外的に個人を単位として、保護の要否、程度を決定することができる。この措置を「世帯分離」という。その具体例は保護の実施要領に示されている。

E. 原則をめぐる諸問題

このように、生活保護は申請から具体的実施へ至る一連の手続き過程において、保護の実施機関が準拠しなければならない4つの原則が規定されているが、ここでは権利保障の観点から申請保護の原則に関する諸問題を述べることとする。

前述したように旧生活保護法までは職権保護の建前を採ってきたが、現行の生活保護制度においてはじめて法律上保護を請求する権利を認めた。つまり、保護の開始をこの請求権の行使に基づき行わせることが適当であるとの考え方に立ったからにほかならない。このような保護の申請は、要式行為ではないので何らかの形で申請の意思表示さえあればよいとされながらも、後日の争いを避ける方法として、福祉事務所内の保護申請書を用いて、意思表示をすることが一般的である。

しかし、このような申請保護のもとでは、申請がなければ（職権保護は別として）保護をしなくてもよいのかという問題が派生する。たとえ申請保護の原則が採用されても、要保護者の発見に対する保護の実施機関の責任は決して軽減されることはない。むしろ、生活保護制度の趣旨を国民に周知させる責務は大きいといわざるを得ない。つまり実施機関においては窓口での「待ちの行政」でよい訳ではない。その意味では、地域におけるニーズの発見と、そのニーズと資源を結びつける不断の努力が保護の実施機関などには求められているのである。

4. 保護の種類と範囲・方法

保護の種類には、生活扶助、教育扶助、住宅扶助、医療扶助、介護扶助、出産扶助、生業扶助、葬祭扶助の8種類がある。範囲として具体的な保護の内容がそれぞれ定められている。これらの扶助は、要保護者の必要に応じて「単給」（1つだけの扶助を支給）または「併給」（2つ以上の扶助を支給）として行われる。また、扶助を実施する方法は、金銭給付と現

世帯分離
たとえば、同じ世帯に住む親子のうち、子どもが結婚や転職などの理由で1年以内に別居する予定がある場合は、子どもに収入があっても「世帯分離」し、親の収入と保護基準を比較したとき、収入が保護基準を下回っていれば、親が生活保護を受けることができる。

単給／併給
通常、教育扶助や住宅扶助は、生活扶助としてあわせて行われるし、医療扶助の場合には単給もあり得る。

物給付があるが、前者は定められた額の金銭を支給することであり、後者は物品だけではなく、施設利用や診察・治療などの行為を給付することをいう。ここでは、各種の扶助の範囲と方法について述べていく[4]（図3-1）。

生活扶助

A. 生活扶助

[1] 範囲と基準（法12条）

　生活扶助は、現行の8種類の扶助の中でも最も基本的な扶助とも言うべきもので、その中心はいわゆる「衣食その他の日常生活の需要」を満たすための給付や移送など最も基礎的なニーズに対応して行われる。具体的には基準生活費、各種加算、一時扶助等から構成されている。

（1）基準生活費

　基準生活費は、居宅の場合、個人単位で消費する飲食物費や被服費などを年齢別、居住地別に設定した第1類費と、光熱水費や家具什器費など世帯単位で必要な経費を世帯人員別に設定した第2類費からなっている。なお、被保護者が入院している場合には、「入院患者日用品費」が、保護施設に位置づけられる救護施設や更生施設に入所している場合には「入所基準生活費」が、そして介護施設に入所している場合には「介護施設入所者基本生活費」が生活扶助として給付される。

（2）各種加算

　また、各種加算制度がおかれているが、これは特別の需要をもつ者に対してこれを充足させる目的で設けられており、具体的には妊産婦加算、母子加算、障害者加算、介護施設入所者加算、在宅患者加算、放射線障害者加算、児童養育加算、介護保険料加算などがある。

障害者加算
障害者加算に付随した加算として、日常生活において常時介護を必要する者に対する「重度障害者加算」および介護人を付けるための費用として「家族介護料および他人介護料」もある。

（3）一時扶助費

　さらに、保護を受給する者の日常生活の需要は、基準生活費や各種加算により満たされることになるが、出産、入学、入退院などの場合や新しく保護を開始する者で最低生活の基盤となる物資の持ちあわせがない場合に、緊急やむを得ない場合に限り、臨時的に認められるのが一時扶助費である。その内容は、①期末一時扶助、②被服費、③家具什器費、④移送費、⑤入学準備金、⑥その他（配電設備費や水道等設備費）などである。

[2] 方法（法30条・31条）

　生活扶助は原則として居宅において金銭給付を行い、保護金品は1ヵ月分を世帯主またはこれに準ずる者に対して前渡しされる。しかし、これによって保護の目的を達することが困難なときには、保護施設への入所など

図 3-1　最低生活費の体系（2018 年度）

最低生活費
- 生活扶助
  - 第1類費……個人単位の経費（食費・被服費等）
  - 第2類費……世帯単位の経費（光熱費・家具什器等）＋ 地区別冬季加算（10月〜4月または11月〜4月）
  - 入院患者日用品費……病院または診療所（介護療養型医療施設を除く）に入院している被保護者の一般生活費
  - 介護施設入所者基本生活費……介護施設に入所している被保護者の一般生活費
  - 入所基準生活費……救護施設、更生施設に入所している被保護者の一般基準
  - 各種加算
    - 妊産婦加算……妊婦および産後6ヵ月までの産婦に対する栄養補給
    - 母子加算……母子（父子）世帯における児童の養育に対する特別需要に対応
    - 障害者加算……身体障害者手帳1級、2級および3級の身体障害者もしくは国民年金法の1級または2級の障害者に対する特別需要に対応
    - 介護施設入所者加算……介護施設に入所している者に対する特別需要に対応
    - 在宅患者加算……在宅の傷病者で栄養補給を必要とする者
    - 放射線障害者加算……原爆被爆者で重度の障害を有する者に対する特別需要に対応
    - 児童養育加算……中学校修了までの児童を養育する者の特別需要に対応（2018年10月から高校生まで）
    - 介護保険料加算……介護保険の第1号被保険者で、普通徴収の方法によって保険料を納付する者
  - 期末一時扶助……年末（12月）における特別需要に対応
  - 一時扶助……保護開始時、出生、入学、入退院時等に際して、必要不可欠の物質を欠いており、かつ、緊急やむを得ない場合に限って支給する
- 住宅扶助
  - 家賃、間代、地代……借家・借間の場合の家賃、間代等または自己所有の住居に対する土地の地代等
  - 住宅維持費……現に居住する家屋の補修または建具、水道設備等の従属物の修理のための経費
- 教育扶助 ── 基準額＋学校給食費＋通学交通費＋教材代＋学習支援費
- 介護扶助 ── 介護保険の介護の方針および介護の報酬の例による
- 医療扶助 ── 国民健康保険および後期高齢者医療の診療方針・診療報酬の例による
- 出産扶助
  - 居宅分娩
  - 施設分娩
- 生業扶助
  - 生業費……生計の維持を目的とする小規模の事実を営むための資金または生業を行うための器具、資料代
  - 技能修得費
    - 技能修得費……生計の維持に役立つ生業につくために必要な技能を修得する経費
    - 高等学校等就学費……高等学校等に就学し卒業することが当該世帯の自立助長に効果的であると認められる場合に認定
  - 就職支度費……就職のため直接必要とする洋服類、履物等の購入費用
- 葬祭扶助
- 勤労控除
  - 基礎控除……勤労に伴って必要な経常的需要に対応するとともに勤労意欲の助長を促進
  - 新規就労控除……新たに継続性のある職業に従事した場合の特別の経費に対応
  - 未成年者控除……未成年者の需要に対応するとともに本人および世帯員の自立助長を図る
  - 実費経費……通勤費、所得税等勤労に伴う必要な実費

出典）社会保障入門編集委員会編『社会保障入門 2018』中央法規出版，2018，p.54 を補筆修正．

の現物給付が行われる。この場合の保護金品は、被保護者または施設の長もしくは養護の委託を受けた者に対して交付される。

勤労控除
勤労控除以外で、勤務先に通勤するための交通費や農業の生産必要経費など、収入を得るために欠かすことのできない経費がある。これらについては、収入を認定する際に実費の額を控除するとされている。

[3] 勤労控除

ところで、生活扶助基準は非稼働世帯を基礎として算定しているが、稼働収入のある世帯の場合は就労に伴う特別な需要を補填し、就労意欲を助長するために、収入認定の際に勤労収入から一定額を控除する勤労控除制度が設けられている。

主な勤労控除としては、被服費や職場交際費などの経常的職業経費であり、控除額が収入額に比例して増加する「基礎控除」、中学校、高等学校等を卒業した者が継続性のある職業に従事し、収入を得るために特別の経費を必要とする場合などの「新規就労控除」、未成年者が将来自力で社会に適応した生活を営むことに対応する「未成年者控除」などがある。

教育扶助

B. 教育扶助

[1] 範囲と基準 (法13条)

教育扶助は義務教育に必要な教科書、学用品、通学用品、学校給食などの費用を対象として給付される。基準としては、学用品などの基準額が小学校・中学校別に定められており、その他、教材代や夏季施設参加費などが設定されている。また、家庭学習のための参考書、問題集、辞書のほか一般教養図書等の購入や課外のクラブ活動（部活動）に必要な費用に充てるための費用も学習支援費として認められている。また、子どもの健全育成支援事業として日常的な生活習慣を身につけるための支援をはじめ、進学支援、引きこもり・不登校の子どもに関する支援もあいまって取り組む。なお、教育扶助はあくまでも義務教育に限られるので、義務教育前の幼稚園などの教育費や高校や大学などに伴う費用は対象とはならない。

[2] 方法 (法32条)

このような教育扶助は、原則として金銭給付によることとされており、通常は生活扶助とあわせて支給される。支給先は、被保護者、親権者などのほか、学校長に対しても交付することができる。ただし、学校長への交付に関しては、教育扶助費が生活費などへ流用されるのを防止するために他に手段がない場合に限るのであって、これを原則とするという意味ではない。

C. 住宅扶助

[1] 範囲と基準 （法14条）

　住宅扶助は、居住の提供および補修、その他住宅の維持に必要なものとなっている。ここで提供される「住居」は家屋の利用権または賃借権であって所有権ではない。したがって、具体的には、家賃・間代・地代などの費用と住宅の補修と維持に必要な費用について基準額が定められているのである。これらについては、基準額の範囲内で実際に必要な額が適用されるが、これを超える場合は、厚生労働大臣が都道府県（指定都市および中核市）ごとに別に定める特別基準が使用できる。「雪下ろし費用」や「敷金等」も特別基準として計上されている。

[2] 方法 （法33条）

　住宅扶助は、原則として金銭給付であり、通常は生活扶助費とあわせて、世帯主またはこれに準ずる者に対して交付される。しかし、法38条に規定する宿所提供施設を利用する場合は、住宅扶助の現物給付が行われることになる。なお、2014（平成26）年7月から、従来代理納付の対象としていた家賃の他に共益費が追加された。

D. 医療扶助

[1] 範囲と基準 （法15条）

　医療扶助は、診療、薬剤または治療材料、医学的処置、手術その他の治療や施術、入院、看護、移送の範囲内において行われる。また、鍼灸、あんま、柔道整復の施術も給付対象として認められている。医療扶助に関する費用は法52条の規定による診療方針や診療報酬（国民健康保険の例による）に基づき、その者の診療に必要な最小限度の実費の額が計上される。2014（平成26）年1月1日からは、指定医療機関等に委託して行う医療の給付のうち、医師等が後発医薬品を使用することができると認めたものについては、被保護者に対し、可能な限り後発医薬品の使用を促すように努めるものとされた。

　なお、「実施要領」では、別に「医療扶助運営要領」を定め、詳細な事務処理手順を示している。

[2] 方法 （法34条）

　医療扶助は現物給付を原則としているが、これは「指定医療機関」を通

住宅扶助
住宅扶助は住まいを保障するものであって、住宅改造、改築あるいは住宅の取得は対象としていない。

代理納付
生活保護費の受給者が住宅に関わる扶助費を、賃貸人である家主や管理受託会社に対して、生活保護法37条の2（保護の方法の特例）に定められた給付費用を遅滞なく納付されるように促す制度のことをいう。

医療扶助

じて行われる。とはいえ、急迫した事情がある場合は指定以外の医療機関で行ってもよいとされる。

医療機関の指定に関して、厚生労働大臣は、国の開設した病院もしくは診療所または薬局について、都道府県知事は、その他の病院もしくは診療所または薬局について指定することになる。また、指定医療機関の指定については、6年ごとにその更新を受けなければ、その期間の経過によって、その効力を失うものとされている。

なお、具体的な医療扶助を適用する場合の流れは次のとおりである。

保護の実施機関は、要保護者から医療扶助の申請があったとき、指定医療機関の意見等の記載された医療要否意見書によって医療の要否を判定し、医療を要する者に医療券を発行する。そして申請者はこの医療券を指定医療機関に提出することによって必要な医療の現物給付が行われることになる。また、指定医療機関への診療報酬は、都道府県知事あるいは市町村長から社会保険診療報酬支払基金を通じて支払われる。

なお、医療扶助は指定医療機関に委託するほかに、保護施設の1つである医療保護施設の利用によっても行われる。

介護扶助

E. 介護扶助

[1] 範囲と基準 (法15条の2)

介護扶助は困窮のために最低限度の生活を維持することができない介護保険法に規定する要介護者および要支援状態にある者を対象とする。具体的には、要保護状態またはそのおそれのある状態にある65歳以上の者、加齢に起因する一定の範囲の疾病(特定疾病)により要介護状態またはそのおそれのある状態にある40歳以上65歳未満の者が対象となるが、介護保険との関係により、次のとおりに区分される(表3-1)。

表 3-1　介護扶助の対象者区分

対象者	介護保険の区分
65歳以上の生活保護受給者	第1号被保険者
40歳以上65歳未満の医療保険加入の生活保護受給者	第2号被保険者
40歳以上65歳未満の医療保険未加入の生活保護受給者	被保険者以外の者

介護扶助の給付は、基本的には介護保険の給付内容と同じであり、以下の事項の範囲内において行われる。①居宅介護(居宅介護支援計画に基づき行うものに限る)、②福祉用具、③住宅改修、④施設介護、⑤介護予防(介護予防支援計画に基づき行うものに限る)、⑥介護予防福祉用具、⑦介護予防住宅改修、⑧移送、である。なお、介護保険と介護扶助の費用負

施設介護
従来は基本的に認められていなかった生活保護者の介護施設での個室利用が、2011(平成23)年度から可能となっている。

担関係は**表3-2**のとおりになっている。

表3-2　介護保険と介護扶助の費用負担関係

介護保険の区分	給付率	
第1号被保険者	介護保険　9割	介護扶助　1割
第2号被保険者	介護保険　9割	介護扶助　1割
被保険者以外の者	介護扶助 10割	

※その他、食費、居住費等に対する自己負担がある。

　なお、補足性の原理により、介護保険の保険給付が行われる場合には、介護保険給付が優先し、自己負担部分が介護扶助の支給対象となる。

［2］方法（法34条の2）

　介護扶助は、指定介護機関を通じて現物給付によって行われるが、これによることができないとき、これによることが適当でないとき、その他保護の目的を達するために必要があるときは、金銭給付によって行うことができる。

　現物給付の方法は、医療扶助と同様に都道府県知事などが介護扶助の給付を担当する機関を指定し、この指定介護機関に介護の給付を委託して行われる。そして、指定介護機関は、福祉事務所の交付する介護券（介護扶助対象であること等を証する書類）に記載された資格情報などを、介護報酬明細書に転記して、介護に要した費用を国民健康保険団体連合会へ請求する。

介護保険による現物給付給付に伴う介護方針および介護報酬は、介護保険の介護の方針および介護の報酬の例、指定介護機関介護担当規程および生活保護法54条の2第4項において準用する同法52条2項の規定による介護の方針および介護の例による。

F. 出産扶助

出産扶助

［1］範囲と基準（法16条）

　出産扶助は、分娩の介助、分娩前および分娩後の処置、脱脂綿、ガーゼその他の衛生材料を範囲としており、基準額は施設分娩と居宅分娩とで異なる。この基準額の内容は分娩料、検査料などであるが、この他衛生材料費を必要とするときは一定の額の範囲内で加算される。

　2009（平成21）年1月1日から、分娩に関連して脳性麻痺となった子およびその家族の経済的負担を補償する「産科医療補償制度」が実施されている。これに伴い同制度に加入する医療機関等の出産費用が増大することから、同制度の対象となる出産の場合には、3万円の範囲内において出産扶助の特別基準の設定があったものとして認定することができる。

　なお、難産により入院・手術等が必要な場合には医療扶助の適用となる。

［2］方法（法35条）

　出産扶助は原則として金銭給付であり、出産に伴って必要となる費用が被保護者に交付される。ただし、これによることができないとき、あるいはこれによることが適当でないとき、その他保護の目的を達するために必要があるときは現物給付がこれを補完する。現物給付のうち、助産の給付は生活保護法により指定を受けた助産師に委託して行う。

生業扶助

G. 生業扶助

［1］範囲と基準（法17条）

　生業扶助は、要保護者の稼動能力を引き出し、それを助長することによって収入の増加を図り、自立を図ることを目的としている。さらに生業扶助はその対象を「困窮のため最低限度の生活を維持できない者」（要保護者）のみならず「そのおそれのある者」といういわゆるボーダーライン層をも対象としたところに特徴をもつ。

　生業扶助の内容としては、生計維持のために小規模事業を営もうとする場合の経営に必要な設備費、運営費および器具機械類の購入費という「生業費」、生業に就くために必要な技能を修得する場合の授業料や教科書代などの「技能修得費」、また、就職のために必要な洋服類や身の回り品などの購入費である「就職支度費」に区分される。

高等学校等就学費
原則として公立学校の費用を基準として算定されている。

　なお、高等学校等に就学し卒業することが世帯の自立助長に効果的であると認められる場合には、高等学校等就学費として、授業料、教材代、交通費などが技能修得費として認められている。また、教育扶助と同様に、「学習支援費」も適用となる。

［2］方法（法36条）

　生業扶助は金銭給付によることを原則とするが、補完的に現物給付としては授産施設などに委託して行う場合もある。保護金品は被保護者に対して交付するが、必要に応じて授産施設の長に対して行うことができる。

葬祭扶助

H. 葬祭扶助

［1］範囲と基準（法18条）

　葬祭扶助は、死亡者の遺族または扶養義務者が困窮のため葬祭を行うことができないとき、遺体の検案、運搬、火葬または埋葬、納骨等、葬祭のために必要なものを内容としており、地域別、大人・小人別に基準が1項に定められている。また、2項において、扶養義務者などがいない場合、

葬祭を行う第三者の貧富を問うことなく、1項の範囲内において葬祭扶助を交付できるとされている。

[2] 方法 (法37条)

葬祭扶助は金銭給付を原則として、その葬祭を行う者に対して交付される。ただし、市町村長が身元不明の自殺者などについて葬祭を行った場合は、当該葬祭は、「墓地、埋葬等に関する法律」に基づき行ったものであり、葬祭扶助は適用されない。

I. 各扶助をめぐる諸問題

現行生活保護法は1950 (昭和25) 年に制定され、その後の時代の移り変わりのなかでさまざまな改正が行われてきた。たとえば、扶助の種類としては、現行法が制定された当初、7つの扶助であったが、現在では介護扶助が追加されて8種類の扶助から構成されている。

しかし、「扶助」や「生業 (扶助)」などの用語は依然として旧来のまま残っている。その意味においては、大きな枠組みは維持されているといえる。「扶助」から「給付」、そして「生業 (扶助)」から「自立支援 (給付)」へ変更すべきであろう。

また、内容としては、「生業扶助」に位置づけられている高等学校等就学費を、高等学校への進学率の現状に鑑み、義務教育とともに教育扶助の対象として明記する必要がある。このように時代に即した用語および内容の改正が求められている。

5. 保護施設の種類とその内容

保護施設は、生活保護法に基づき、居宅において生活を営むことが困難な者を入所させ、またはこれらを利用させるもので、その目的により、「救護施設」「更生施設」「医療保護施設」「授産施設」「宿所提供施設」の5種類に分類されている。いずれの施設も入所者の人権に大きな影響をもつことから、その運営の適正を期し、適切な保護を確保するために必要な諸規定が設けられている。

保護施設
生活保護法が制定された当時、保護施設のなかでも最も大きな比重を占めていた養老施設（老人ホーム）が存在し保護施設は合計6施設あったが、1963（昭和38）年の老人福祉法の制定によって養護老人ホームに吸収された。

種別
第1種社会福祉事業は、利用者への影響が大きいため、経営安定を通じた利用者の保護の必要性が高い事業となっており主として入所施設サービスである。
第2種社会福祉事業は、比較的利用者への影響が小さいため、公的規制の必要性が低い事業であり主として在宅サービスである。

保護施設通所事業
当該事業は1989（平成元）年度からの「通所部門」と1994（平成6）年度からの「相談援助事業」とが統合した事業である。

居宅生活訓練事業

救護施設

更生施設

医療保護施設

授産施設

宿所提供施設

A. 保護施設の種類

　保護施設を種別や設置主体、目的および対象者にまとめると**表3-3**のようになる。

　ところで、社会的入院をしている要保護者について、病院から保護施設に、保護施設から居宅生活につながるしくみを構築するために、2002（平成14）年度に「保護施設通所事業」、2004（平成16）年度に「居宅生活訓練事業」を創設した。前者は利用者の自立促進を図るため、在宅の利用者を救護施設や更生施設に通所させて、施設内において生活指導、生活訓練などまたは就労指導、職業訓練などを行う「通所訓練」と、事業を実施している施設職員が居宅などへ訪問し生活指導などを行う「訪問指導」の一体的な実施により行うものである。

　後者は、救護施設に入所している被保護者がスムーズに居宅生活に移行

表3-3　保護施設の目的・対象者などの一覧（2017年）

施設の種類	種別	入(通)所・利用別	設置主体	施設の目的および対象者
救護施設 （法38条2項）	第1種	入所	都道府県 市町村 地方独立行政法人　｝届出 社会福祉法人　　｝認可 日本赤十字社	身体上または精神上著しい障害があるために日常生活を営むことが困難な要保護者を入所させて、生活扶助を行う。
更生施設 （法38条3項）	第1種	入所	同上	身体上または精神上の理由により養護および生活指導を必要とする要保護者を入所させて、生活扶助を行う。
医療保護施設 （法38条4項）	第2種	利用	同上	医療を必要とする要保護者に対して、医療の給付を行う。
授産施設 （法38条5項）	第1種	通所	同上	身体上もしくは精神上の理由または世帯の事情により就業能力の限られている要保護者に対して、就労または技能の修得のために必要な機会および便宜を与えて、その自立を助長する。
宿所提供施設 （法38条6項）	第1種	利用	同上	住居のない要保護者の世帯に対して、住宅扶助を行う。

出典）厚生労働統計協会編「国民の福祉と介護の動向」『厚生の指標』増刊64（10）（2017/2018）、通巻1007、2017、p.319を補筆修正。

できるようにするために、施設において、居宅生活に向けた生活訓練を行うとともに、居宅生活に移行可能な対象者のための訓練用住居（アパート、借家など）を確保し、より居宅生活に近い環境で生活できるようにすることを目的としている。

B. 保護施設の設置と運営

保護施設の設置は**表3-3**で示されているように、都道府県および市町村、地方独立行政法人、社会福祉法人、日本赤十字社に限定されている。それは保護施設が最低限度の生活を保障するための施設であり、入居者の人権に大きな影響を及ぼすからである。その設備や運営などについては、厚生労働大臣の定める最低基準以上のものでなければならないとされている。

また、都道府県知事が指揮監督機関となっており、保護施設の運営について必要な指導をしなければならない。なお、市町村長は、都道府県知事の行う社会福祉法人および日本赤十字社の設置した保護施設の運営についての指導を補助する。

さらに、保護施設には正当な理由なくして保護の委託を拒めない、入所者に対して差別的または優先的な取扱いをしてはならない、利用者に対して、宗教上の行為、祝典、儀式または行事に参加することを強制してはならないなどの義務が定められている。

C. 保護施設をめぐる諸問題

2016（平成28）年10月現在、保護施設の総数は293ヵ所であり、その内訳は救護施設186ヵ所、医療保護施設59ヵ所、授産施設17ヵ所、更生施設21ヵ所、宿所提供施設10ヵ所となっている[5]。このように、救護施設の占める割合が非常に高くなっている。

救護施設については、在宅での生活が困難な精神疾患による患者、重複障害者などの受入施設としての需要が増大しており、特にいわゆる社会的入院の解消という観点からも、退院患者の受入先としての役割が今後一層増すことが予想される。さらに、近年の雇用・経済状況を反映し増大しつつあるホームレスに対しても、更生施設や宿所提供施設を活用し、自立支援の道を模索することが求められている。

また、「施設から地域へ」という流れの中で、「保護施設通所事業」や「居宅生活訓練事業」が実効ある事業となるためにも、他の諸機関との連携を密に図ることが求められている。

6. 生活保護基準の考え方と実際

A. 最低生活費の概念

　最低生活費の設定に関する考え方には、絶対的水準論と相対的水準論がある。前者は最低生活水準を、ある時点、ある場所で固定的、絶対的水準として捉えるものであり、国民経済の水準とは無関係に決まるものと考えていたのに対して、後者は、最低生活水準を総体としての国民の生活水準、社会意識によって、相対的に捉えるべきものとする考え方である。わが国の最低生活費を設定する際には、後者の立場をとっている。

生活保護基準

　生活保護における最低生活費は生活保護基準と呼ばれており、この基準は、それぞれの扶助ごとに、原則として年に一度改定され、厚生労働省告示として示されている。

B. 最低生活費の算定方式

　生活保護基準の中心である生活扶助基準算定方式は、国民生活の動向を反映して、以下のような変遷をたどってきた。

マーケット・バスケット方式

[1] マーケット・バスケット方式　　1948（昭和23）年～1960（昭和35）年

　この方式は、最低生活費を営むために必要な飲食物や光熱水費、衣類、家具什器、入浴料、理髪代などの個々の品目を一つひとつ積み上げて最低生活費を算出する方法である。最も代表的な理論生計費方式であり、ラウントリーがヨーク市の貧困調査に用いた方式でもあるため、ラウントリー方式あるいは全物量方式とも呼ばれた。しかし、個々の品目を積み上げる際に、主観的要素が入りやすく実情に合わないなどの問題が生じた。

ラウントリー
Rowntree, Benjamin Seebohm

エンゲル方式

[2] エンゲル方式　　1961（昭和36）年～1964（昭和39）年

　当時の栄養審議会（現在の厚生科学審議会）の算定した日本人の標準的栄養所要量を満たすことが可能となる飲食物費を理論的に計算し、これと同程度の飲食物費を支出している低所得世帯を家計調査から導き出し、当該世帯のエンゲル係数（生活費総額に占める飲食物費の割合）で逆算して最低生活費総額を計算する方法である。しかし、高度経済成長期にもかか

わらず、1〜2年前の家計調査の結果を用いざるを得ないために、一般世帯の生活水準の向上に対応することができないなどの問題があった。

[3] 格差縮小方式　1965(昭和40)年〜1983(昭和58)年

格差縮小方式

　一般世帯と被保護世帯の生活水準の格差を縮小させるという観点から、生活扶助基準の改定率を決定する、いわゆる格差縮小方式が採用された。この方式は、予算編成直前に政府が公表する政府経済見通しの民間最終消費支出の伸び率を基礎として、これに格差縮小分を加味して生活扶助基準の改定率を決定する方式である。

[4] 水準均衡方式　1984(昭和59)年以降

水準均衡方式

　格差縮小方式導入、実施後、一般国民の生活水準との均衡上、生活扶助基準は最低生活費としてほぼ妥当であるとのことから、今後は一般国民の生活水準の向上に見合った引き上げを行うこととなった。具体的には、改定の指標として政府経済見通しによる翌年度の国民消費支出の伸び率に準拠するとともに、当該指標が見込み値であり、実績とのズレが生じることからこのズレを調整し、実質的には一般国民の生活水準の向上と歩調をあわせようとするものである。この方式が今日まで続いている。

C.生活保護基準の実際

[1] 各種扶助基準の内容と給付額

　生活保護制度においては、要保護者の生活需要をその需要の様態、性質などに応じて、生活、教育、住宅、医療、介護、出産、生業および葬祭の8つの扶助に分けて基準が定められている。保護基準には2つの性格がある。1つは、保護の要否を決めるための尺度としての保護基準である、他の1つは、保護費の支給の程度を決めるための尺度である。さらに、この保護基準は、「基準および程度の原則」でも述べたように要保護者の年齢別、世帯構成別、所在地域別などに区分して厚生労働大臣が定めることになっている。

　保護基準は医療扶助・介護扶助の現物給付を除き、それぞれの扶助には定額の基準が定められているのが原則であるが、一部については各級地の支給限度額を設定し、その範囲内の実費とされている。

　表3-4は、2016(平成28)年度の1級地-1の生活保護基準の概要と給付額を示したものである。

　また、**表3-4**に掲載されていない主な扶助基準としては、医療扶助基準

生活保護法 52 条の規定
「1. 指定医療機関の診療方針及び診療報酬は、国民健康保険の診療方針及び診療報酬の例による。
2. 前項に規定する診療方針及び診療報酬によることのできないとき、及びこれによることを適当としないときの診療方針及び診療報酬は、厚生労働大臣の定めるところによる」。

と介護扶助基準がある。医療扶助基準は「保護の種類と範囲・方法」で述べたように、原則として医療の給付などの現物給付により行われ、その費用は生活保護法 52 条の規定による診療方針および診療報酬に基づき、その者の診療に必要な最小限度の額が計上される。

さらに、介護扶助基準は、原則として介護の給付などの現物給付によって行われ、その費用は、生活保護法 54 条の 2 第 4 項で準用する同法 52 条の規定による介護の方針および介護の報酬に基づき、その者の介護サービスに必要な最小限度の額が計上される。

表 3-4　生活保護基準の概要（2018 年）　　　　　　　　　〔1 級地-1〕

項　　　目	給付額（単位：円）	内　　　容
1　生活扶助基準 　(1) 居宅（1 類＋2 類） 　　3 人世帯（33 歳男、29 歳女、 　　4 歳子）	148,900	・基準生活費は、第 1 類の個人単位に計上されている額と、第 2 類の世帯共通的経費の額とを合算した額を世帯を単位として算定される。左記の給付額は冬季加算（VI 区×5/12）を含めた額を 10 円単位で表示している。
(2) 期末一時扶助費（居宅）	13,890	・12 月の基準生活費に世帯構成員 1 人について定められた額を加える。
【加算など】 ・妊産婦加算（妊娠 6 ヵ月以上）	13,530	・妊婦についての加算は、妊娠の判明した月の翌月設定し、産婦についての加算は、出産月から 6 ヵ月間認定する。
・母子加算 　　（居　　　宅） 　　（入院・入所）	21,400 18,990	・父母の一方もしくは両方が欠けているかまたはこれに準ずる状態にあるため、父母の他方または父母以外の者が児童（18 歳に達する日以後の最初の 3 月 31 日までの間にある者）を養育しなければならない場合に養育にあたる者。
・障害者加算 　障害等級 1・2 級 　　（居　　　宅） 　　（入院・入所） 　重度障害者加算 　重度障害者家族介護料 　重度障害者他人介護料	 26,310 21,890 14,650 12,290 70,190 以内	・障害等級表の 1 級、2 級もしくは 3 級または国民年金法施行令別表 1 級もしくは 2 級に該当する者等に対して行う。 ・重度の障害者で常時の介護を必要とする者には当該加算を付加される。 ・さらに日常生活のすべてに介護を必要とし、家族があたるとき付加される。 ・介護する家族がなく、介護人を付ける場合に付加される。
・介護施設入所者加算	9,690 以内	・介護施設に入所している者で、介護施設入所者基本生活費が算定されている者に対して行われる。
・在宅患者加算	13,020	・居宅療養に専念している患者で医師の診断により栄養の補給が必要と認められる者に対して行われる。
・放射線障害者加算 　負傷または疾病の状態にある者 　負傷または疾病の状態に該当し 　なくなった者	 43,120 21,560	・原子爆弾被爆者に対する援護に関する法律によって認定を受けた者、または放射線を大量に浴びたため負傷や疾病に罹っている者および治癒した者に対して行う。
・児童養育加算 　3 歳未満の児童 　3 歳以上 18 歳までの児童 　　第 3 子以降の小学校修了前	 13,300 10,000 13,300	・高等学校第 3 学年修了前の児童の養育にあたる者に対して行う。 ・3 歳未満の児童および第 3 子以降の小学校修了前の場合の養育者に対する加算額は、経過措置あり。
・介護保険料加算	保険料の実費	・介護保険第 1 号被保険者で普通徴収の方法で保険料を納付する者に対し行う。

・入院患者日用品費	22,680 以内	・1ヵ月以上の期間病院などに入院する者の日常生活需要について行われる。
・介護施設入所者基本生活費	9,690 以内	・介護施設に入所する者の基本的日常生活需要について、経費が算定される。
・入学準備金 　小　学　校 　中　学　校	 63,100 以内 79,500 以内	・小学校または中学校に入学する児童、生徒が、入学の際、入学準備のための費用を必要とする場合は、それぞれ一定の範囲内において特別基準の設定があったものとして必要な額を認定する。
2　住宅扶助基準 （1）家賃間代等 （2）住宅維持費	 13,000 以内 年額 120,000 以内	・家賃・間代等の額が一般基準として定められている。この基準額によりがたい場合は別に都道府県別・級地別の限度額を示した特別基準が設定されており、東京都の例では月額 6 万 3,100 円（単身世帯の上限額）となっている。
3　教育扶助基準 （1）基準額（月額） 　①小学校 　②中学校 （2）学習支援費（年額） 　①小学校 　②中学校	 2,600 5,000 15,700 以内 58,700 以内	・教育扶助は、義務教育である小中学校において行われる教育に必要な費用として、学用品などについての基準額、教材代、学校給食費および通学のための交通費などを内容としている。 ・学習参考書（教材代に含まれるものを除く。）購入費、課外クラブ活動費が支給される。
4　出産扶助基準 （1）居宅 （2）施設	 259,000 以内 295,000 以内 ＋入院料	・居宅分娩および施設分娩に必要とする費用について基準額が定められている。基準の内容は分娩料、検査料であるが、この他衛生材料費を必要とするときは一定の額の範囲内で加算される。 ・異常分娩のため入院し手術処置を行う場合は、医療扶助の適用となる。
5　生業扶助基準 （1）生　業　費 （2）技能習得費 技能習得費（高等学校等修学費を除く） 高等学校等修学費 　基本額（月額） 　教材代 　授業料、入学料および入学考査料 　通学のための交通費 　学習支援費（年額） （3）就職支度費	 46,000 以内 80,000 以内 5,200 実費額 公立高校相当額 実費額 83,000 以内 31,000 以内	・生計の維持を目的をする小規模事業に必要な器具、資金について支給される。 ・生計の維持に役立つ職業に就くために必要な技能を修得する期間中、1 年を限度として算定する。ただし、場合によっては 2 年以内とすることもできる。 ・高等学校等に就学し卒業することが当該世帯の自立助長に効果的であると認められる場合について、原則として当該学校における正規の修学年限に限り認定される。 ・条例で定める都道府県立高等学校における額。 ・通学に必要な最小限度の額。 ・就職のため直接必要とする洋服類、履物などの購入費用を支給する。
6　葬祭扶助基準額（大人）	206,000 以内	・葬祭にかかる実態料金を勘案して加算される。
7　勤労控除 （1）勤労控除（上限額） （2）新規就労控除 （3）未成年者控除 （4）不安定就労控除	 15,000 11,300 11,400 15,000	・勤労控除を助長するため、必要経費の一定額を収入から控除する。 ・勤労に伴うエネルギーの補塡、職場交際費などの経常的必要経費を対象。 ・新規に就労した保護受給者に対して 6 ヵ月に限り一定額が控除される。 ・20 歳未満の者を対象。ただし、20 歳未満であっても単身者、既婚者は対象外。 ・少額かつ不安定な稼働収入がある場合、一定額を控除する。

注）給付額は 2018 年 4 月現在であるが、一部 7 月 1 日および 10 月 1 日から適用される額を含む。

出典）「生活と福祉（No.750）」全国社会福祉協議会，2018.10，p.15 および『生活保護手帳（2017 年度版）』中央法規出版，PP.138-143 を参考に作成。

［2］近年の保護基準の見直し

(1) 生活扶助基準について

　2018（平成30）年度の生活扶助基準の見直しについては、一般低所得世帯の消費実態との均衡を図り、生活扶助基準の見直し（増減額）を行うこととしているが、多人数世帯や都市部の単身高齢世帯等への減額影響が大きくならないよう、個々の世帯での生活扶助費、母子加算及び児童養育加算の合計の減額幅を現行基準から▲5％以内にとどめる緩和措置を講ずることとした。

　また、被保護者世帯への周知や地方自治体におけるシステム改修に3年間をかけて段階的に実施することとした。

(2) 有子世帯の扶助・加算について

①児童養育加算

　児童養育加算の見直しについては、現行の児童手当と同額とする基準を改め、子ども1人に対して一律月額1万円を支給するとともに、支給対象を「中学生まで」から「高校生まで」に拡大することとした。

②母子加算

　母子加算の見直しについては、ひとり親世帯がふたり親世帯と同程度の生活水準で暮らすために必要な費用として推計した生活扶助相当支出額（平均約13万円）と、実データから算出したひとり親（子1人）世帯の生活扶助相当支出額（平均約11.3万円）との差額を考慮して、平均月額約1.7万円を加算額とする改定を行うこととした。

③教育扶助・高等学校等就学費

　教育扶助及び高等学校等就学費の見直しについては、学習支援費については、毎月の金銭給付を改め、年額上限を設けた上でクラブ活動費の実費支給を行う方法とするとともに、入学準備金の増額や高校受験料の支給回数の拡大（原則2回）等の見直しを行うこととした。

　なお、①から③の施行時期については、平成30年10月から実施することとし、①のうち加算額が減額となる対象者及び②については、3年間をかけて段階的に実施する激変緩和措置を講ずることとしている。

(3) 大学等への進学に関連した見直しについて

①進学準備給付金の給付

　大学等への進学の際の新生活立ち上げ費用として「進学準備給付金」を一時金として給付する。自宅通学の場合10万円、転出して進学する場合は30万円となる。ただし、世帯分離する運用は継続される。

②大学等就学中の住宅扶助を減額しない措置

　子どもが大学などに進学すると、親と同居していても別世帯として扱う

「世帯分離」が行われ保護費が減るため、2018（平成30）年度から、大学生らが進学後も親と同居する場合については、保護費のうち家賃などに充てる「住宅扶助」が減額されなくなった。2017（平成29）年度以前に進学した大学生などがいる世帯も対象になる。

［3］保護の要否と程度

最低生活費の計算方法は、図3-2に示すとおりである。

この算定された最低生活費とその世帯の収入のうち最低生活費に充当する額（収入充当額）を比較して、不足分が生じた場合は被保護世帯に認定され、その不足分を保護費として決定される。収入（勤労、事業、農業、その他収入）は、その世帯に流入したすべての現金・現物をいうが、これら収入を獲得するための必要経費、各種控除額、社会事業団体などからの臨時的に恵与された慈善的性質をもつ金銭、慶弔金、地方公共団体の支給金は収入として取り扱わない。

D. 最低生活保障水準

被保護者に保障される最低生活保障水準は、被保護世帯の家族構成、世帯員の年齢、居住地などにより基準額に違いが生じる。表3-5は世帯類型別の最低生活保障水準（月額）の具体的事例である。

E. 生活保護の財源

生活保護は、日本国憲法25条に規定する理念に基づき、国が生活に困窮する国民の最低限度の生活を保障するために、財源としても国が多くの負担をすることとなっている。とはいえ、生活保護事務をすべて国家公務員によって遂行するとは位置づけておらず、具体的には保護の決定・実施の事務は地域住民に最も身近にある行政機関が行っているために地方公共団体もその費用の一部を負担している。

［1］生活保護費の意味とその特質

生活保護費とは、狭義には①生活、住宅、教育、医療、介護、出産、生業、葬祭の各扶助費と②保護施設事務費（施設職員の人件費や運営管理費など）のことをいい、広義には、狭義の生活保護費に加えて③委託事務費、④施設の設備費、⑤法の施行に伴う必要な地方公共団体の人件費、⑥法の施行に伴う必要なその他行政事務費を含んだものをいう。

委託事務費
被保護者を生活保護施設以外の施設や私人の課程に委託して保護をした場合に支払われる事務費。

設備費
保護施設を新設する場合に必要な経費のほか、施設の改築、拡張などの施設設備の整備に必要な費用。

人件費
生活保護の決定実施に当たる都道府県、指定都市本庁の関係職員および福祉事務所の職員の給与やその他の手当。

行政事務費
生活保護の決定実施に当たる実施機関の職員の活動旅費、事務に必要な消耗品費、通信運搬費および福祉事務所委託医などの費用。

図 3-2　最低生活費の計算方法（金額は 2018 年 10 月）

【最低生活費＝A＋B＋C＋D＋E＋F】

生活扶助基準（第1類）												
年齢	基準額①						基準額②					
	1級地-1	1級地-2	2級地-1	2級地-2	3級地-1	3級地-2	1級地-1	1級地-2	2級地-1	2級地-2	3級地-1	3級地-2
0〜2	21,510	20,540	19,570	18,600	17,640	16,670	26,660	25,520	24,100	23,540	22,490	21,550
3〜5	27,110	25,890	24,680	23,450	22,240	21,010	29,970	28,690	27,090	26,470	25,290	24,220
6〜11	35,060	33,480	31,900	30,320	28,750	27,170	34,390	32,920	31,090	30,360	29,010	27,790
12〜17	43,300	41,360	39,400	37,460	35,510	33,560	39,170	37,500	35,410	34,580	33,040	31,650
18〜19	43,300	41,360	39,400	37,460	35,510	33,560	39,170	37,500	35,410	34,580	3,3040	31,650
20〜40	41,440	39,580	37,710	35,840	33,980	32,120	38,430	36,790	34,740	33,930	32,420	31,060
41〜59	39,290	37,520	35,750	33,990	32,220	30,450	39,360	37,670	35,570	34,740	33,210	31,810
60〜64	37,150	35,480	33,800	32,140	30,460	28,790	38,990	37,320	35,230	34,420	32,890	31,510
65〜69	37,150	35480	33,800	32,140	30,460	28,790	38,990	37,320	35,230	34,420	32,890	31,510
70〜74	33,280	32,020	30,280	29,120	27,290	26,250	33,830	32,380	30,580	29,870	28,540	27,340
75〜	33,280	32,020	30,280	29,120	27,290	26,250	33,830	32,380	30,580	29,870	28,540	27,340

⬇　　　　　　　　　　⬇

世帯人員	逓減率①						逓減率②					
	1級地-1	1級地-2	2級地-1	2級地-2	3級地-1	3級地-2	1級地-1	1級地-2	2級地-1	2級地-2	3級地-1	3級地-2
1人	1.0000	1.0000	1.0000	1.0000	1.0000	1.0000	1.0000	1.0000	1.0000	1.0000	1.0000	1.0000
2人	1.0000	1.0000	1.0000	1.0000	1.0000	1.0000	0.8850	0.8850	0.8850	0.8850	0.8850	0.8850
3人	1.0000	1.0000	1.0000	1.0000	1.0000	1.0000	0.8350	0.8350	0.8350	0.8350	0.8350	0.8350
4人	0.9500	0.9500	0.9500	0.9500	0.9500	0.9500	0.7675	0.7675	0.7675	0.7675	0.7675	0.7675
5人	0.9000	0.9000	0.9000	0.9000	0.9000	0.9000	0.7140	0.7140	0.7140	0.7140	0.7140	0.7140

⬇　　　　　　　　　　⬇

生活扶助基準（第2類）												
世帯人員	基準額①						基準額②					
	1級地-1	1級地-2	2級地-1	2級地-2	3級地-1	3級地-2	1級地-1	1級地-2	2級地-1	2級地-2	3級地-1	3級地-2
1人	44,690	42,680	40,670	38,660	36,640	34,640	40,800	39,050	36,880	36,030	34,420	32,970
2人	49,460	47,240	45,010	42,790	40,560	38,330	50,180	48,030	45,360	44,310	42,340	40,550
3人	54,840	52,370	49,900	47,440	44,970	42,500	59,170	56,630	53,480	52,230	49,920	47,810
4人	56,760	54,210	51,660	49,090	46,540	43,990	61,620	58,970	55,690	54,390	51,970	49,780
5人	57,210	54,660	52,070	49,510	46,910	44,360	65,690	62,880	59,370	57,990	55,420	53,090

※冬季には地区別に冬季加算が別途計上される。札幌市の例：4 人世帯の場合は月額 21,850 円（10 月〜翌 4 月）

生活扶助基準（第 1 類＋第 2 類）①	生活扶助基準（第 1 類＋第 2 類）②

※各居宅世帯員の第 1 類基準額を合計し、世帯人員に応じた逓減率を乗じ、世帯人員に応じた第 2 類基準額を加える。

⬇

生活扶助本体に係る経過的加算（別表）

⬇

生活扶助基準（第 1 類＋第 2 類）②の 3 分の 2＋（生活扶助基準（第 1 類＋第 2 類）③ ＋生活扶助本体における経過的加算）の 3 分の 1【A】

※「生活扶助基準（第 1 類＋第 2 類）②」が「生活扶助基準（第 1 類＋第 2 類）①×0.9」より少ない場合は、
　「生活扶助基準（第 1 類＋第 2 類）①×0.9」に読み替える。
※「生活扶助基準（第 1 類＋第 2 類）③」が「生活扶助基準（第 1 類＋第 2 類）①×0.855」より少ない場合は、
　「生活扶助基準（第 1 類＋第 2 類）①×0.855」に読み替える。

(単位：円/月額)

基準額①					
1級地-1	1級地-2	2級地-1	2級地-2	3級地-1	3級地-2
44,010	42,730	40,620	40,620	37,810	36,430
44,010	42,730	40,620	40,620	37,810	36,430
45,010	43,700	41,550	41,550	38,670	37,250
47,090	45,710	43,460	43,460	40,460	38,970
46,760	45,390	43,160	430160	40,170	38,700
46,760	45,390	43,160	43,160	40,170	38,700
46,760	45,390	43,160	43,160	40,170	38,700
46,760	45,390	43,160	43,160	40,170	38,700
44,700	43,390	41,260	41,260	38,410	36,990
44,700	43,390	41,260	41,260	38,410	36,990
40,350	39,180	37,250	37,250	34,670	33,400

↓

逓減率②					
1級地-1	1級地-2	2級地-1	2級地-2	3級地-1	3級地-2
1.0000	1.0000	1.0000	1.0000	1.0000	1.0000
0.8548	0.8548	0.8548	0.8548	0.8548	0.8548
0.7151	0.7151	0.7151	0.7151	0.7151	0.7151
0.6010	0.6010	0.6010	0.6010	0.6010	0.6010
0.5683	0.5683	0.5683	0.5683	0.5683	0.5683

↓

基準額③					
1級地-1	1級地-2	2級地-1	2級地-2	3級地-1	3級地-2
28,490	27,300	27,300	27,300	27,300	27,300
41,830	40,090	40,090	40,090	40,090	40,090
46,410	44,480	44,480	44,480	44,480	44,480
48,400	46,390	46,390	46,390	46,390	46,390
48,430	46,420	46,420	46,420	46,420	46,420

↓

生活扶助基準（第1類＋第2類）③

↓

生活扶助本体に係る経過的加算（別表）

加算額【B】				
		1級地	2級地	3級地
障害者				
	身体障害者障害程度等級表1・2級に該当する者等	26,310	24,470	22,630
	身体障害者障害程度等級表3級に該当する者等	17,530	16,310	15,090
母子世帯等				
	児童1人の場合	21,400	19,800	18,400
	児童2人の場合	24,200	22,400	20,800
	3人以上の児童1人につき加える額	1,600	1,500	1,400
児童を養育する場合				
	3歳未満の場合	13,300（児童1人につき）		
	3歳以上18歳までの場合	10,000（児童1人につき）		
	第3子以降の小学校修了前の場合	13,300（児童1人につき）		

①該当者がいるときだけ、その分を加える。
②入院患者、施設入所者は金額が異なる場合がある。
③このほか、「妊産婦」などがいる場合は、別途妊産婦加算等がある。
④児童とは、18歳になる日以降の最初の3月31日までの者。
⑤障害者加算と母子加算は併給できない。
※一定の要件を満たす「母子世帯等」及び「児童を養育する場合」には、別途経過的加算（別表）がある。

住宅扶助基準【C】			
実際に支払っている家賃・地代	1級地	2級地	3級地
	53,700	45,000	40,900

※東京都の例（単身の場合）。基準額の範囲内で実費相当が支給される。

教育扶助基準，高等学校等就学費【D】			
	小学生	中学生	高校生
基準額	2,600	5,000	5,200

※このほか必要に応じ、教材費・クラブ活動費・入学金（高校生の場合）などの実費が計上される。

介護扶助基準【E】
居宅介護等にかかった介護費の平均月額

医療扶助基準【F】
診療等にかかった医療費の平均月額

最低生活費認定額

※このほか、出産、葬祭などがある場合は、それらの経費の一定額がさらに加えられる。

(別表)
(1) 生活扶助本体に係る経過的加算

(単位：円／月額)

年齢	単身世帯						2人世帯					
	1級地-1	1級地-2	2級地-1	2級地-2	3級地-1	3級地-2	1級地-1	1級地-2	2級地-1	2級地-2	3級地-1	3級地-2
0～2	0	0	0	0	0	0	0	0	0	0	0	0
3～5	0	0	0	0	0	0	0	0	0	0	0	0
6～11	0	0	0	0	0	0	0	0	0	0	0	0
12～17	400	0	0	0	0	0	0	0	0	0	0	0
18～19	730	100	0	0	0	0	0	0	0	0	0	0
20～40	100	0	0	0	0	0	0	0	0	0	0	0
41～59	910	200	0	0	0	0	0	0	0	0	0	0
60～64	560	0	0	0	0	0	0	0	0	0	0	0
65～69	2,620	1,870	0	0	0	0	0	0	0	0	0	0
70～74	0	0	0	0	0	0	0	0	0	0	0	0
75～	2,060	1,380	0	0	0	0	0	0	0	0	0	0

年齢	3人世帯						4人世帯					
	1級地-1	1級地-2	2級地-1	2級地-2	3級地-1	3級地-2	1級地-1	1級地-2	2級地-1	2級地-2	3級地-1	3級地-2
0～2	0	0	0	0	0	0	4,460	3,500	1,090	0	0	0
3～5	0	0	0	0	0	0	2,330	2,310	1,890	0	0	0
6～11	0	0	0	0	0	0	0	0	0	0	0	0
12～17	0	0	0	0	0	0	0	0	0	0	0	0
18～19	0	0	0	0	0	0	0	0	0	0	0	0
20～40	0	0	0	0	0	0	0	0	0	0	0	0
41～59	1,050	530	0	0	0	0	0	0	0	480	820	180
60～64	920	450	0	0	0	0	760	820	420	1,080	820	0
65～69	2,240	1,690	560	0	0	0	760	820	420	1,420	1,640	990
70～74	0	0	0	0	0	0	140	100	0	0	0	0
75～	1,250	780	0	0	0	0	140	100	0	560	730	110

年齢	5人世帯					
	1級地-1	1級地-2	2級地-1	2級地-2	3級地-1	3級地-2
0～2	4,230	4,080	3,640	0	0	0
3～5	2,170	2,110	1,740	0	0	0
6～11	0	0	0	0	0	0
12～17	0	0	0	0	0	0
18～19	0	0	0	0	0	0
20～40	0	0	0	0	0	0
41～59	0	0	0	0	590	410
60～64	560	620	270	1,170	1,380	400
65～69	560	620	270	1,170	1,400	1,230
70～74	100	0	0	400	170	0
75～	100	0	0	410	870	420

① 世帯構成に合わせて、世帯員の該当する年齢別・級地別の加算額を加える。

② 世帯構成には、入院患者、施設入所者は世帯人員数に含めない上で、加算もしない。

(2)「母子世帯等」に係る経過的加算

○ 3人以上の世帯であって、児童が1人のみの場合

	1級地-1	1級地-2	2級地-1	2級地-2	3級地-1	3級地-2
3人世帯						
0歳以上5歳までの場合	1,090	1,090	0	0	0	0
6歳以上11歳までの場合	1,090	1,090	1,050	0	0	0
12歳以上14歳までの場合	1,090	1,090	1,050	910	580	0
15歳以上17歳までの場合	0	0	0	0	0	0
18歳以上20歳未満の場合	1,090	1,090	1,050	910	580	0
4人世帯						
0歳以上2歳までの場合	1,090	1,090	1,050	1,050	950	0
3歳以上14歳までの場合	1,090	1,090	1,050	1,050	950	950
15歳以上17歳までの場合	0	0	0	0	0	0
18歳以上20歳未満の場合	1,090	1,090	1,050	1,050	950	950
5人世帯						
0歳以上14歳までの場合	1,090	1,090	1,050	1,050	950	950
15歳以上17歳までの場合	0	0	0	0	0	0
18歳以上20歳未満の場合	1,090	1,090	1,050	1,050	950	950

① 該当者がいるときだけ、その分を加える。

※ このほか児童が入院している等の一定の要件を満たす場合にも、別途加算される。

(3)「児童を養育する場合」に係る経過的加算

3人以下の世帯であって、3歳未満の児童が入院している場合	
3歳未満の場合	950（児童1人につき）
4人世帯以上	
3歳未満の児童がいる場合	950（児童1人につき）
第3子以降の「3歳から小学生修了前」の児童がいる場合	950（児童1人につき）

① 該当者がいるときだけ、その分を加える。

出典） 生活保護制度研究会編『保護のてびき　平成30年度版』第一法規, 2018, pp.58-61.

　通常、国や地方公共団体の一般事務は、予算によって事業の規模または運営が拘束されるが、生活保護に関しては「基準及び程度の原則」で明らかなように、厚生労働大臣が定める基準によって保護を要すると認められる生活困窮者に対する正当な保護費である限り、国がその負担を免れ、あるいは地方公共団体が支弁を回避できないという、義務的負担経費という特質をもっている。

［2］生活保護の費用負担

　生活保護法は、国の責任おいて生活に困窮する国民の最低生活を保障することから、保護費において国はその扶助の費用の4分の3の負担を、都道府県、指定都市・中核市、市および福祉事務所を設置している町村はそ

表3-5　世帯類型別の最低生活保障水準（2018年10月現在）

1．3人世帯【33歳、29歳、4歳】　　　　　　　　　　　　　　（月額：単位：円）

	1級地-1	1級地-2	2級地-1	2級地-2	3級地-1	3級地-2
生活扶助※1	158,900	153,070	146,820	144,150	138,180	133,630
住宅扶助※2	69,800	51,000	56,000	46,000	42,000	42,000
合　計	228,700	204,070	202,820	190,150	180,180	175,630
就労収入が手元に残る額（勤労控除）※3	23,600	23,600	23,600	23,600	23,600	23,600
医療扶助、出産扶助等	上記額に加えて、医療、出産等の実費相当が必要に応じ給付される。					

※1　生活扶助の額には、冬季加算（Ⅵ区の月額×5/12）、児童養育加算を含む。
※2　住宅扶助の額は、1級地-1：東京都区部、1級地-2：福山市、2級地-1：熊谷市、2級地-2：荒尾市、3級地-1：柳川市、3級地-2：さぬき市とした場合の30年4月における上限額の例である。
※3　就労収入が10万円の場合の例。
※4　学齢期の子がいる場合には、教育扶助として学用品費、教材代等が別途給付される。

2．高齢単身者世帯【68歳】　　　　　　　　　　　　　　　　　（月額：単位：円）

	1級地-1	1級地-2	2級地-1	2級地-2	3級地-1	3級地-2
生活扶助※1	79,550	76,180	72,010	70,900	67,860	65,500
住宅扶助※2	53,700	39,000	43,000	35,000	32,000	32,000
合　計	133,250	115,180	115,010	105,900	99,860	97,500
医療扶助、介護扶助等	上記額に加えて、医療、介護等の実費相当が必要に応じ給付される。					

※1　生活扶助の額には、冬季加算（Ⅵ区の月額×5/12）を含む。
※2　住宅扶助の額は、1級地-1：東京都区部、1級地-2：福山市、2級地-1：熊谷市、2級地-2：荒尾市、3級地-1：柳川市、3級地-2：さぬき市とした場合の30年4月における上限額の例である。

3．母子2人世帯【30歳、4歳】　　　　　　　　　　　　　　　　（月額：単位：円）

	1級地-1	1級地-2	2級地-1	2級地-2	3級地-1	3級地-2
生活扶助※1	146,550	142,060	135,290	133,750	127,790	124,350
住宅扶助※2	64,000	47,000	52,000	42,000	38,000	38,000
合　計	210,550	189,060	187,290	175,750	165,790	162,350
就労収入が手元に残る額（勤労控除）※3	23,600	23,600	23,600	23,600	23,600	23,600
医療扶助等	上記額に加えて、医療、出産等の実費相当が必要に応じ給付される。					

※1　生活扶助の額には、冬季加算（Ⅵ区の月額×5/12）、児童養育加算、母子加算を含む。
※2　住宅扶助の額は、1級地-1：東京都区部、1級地-2：福山市、2級地-1：熊谷市、2級地-2：荒尾市、3級地-1：柳川市、3級地-2：さぬき市とした場合の30年4月における上限額の例である。
※3　就労収入が10万円の場合の例。
※4　学齢期の子がいる場合には、教育扶助として学用品費、教材代等が別途給付される。
出典）「生活と福祉」No.750，全国社会福祉協議会，2018.9，p.16.より作成.

の費用の4分の1を負担する。また、保護施設設備費については、当該保護施設を社会福祉法人または日本赤十字社が設置する場合には国が2分の1を負担する。また、就労自立給付金や被保護者就労支援事業は国が4分の3を負担する（**表3-6**）。

［3］生活保護費の扶助別支出

　生活保護費の内訳を扶助の種類ごとにみると、2018（平成30）年度に

表 3-6　生活保護の費用負担区分

経費	居住地区分	国	都道府県または指定都市・中核市	市町村または事業者
保護費 施設事務費および委託事務費を含む	市または福祉事務所を設置している町村内居住者	3/4	—	1/4
	福祉事務所を設置していない町村内居住者	3/4	1/4	—
	指定都市・中核市内居住者	3/4	1/4	—
	居住地の明らかでない者	3/4	1/4	—
保護施設設備費	社会福祉法人立または日本赤十字社立	1/2	1/4	1/4
就労自立給付金	福祉事務所の所管区域内に居住地を有する被保護者	3/4	1/4 または	1/4
被保護者就労支援事業	都道府県支弁費用	3/4	1/4	
	市町村支弁費用	3/4		1/4

注）なお、生活保護費予算のうち保護費については、その事業の本質にかんがみ予算執行上、財政法35条ただし書による予備費使用の特例が認められている。

図 3-3　保護費予算額（2018 年度）

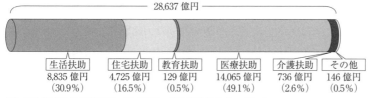

28,637 億円

生活扶助　8,835 億円（30.9％）
住宅扶助　4,725 億円（16.5％）
教育扶助　129 億円（0.5％）
医療扶助　14,065 億円（49.1％）
介護扶助　736 億円（2.6％）
その他　146 億円（0.5％）

注）国と地方の負担割合は、国が3/4、地方が1/4となっている。
※端数処理のため、合計が一致しないことがある。
出典）生活保護制度研究会編『保護のてびき　平成30年度版』第一法規、2018、p.51.

は医療扶助費が約49％、生活扶助費が約31％を占め、これら2つの扶助費で保護費総額の約80％を占有している。特に、医療扶助の割合が高い背景には、傷病を理由とする保護開始世帯が多いこと、被保護者は国民健康保険の適用を受けないことが挙げられる[6]（図3-3）。

F. 生活保護基準をめぐる諸問題と今後の方向性

生活保護法においては、保障すべき生活内容や水準の程度について、単に「健康で文化的な最低限度の生活水準」という抽象的な概念を示してい

るに過ぎない。このような抽象概念を可測的に定めたものが、生活保護法8条に基づいて厚生労働大臣が定める生活保護基準なのである。

この基準は、生活に困窮する事実を判断し、保護の程度を決めるための具体的な尺度を示しており、これまで見てきたような生活保護基準は、生活保護の内実を決定づける重要な事柄といえる。つまり、これは生活保護法の実施に必要な基準を表しているとともに、わが国の社会保障給付の水準を決定する1つの尺度にもなっているのである。

生活保護制度が日常生活のなかでセーフティネットとしての役割を担っていることを考えると、「豊かな社会」といわれる今日、改めて「健康で文化的な最低限度の生活」とは何か、その水準はいかにあるべきかを再考することは肝要である。

生活扶助基準については、現行の水準均衡方式が採用されて30年以上経過し、その間の国民生活や社会経済情勢は大きく変化してきている。また、最近では加算に関しての見直し・廃止も行われた。その意味でも、生活扶助基準の設定方式のあり方を含めて保護基準（最低生活基準）を見直す時期が来ているのかもしれない。

いずれにしても、最近の日本は、「すべり台社会」とも表現され、各種セーフティネットが十分な機能を果たしていないことがさまざまな識者によって指摘されている。したがって、セーフティネットの中でも最後の拠り所の役割をもつ生活保護の基準の見直しは、生活保護制度だけの枠にとどまらず、最低賃金のあり方や基礎年金の支給額など他の諸制度にも大きな影響を及ぼす。すなわち、それは社会保障システムの再編成ひいては、国民生活におけるセーフティネットの再構築を意味するのである。

注）
(1) 小山進次郎『生活保護法の解釈と運用（改訂増補）』全国社会福祉協議会，1975（復刻），p.92.
(2) 前掲書(1)，pp.104-105.
(3) 『生活保護手帳　2017年度版』中央法規出版，2017，pp.240-364.
(4) 前掲書(2).
(5) 厚生労働省「平成28年社会福祉施設等調査結果の概況」2017.
(6) 厚生労働統計協会編『国民の福祉と介護の動向2017/2018』「厚生の指標」増刊64（10），通巻1007，厚生労働統計協会，2017，p.205.

参考文献
- ●厚生省社会局編『生活保護30年史』財団法人社会福祉調査会，1981.
- ●小林迪夫編『公的扶助論』建帛社，2005.
- ●厚生労働統計協会編『国民の福祉と介護の動向2017/2018』「厚生の指標」増刊64（10），通巻1007，厚生労働統計協会，2017.
- ●「生活と福祉」（各号），全国社会福祉協議会.
- ●生活保護制度研究会編『保護のてびき　平成30年度版』第一法規，2018.

● 『生活保護手帳　2017年度版』中央法規出版，2017.
● 『生活保護手帳別冊問答集　2017』中央法規出版，2017.

演習問題

①生活保護制度の目的と基本原理をまとめ、それらに内在している諸問題について考察しなさい。

②原則の内容を、それぞれの例外について留意しながら整理しなさい。

③金銭給付と現物給付に区分しながら、生活保護の扶助の特徴をそれぞれ考察しなさい。

④保護施設数は近年横ばい傾向にあるが、現代社会において、保護施設の果たすべき役割についてまとめなさい。

⑤最低生活費の概念を踏まえて、わが国の生活保護基準はどのような考え方から成り立っているのかを考察しなさい。

 コラム　生活保護と扶養義務

　以前、ある有名芸能人の母親が生活保護を受給していたことが明らかになったが、それを契機として生活保護と扶養義務の関係が注目を浴び、生活保護自体のあり方が論議されている。

　そもそも、日本の扶養義務は他の先進諸国に比較して広く捉えられていると言われている。わが国の民法は、直系血族と兄弟姉妹に扶養義務があると定め、家庭裁判所が認めれば範囲は3親等内の親族に広がる。そして、生活保護法では、扶養義務者による扶養は法による保護に優先されると規定されている。とはいえ、民法上の扶養義務と援助できるか否かは別問題であり、民法が定める親族による扶養を強いることは現状に合わない。また、扶養義務が強調されすぎると申請の抑制や取り下げ、保護の辞退につながりかねないという懸念もある。

　イギリスやフランス、スウェーデンでは基本的に、扶養義務の範囲は夫婦もしくは未婚のカップルと未成熟（未成年）の子どもに限定している（子どもの年齢には差異がある）とともに、扶養が保護に優先することを前提とはしていない。

　昔から続く扶養義務の枠組みと、核家族化・単身化など多様化する家族の形態の現実との矛盾をどのように解消すべきなのか。生活保護と扶養義務の関係の再構築が急務である。

第4章 生活保護制度の運営実施体制と多職種連携

生活保護の決定や実施の事務は、
国から地方自治体の首長に法定受託事務として委任され、
さらに福祉事務所に委任されて実施されている。
つまり、生活保護の実施や決定には、
国や都道府県や市町村がかかわっているのである。
また、要保護者が抱える生活問題は非常に多岐にわたっている。
そのため、生活保護の実施にはいろいろな関係機関や
関連専門職などと協力・連携していくことになる。
本章では、生活保護制度にかかわる組織や団体、
職種の役割や、それらの連携のあり方、
そして福祉事務所の組織体制などについて整理する。

1. 生活保護における組織および団体の役割と実際

地方分権一括法
正式名称「地方分権の推進を図るための関係法律の整備等に関する法律」。地方自治法と関連法を見直し、国と地方は対等な関係であることを示した。これによって機関委任事務、団体委任事務および固有事務の区分が廃止され、法定受託事務と自治事務に区分された。

法定受託事務
地方自治体が行う事務のうち、国や他の自治体から委託されて実施する事務。法定受託事務は第1号と第2号に分かれ、第1号は本来国がすべき事務を自治体が受託するものである。第2号は市町村が都道府県から委託されて実施する事務である。

自治事務
法定受託事務以外の事務。

ここでは生活保護制度における組織および団体のそれぞれの役割、実際を見ていきたい。

生活保護の実施責任は国にある。しかしその具体的な生活保護の決定・実施に関する事務は、都道府県知事、市長、福祉事務所を設置する町村の長に法定受託事務として委託される。そのため実際には、都道府県知事、市長、福祉事務所を設置する町村の長が保護の実施機関となり、さらに福祉事務所（福祉に関する事務所）の福祉事務所長に委任される形で実施されている（図4-1）。なお1999（平成11）年制定の地方分権一括法によって、最低生活保障に関する事務は法定受託事務となり、相談援助に関する事務は自治事務となった。

図4-1　生活保護の実施体制

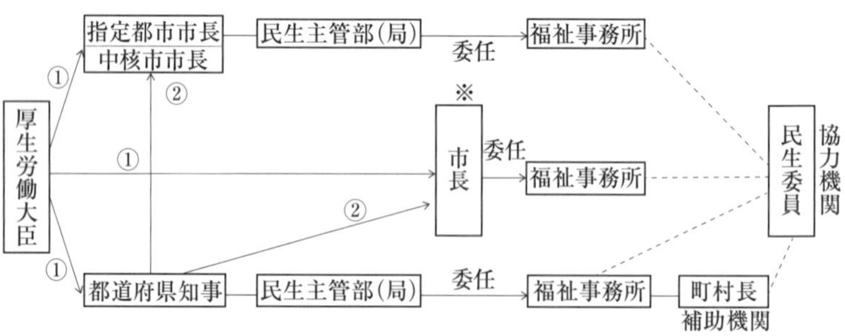

①法定受託事務の委託、監査指導、技術的助言・勧告、是正の指示等
②監査指導、技術的助言・勧告・是正の指示等
※福祉事務所を管理する町村長は市長と同一の扱いとなる。
出典）生活保護制度研究会編『生活保護のてびき　平成30年度版』第一法規, 2018, p.35. を一部改変。

国家責任の原理

技術的助言・勧告、是正の指示
地方自治法に規定される国や都道府県が地方自治体に対して関与する形態のこと。技術的助言・勧告は、行政上の取扱いの統一性を持たせるために客観性、妥当性、または措置を実施するよう促す。是正の指示は、違法または著しく不適正と認められるときに具体的な措置を講ずることを求めること。

A. 国の役割

生活保護は、国家責任の原理により国の直接責任において実施される。国は生活保護行政運営全般のための企画、調査、事務監査（監査指導）や保護の基準を定める等の業務を遂行する責任を負っている。国は保護の決定・実施、その他保護に関する事務を法定受託事務として委託するほか、技術的助言・勧告、是正の指示を行っている。

国は「国家行政組織法」（昭和23年法律第120号）3条2項に基づき、厚生労働省を設置している。そのため生活保護法を所管する国の機関は厚

生労働省である。厚生労働省は、「国民生活の保障及び向上を図り、並びに経済の発展に寄与するため、社会福祉、社会保障及び公衆衛生の向上及び増進並びに労働条件その他の労働者の働く環境の整備及び職業の確保を図ることを任務」とする行政機関である（厚生労働省設置法3条）。

厚生労働省において生活保護に関する事務は、省の内部部局である社会・援護局に所掌され（厚生労働省組織令11条4号）、①保護課（生活困窮者その他保護を要する者に対する必要な保護に関する事務〔厚生労働省組織令102条1号〕）、②保護課自立推進・指導監査室（都道府県知事および市町村長が行う生活保護法の施行に関する事務についての監査およびこれに伴う指導に関する事務〔厚生労働省組織規則59条2項〕）に分掌されている。

また生活困窮者自立支援対策として、社会・援護局地域福祉課生活困窮者自立支援室がある（厚生労働省組織規則60条5項）。生活困窮者自立支援室は、生活福祉資金の貸付事業、生計の途がなく、一定の住居を持たない者で、野外において生活している者の保護および更生、保護課や他局の所掌に属するものを除いた生活困窮者の自立支援に関する企画・立案・調整を行う。

厚生労働省

保護課

保護課自立推進・指導監査室

社会・援護局地域福祉課生活困窮者自立支援室

B. 都道府県の役割

都道府県（指定都市、中核市）は、知事（市長）の権限に属する事務を分掌させるための部局を条例で設置している。その部局に属する分課において生活保護を主管する課では以下のような事務を行っている。

①市長ならびに福祉事務所を設置する町村の長に対する事務監査（生活保護法23条）、②社会福祉法人、日本赤十字社が設置する保護施設の認可（同41条2項）、③保護施設に対する運営指導・立入検査・改善（同43条〜45条）、④医療扶助を担当する医療機関の指定および取消し（同49条・51条）、⑤指定医療機関に対する被保護者の医療についての指導（同50条2項）、⑥指定医療機関の診療内容の審査および診療報酬額の決定（同53条1項3項）、⑦指定医療機関の診療内容等についての報告、立入検査（同54条）、⑧介護扶助を担当する介護機関の指定等（同54条の2）、⑨保護の決定・実施に関する処分、就労自立給付金の支給に関する処分についての不服申立て（審査請求）に対する裁決（同65条）、⑩生活保護関係予算の編成と執行、⑪医療扶助審議会の運営に関する事項等である。

また指定都市、中核市は、生活保護法84条の2（「大都市等の特例」）

指定都市
人口50万人以上を要件に政令で指定され市のこと。地方自治法252条の19第1項に規定される。

中核市
人口20万人以上を要件に政令で指定され、原則的に政令指定都市に移譲される事務を処理する。なお福祉に関する事務には、指定都市と同様の特例が設けられている。地方自治法252条の22第1項に規定される。

大都市等の特例

によって都道府県が処理することとされている事務のうち政令で定めるものを処理することとなっている（生活保護法施行令10条の2、地方自治法施行令174条の29・174条の49の5）。

C. 市町村と民生委員の役割

［1］市（特別区）

市長・区長は保護の決定・実施に関する事務を法定受託事務として実施する。実際には福祉事務所長に委任される。そして国や都道府県から生活保護の事務監査（監査指導）、技術的助言・勧告、是正の指示を受ける。なお福祉事務所を設置している町村の長は市長と同じ扱いとなる。

特別区
東京都23区を指す、基礎的な地方自治体である（地方自治法281条）。

［2］福祉事務所を設置しない町村

福祉事務所を設置していない町村長は、生活保護の実施機関とはならない。その役割は都道府県知事が担うこととなる。しかしながら福祉事務所を設置していない町村長は、保護の実施機関（または福祉事務所）が行う保護事務の適正ならしめるため以下のことを行うものとされている。

①急迫保護における応急処置を行う。町村区域内で特に急迫した事由により放置できない状況にある要保護者に対して、応急処置として必要な保護を実施する（生活保護法19条6項）。②要保護者の発見・通報等を行う。要保護者を発見、被保護者の生計その他の状況の変動を発見した場合、速やかに保護の実施機関または福祉事務所長に通報する（同19条7項1号）。③保護の開始・変更の経由であり、保護の開始または変更の申請を受け取った場合、これを保護の実施機関に送付する（同19条7項2号、また保護の開始または変更申請は、同24条10項により、福祉事務所を設置していない町村の長を経由してもできる）。④保護の実施機関または福祉事務所長から求められた場合、被保護者等に対して保護金品を交付する（同19条7項3号）。⑤保護の実施機関または福祉事務所長から求められた場合、要保護者に関する調査を行うこと（同19条7項4号）となっている。

民生委員
民生委員は、社会奉仕の精神をもって常に住民の立場に立って相談・援助、社会福祉の増進に努める役割を担っている（民生委員法1条）。2000（平成12）年の民生委員法の改正によって、改正前に規定されていた「名誉職」規定を削除し、無給（「給与を支給しない」）という性格を明確にした（同10条）。

［3］協力機関としての民生委員の役割

民生委員法（昭和23年法律198号）で定められる民生委員は生活保護法22条において「市町村長、福祉事務所長又は社会福祉主事の事務の執行に協力するもの」とされている。民生委員は、市町村長、福祉事務所長または社会福祉主事の事務の執行に協力するものとされている。

D. ハローワークの役割

　昨今の社会経済情勢の影響を受け、失業等に生活保護に至る人びとが急増している。このような課題に対応するため生活保護受給者への就労・自立支援の強化が図られてきた。そこでここでは、就労・自立支援の役割を担うハローワークを生活保護制度と生活困窮者自立支援制度との関連で見ていく。

[1] ハローワークの役割

　ハローワーク（公共職業安定所）は、厚生労働省都道府県労働局の第一線機関であり、「公共職業安定所は、職業紹介、職業指導、雇用保険その他の法律の目的を達成するために必要な業務を行い、無料で公共に奉仕する機関」と規定され設置されている（職業安定法 8 条）。ハローワークの主な所掌事務は、①職業紹介（職業相談・紹介業務・求人受理・開拓業務など）、②雇用保険（雇用保険適用、失業認定・給付業務など）、③雇用対策（障害者・高年齢者雇用企業指導業務、助成金業務など）などである。ハローワークは雇用のセーフティネットとしての役割を担っており、就職希望者（フリーターなどの若者、障害者、生活保護受給者、高齢者など）への支援を進めている。

[2] ハローワークとの連携による就労支援の強化

　これまで雇用・労働政策は国の政策という意識が地方自治体には強く根付いていた。そのため国も地方自治体に対して雇用・労働政策の権限委譲を行ってきた。そのような中、生活保護の就労支援や生活困窮者自立支援制度によって地方自治体の就労支援のあり方が変化してきた。

　ハローワークと福祉事務所との就労支援の連携は、2005（平成 17）年 4 月に生活保護受給者および児童扶養手当受給者へ個別的な就労支援を行うため生活保護受給者等就労支援事業で行われた。この事業は生活保護の自立支援プログラムにも活用できる。

　2007（平成 19）年 12 月からは、「福祉から雇用へ」支援事業が実施された。これらによって生活保護受給者・生活困窮者を対象として、ハローワークと福祉事務所などの地方自治体とが連携し、支援チームによる一貫した就労支援、サポートを展開した。なおこの支援事業はハローワークと福祉事務所等の地方自治体との間で協定が策定・締結され、①支援の対象者、②対象者数、③目標、④支援手法、⑤両者の役割分担などを行い積極的な就労支援が実施された。

ハローワーク（公共職業安定所）
ハローワークでは一般職業紹介のほかに、若者への就職支援として①大学等と連携をした「新卒応援ハローワーク」、②フリーター等の正規雇用化の促進として「わかものハローワーク」などがある。子育ての女性等の就職支援として「マザーズハローワーク」「マザーズコーナー」、高齢者や障害者等の就職支援としてそれぞれ専門窓口を設置し支援している。

職業安定法

生活保護受給者等就労支援事業

自立支援プログラム

「福祉から雇用へ」支援事業

またこの間、主に2011（平成23）年に「生活保護制度に関する国と地方の協議　中間とりまとめ」や2012（平成24）年の社会保障制度改革推進法、2013（平成25）年の社会保障審議会「生活困窮者の支援の在り方に関する特別部会報告書」などは、ハローワークと地方自治体との就労支援の抜本的強化、切れ目のない就労を通じた社会参加と就労意欲喚起の支援、生活保護と生活困窮者対策の総合的な取組みなどを示していた。

これらを踏まえ、「福祉から雇用へ」支援事業を抜本的に強化し、新たに2013（平成25）年からは「生活保護受給者等就労自立促進事業」が実施された。この事業では、生活保護受給者や生活困窮者等を対象にして、ハローワークと福祉事務所等の地方自治体との相談窓口や巡回の強化などを行いワンストップ型の就労支援体制を整備すると同時に、生活保護受給者、生活困窮者の早期支援の強化、ハローワークが把握する支援対象者の就労活動に関する福祉事務所などへの情報提供、求職活動状況の共有化、求職支援者訓練への参加に向けた基礎学力などの習得支援、就労支援、支援者へのフォローアップなどの取組みを強化していく。そのためハローワークと福祉事務所などの地方自治体がさらに連携体制を強化し、国と地方の業務の一体的実施の成果を踏まえ創設されたのである。

［3］ハローワークと生活困窮者自立支援制度、改正生活保護との関係

生活困窮者自立支援制度の「自立相談支援事業」において、就労その他自立に関する相談支援を実施し、生活保護法に新たに創設され2015（平成27）年7月施行された「被保護者就労支援事業」（生活保護法55条の7）と連携して、連続的な支援を行うことが重要とされている。そして生活困窮者自立支援法では生活困窮者の雇用の機会の確保を定めている。

またハローワークが実施主体である求職者支援制度と、生活困窮者自立支援制度との関連では、生活困窮者の就労支援を個々の段階に応じて連続的に行うために適切な役割分担のもとで実施される。双方に共通する制度的主旨は、雇用を通じた第1のセーフティネットと生活保護等の第3のセーフティネットの間の第2のセーフティネットとして機能することである。

2018（平成30）年に改正された生活困窮者自立支援法では、生活困窮者に対する包括的な支援体制の強化として、就労準備支援事業と家計改善支援事業を自立相談支援事業と併せた一体的実施を促進している。

以上のように生活保護受給者などの就労支援が抜本的に強化されてきた。そのような中でハローワークと一体となった就労支援は、生活保護受

被保護者就労支援事業

雇用の機会の確保
生活困窮者自立支援法では、雇用の機会の確保を定めている。具体的には、ハローワークは求人に関する情報の収集および提供、生活困窮者を雇用する事業主に対する援助その他の必要な措置を行うように努める（生活困窮者自立支援法17条3項）。ハローワークは、無料の職業紹介事業を行う都道府県等が求人に関する情報提供を希望するときは、都道府県に対して求人に関する情報を電磁的方法等で提供するものとされている（同17条4項）。

求職者支援制度
求職者支援制度とは、雇用保険を受給できない求職者に対し、①無料の職業訓練（求職者支援訓練）を実施、②本人収入、世帯収入および資産要件等、一定の支給要件を満たす場合は、職業訓練の受講を容易にするための給付金（職業訓練受講給付金）を支給、③ハローワークが中心となり就職支援を実施し安定した就職を実現するための制度のこと。

給者や生活困窮者の社会参加と自立の促進、貧困の連鎖の防止の観点から
重要な役割を担っている。

2. 専門職の役割と実際

［1］現業員の役割と実際

　現業員は生活保護法の目的である「最低限度の生活の保障」と「自立の
助長」を実現するための役割を担っている。そのため社会福祉法15条1
項では、福祉事務所には現業員（現業を行う所員）を配置することを規定
している。現業員の職務は、「所の長の指揮監督を受けて、援護、育成又
は更生の措置を要する者等の家庭を訪問し、又は訪問しないで、これらの
者に面接し、本人の資産、環境等を調査し、保護その他の措置の必要の有
無及びその種類を判断し、本人に対して生活指導を行う等の事務」を行う
こととされている（社会福祉法15条4項）。また現業員は社会福祉主事で
なければならない（同15条6項）。なお現業員は職務専従の規定がある
が、本来の職務に支障がない限り、他の事務を行うことができる（同17
条）。

　生活保護の運用や相談援助に携わる現業員は、生活保護法21条による
と社会福祉主事となり、都道府県知事または市町村長の事務の執行を補助
する。

　これらの現業員の職務は、社会福祉法15条4項の生活指導にあたる。
このような職務内容は生活保護では、生活保護法27条の「指導及び指
示」にあたる。そのため現業員は、被保護者に対して生活の維持・向上、
その他保護の目的に達成するように必要な指導・指示を行う（生活保護法
27条1項）。そして被保護者が指導・指示に従わない場合は、保護の変
更、停止、廃止の措置をとることができる（同62条3項）。この措置をと
る場合は被保護者に対して弁明の機会を設けなければならない（同62条
4項）。このような指導・指示を行う場合、適切で慎重でなければならな
い。そのため指導・指示を行う場合、被保護者の自由を尊重し必要最低限
にとどめ（同27条2項）、被保護者の意に反して指導・指示を強制し得る
ものと解釈してはならない（同27条3項）と示されている。

　生活保護の現業員の多くは、面接員（面接相談員）と地区担当員で福祉
事務所に配置されている。面接員はインテーク（受付・受理面接）を担当

現業員
慣例的に現業員は、ケー
スワーカーと呼ばれる。

生活保護法27条「指導
及び指示」

面接員（面接相談員）

する。面接員は単に生活保護の申請・受理のみを担うばかりではなく、生活に困窮する人びとや関係者から幅広く相談に応じ、生活保護を含めたさまざまな社会資源の活用や支援などをする。主な職務は①相談者や関係者から生活困窮状況をよく聞き、主訴を明らかにすること、②生活保護法の趣旨、受給要件、手続きなどを説明すること、③生活保護申請意思の確認や手続きの支援、④他の社会資源の紹介など、⑤申請書類などの回付、地区担当員への引き継ぎ業務などである[1]。

地区担当員

地区担当員は、保護の決定・実施について調査、決定手続き、被保護者への相談援助、指導・指示、家庭訪問などを行う。地区担当員の主な職務は、①申請時訪問、定期訪問などの訪問調査、②資産・収入・関係先調査などの各種調査、③保護台帳、決定調書などのケース記録の作成、④援助（処遇）方針や援助課題の設定・作成、⑤援助方針に則った相談援助、自立支援などである[2]。

このように生活保護の運用・相談援助に携わる現業員は、生活保護に関する知識のみならず、相談援助（ソーシャルワーク）における知識、スキル、価値・倫理を身に着けなければならない。

［2］査察指導員の役割と実際

査察指導員

査察指導員とは、社会福祉法15条の1項において福祉事務所に「指導監督を行う所員」のことである。査察指導員は、福祉事務所長の指導監督を受け、現業員の担う事務に対して指導監督の役割を担っている（同15条3項）。なお査察指導員は社会福祉主事でなければならない（同15条6項）。査察指導員は職務遂行に支障がない場合、福祉事務所長が査察指導員を兼務することが認められている（同15条ただし書き）。

スーパービジョン
スーパービジョンを行う人をスーパーバイザー、受ける人をスーパーバイジーという。査察指導員が現業員にスーパービジョンを行う場合、スーパーバイザーは査察指導員となり、スーパーバイジーは現業員となる。

査察指導員は、現業員が行う現業活動に対してスーパーバイザーとしてスーパービジョンを通して支えていく役割・業務を有している。スーパービジョンの機能として①管理的機能は、業務の管理・円滑化をする働きがある。②教育的機能は、現業員に対して専門的な知識、スキル、価値・倫理を教え、専門職としての成長を促すことである。③支持機能は、現業員の抱える不安やディレンマについて共感的態度を示し、助言・指導などを通じて現業員ならびに現業活動を支えることである。

ディレンマ・倫理的ディレンマ（dilemma・ethical dilemma）
相反する複数の価値や倫理的根拠などに板挟みになり専門職者として葛藤すること。援助方針や相談援助活動がディレンマにより困難になる場合もある。

これらのスーパービジョンを含め査察指導員の主な業務は、①現業活動の実施方針の策定、②円滑で能率的事務処理方針の確立、③職員の手続き過程における形式、適格性の審査、④相談援助や業務を適正にするための職員に対する指導・助言、⑤社会資源、関係機関との連絡調整による現業活動の機能の向上などである[3]。

また生活保護業務に対してストレスを感じている現業員が多いことから
スーパービジョンは、現業員の燃え尽き症候群を予防・防止する観点から
も重要な役割を担っている。

［3］社会福祉主事とは

生活保護にかかわる業務は福祉事務所が実施機関となり（生活保護法
19条）、具体的な制度の運用実施や相談援助には社会福祉主事が補助機関
として携わる（同21条）。そのため社会福祉主事は、知事、市長、所長の
「事務の執行の補助」という形で事務（行政処分）にあたることとなる。

社会福祉主事とは、社会福祉法第18条・19条に規定された任用資格で
ある。任用資格とは公務員が特定の業務に任用された場合に必要となる資
格のことである。社会福祉主事は地方公共団体の職員（事務吏員または技
術吏員）としての身分を有し、以下のような条件を備えたものを任用す
る。その要件とは①20歳以上のものであること、②人格が高潔で思慮が
円熟し、社会福祉に熱意を有する者であること、③次のいずれかに該当す
ること⑦大学等で厚生労働大臣の指定する社会福祉に関する科目を修めて
卒業した者、④都道府県知事の指定する養成機関または講習会の課程を修
了した者、⑤社会福祉士、⑤厚生労働大臣の指定する社会福祉事業従事者
試験に合格した者、⑦前4つに掲げる者と同等以上の能力を有すると認め
られる者として厚生労働省令で定める者である（社会福祉法19条）。この
省令で定めている者には、精神保健福祉士や⑦の科目を習得して大学院に
入学が認められた者である（同法19条5号・社会福祉法施行規則1条の
2）。

なお社会福祉主事を「三科目主事」と慣例的に言う場合があるが、それ
は⑦の「大学等において厚生労働大臣の指定する社会福祉に関する科目を
修めて卒業した者」で、社会福祉概論や公的扶助論等34科目のうち三科
目以上の履修としているためである（厚生省告示153号）。

現在、社会福祉主事資格の取得率は、現業員で82%、査察指導員で
82.7%である[4]。すべての現業員・査察指導員が資格を取得していないの
が現状である。そのため生活に困窮する人びとのニーズが複雑・増大化す
る中で生活保護行政の運営全体の能率化、専門性向上のためにも有資格者
率を引き上げることが必要である。

燃え尽き症候群（バーン
アウトシンドローム：
burnout syndrome）
心身の極度の疲労によっ
て突然意欲を失い社会に
適応できなくなってしま
うこと。

社会福祉主事

補助機関

3. 多職種・他機関等連携

A. 多職種・他機関等連携の意義と必要性

　前節で述べてきたとおり、近年福祉事務所を取り巻く環境は大きく変化している。要保護者・受給者への支援が、福祉事務所で完結するとは限らない。おのずと多職種・他機関等の連携がなければ、支援は不可能となっている。では、この連携の意義と必要性に関して改めて4つの点から述べることとしよう。

他方他施策の活用

　まず、1点目として生活保護法4条の「補足性の原理」での他方他施策の活用が挙げられる。これは、制度から多職種・他機関等との連携が要請されているものといえよう。福祉事務所のケースワーカーは、生活保護のみならず利用できる支援策を幅広く理解し、専門知識を体得しておく必要がある。そうなれば、福祉事務所に限らず他機関での取組みなどを理解しなければ、当事者への支援は不十分となるだろう。

　2点目は、生活保護での8つの扶助である。扶助が示しているとおり、当事者が抱える生活上の諸課題は多岐に渡る。ワーカーは多くの諸課題に個別に対処していかなければならない。ところが、ケース数の増大が進む中、それを個人の力量ですべてをカバーすることは限界が生じる。必然的に多職種との連携・協働が不可欠となる。

自立支援プログラム

生活困窮者自立支援制度

　3点目は、自立支援プログラムおよび生活困窮者自立支援制度導入の背景である。自立支援プログラム導入以前の生活保護行政では、しばしばケースワーカー個人の経験・努力に依存した支援を行っていた。しかし、これにも限界がある。前述した現業員および査察指導員の社会福祉主事資格取得率は、必ずしも100%ではなく、専門性という力量で課題が存する。また、自治体により例外はあるものの、福祉事務所のケースワーカーは、数年ごとに異動が生ずるため、職員が定期的に入れ替わる構造となっている。他方、受給者の抱える生活問題は、長いスパンで支援を必要とするケースも多い。そう考えると、個人の努力や経験では、受給者の自立支援に効果的ではないという反省があった。個人の力量をカバーし、チームとして支援にあたる力量を増やす上でも「多」職種との連携は必然となったのである。2015（平成27）年より本格的に始まった生活困窮者自立支援制度によって、この流れはますます加速している。

4点目は、1章ですでに述べた「社会的排除」問題が明らかにしているように、当事者は実にさまざまであり、複合的なニーズを抱えている。1人としてまったく同じケースは存在しない。その対応に福祉事務所単体で取り組むには大きな限界が生じる。そうなれば、「多」職種「多」機関との連携が必要となるのである。

以上のことから、支援者はある一部の支援策のみ理解すれば事足りるものではないことは明白であろう。生活保護制度によってまず最低限度の生活保障を行った後に、当事者の「自立」生活の一歩をそして国民の「暮らし」を支えることができるようにすることが支援者として求められる。生活保護制度単体で考えるのではなく、また、福祉事務所やワーカーの個人的努力によって当事者を支えようとするのではない。「多」施策を複合的に活用することで「多」職種との多角的連携が求められているのである。

B. 保健医療との連携

2016（平成28）年度の生活保護被保護実人員は、214万5438人であった。そのうち医療扶助を受給している人を表す医療扶助人員は、176万9543人となっている。医療扶助人員を被保護実人員で割ると82.5％となる。生活保護受給者の82.5％は単給もしくは併給で医療扶助を受給していることとなる。医療扶助人員は、1985（昭和60）年度に約90万人で推移し、1995（平成7）年度に約67万9000人とやや減少したその後増加に転じている。2002（平成14）年度に初めて100万人を超え現在の数値となっている。これには人口の高齢化などに伴う国民の疾病構造の変化や有病率の上昇などが深くかかわっていると考えられる。

被保護世帯を世帯類型別に確認すると、2016年度で高齢者世帯51.4％、傷病・障害者世帯が26.4％、その他世帯16.1％、母子世帯6.1％となっている。厚生労働省「被保護者調査」に依拠すると、これらの世帯で働いている者のいない世帯の割合は2016（平成28）年度で83.9％となっている。このように非稼働世帯が大多数を占める中で、年齢にかかわらず何らかの治療が必要な人がいることは容易に想像できる。したがって、医療や保健との連携の必要性は明らかである。

実際保護行政では、受給者への定期的な家庭訪問とあわせて疾病者については医療機関への訪問調査が実施されている。具体的な病状把握は、医師を通じて個別に行われる。その際かかわりとして重視されるのは各病院の「医療相談室」などに配属されている医療ソーシャルワーカー（MSW）との連携である。MSWに限らず保健師や地域包括支援センター、医療保

医療ソーシャルワーカー

険機関の多職種との連携なしには、受給者の個別援助は不可能であるといえよう。

この際の連携は、お互いが協力することのみではない。受給者がよりよい生活を維持、向上できるように関係者間の協力、協働を行っていくことを意味する。多職種がそれぞれ専門性をもっていることを考えれば、生活保護のケースワーカーは連携のためのキーマン、プランナー、コーディネーターとして、多職種同士をつなげる接着剤としての役割を担うことが求められるのである。

C. 労働分野における連携

労働形態の変化、非正規雇用の増加、ワーキングプア（働く貧困層）の増加などにより、生活保護受給者の割合で近年増加傾向にあるのは「その他世帯」である。生活保護受給で生活の安定を図り、そこから本人の就労支援を図ることは受給者の「自立」生活を支援するうえで大切な側面である。前節で述べたが、近年は自立支援プログラム開始後さまざまな対策が打ち出されつつある。ここでは、先程述べたほかに行われている対策を述べることとしたい。まず、経済的自立を目指すプログラムとして、全国的におおよそ同じ手順で福祉事務所とハローワークが連携して行う「就労支援活用プログラム」がある。

就労支援ナビゲーター

2005（平成17）年4月からスタートしたこのプログラムは、福祉事務所のケースワーカーとハローワークに設置した「就労支援ナビゲーター」が協働して就労支援チームを結成し、受給者に応じた就労支援のプランを作成、面接、個別指導などにあたる。就労支援ナビゲーターは現在「就労支援コーディネーター」も兼務している。ハローワークの就労支援ナビゲーターが受給者ごとに担当者を決めて対応するのが特徴である。①公共職業訓練の受講斡旋、②トライアル雇用の活用、③民間の教育訓練講座を生業扶助の活用で受講、④職業相談・紹介、が主に実施される。ここには、就労支援ナビゲーターによるコーディネーターとしての支援も欠かせないものとなっている。

生活保護受給者等就労支援事業

「福祉から就労」支援事業

ほかにも同年4月からは地方自治体とハローワークが連携して、就労能力と意欲を一定以上有している生活保護受給者と児童扶養手当受給者に対して「生活保護受給者等就労支援事業」が実施されている。さらに積極的な就労支援を行うために地方自治体とハローワークがお互いの役割分担、支援対象者数、事業目標等を明記した協定を締結して就労支援を実施する「福祉から就労」支援事業が2011（平成23）年度から実施されている。

2012（平成24）年度からは就労支援ナビゲーターの増員、福祉事務所等への積極的な訪問などによる生活保護申請前からの支援を行うことにより、就労支援が強化され実施に移されている。

ほかには、すぐには就職に結びつきにくい者を対象として①生活のリズムづくりなどの就労の際求められる基本的な日常生活習慣の改善支援、②就労に結びつきやすい基礎技能の習得、就労に必要な基礎能力の習得、③就労に結びつきやすい職種等に特化した個別求人開拓等を行う「日常・社会生活及び就労自立総合支援事業」が2012年度より開始された。

2015（平成27）年度から始まった生活困窮者自立支援制度では「自立相談支援事業」が必須化され、これまで行われてきた各制度と併せてさらなる拡充が図られている。これらの施策を円滑に行う上でも、多くの支援団体との協働による支援を進めることが肝要である。

D. その他の連携

生活保護受給者は先述したとおりさまざまな年齢層で構成されている。その結果として個々の「自立」生活もニーズも異なる。ケースワーカーや福祉事務所単体ですべての「自立」生活に向けた支援を行うには限界が生じるのである。そこで、今後の生活保護のあり方を考えるうえで「生活保護受給者の社会的居場所づくりと新しい公共に関する研究会」（2010〔平成22〕年）では「社会的な居場所づくり」の必要性に言及して「新しい公共」の必要性を議論している。これまでの行政（官）が担う「公共」から行政（官）＋民（民、非営利、営利）による「新しい公共」による考え方、しくみへの転換が進んでいる。行政と民間のそれぞれの強みを生かし、有効に組み合わせることによって、貧困・低所得者への支援を目指すのである。これは必然的に「多」職種連携の必要性を説くものであろう。

この「民」にはボランティア、住民組織、社会福祉法人、NPO、企業などに加え、生活保護受給者や元受給者も含まれることに留意する必要があろう。北海道釧路市の「自立支援プログラム」では、生活保護受給者、元受給者を単に支援を受ける人として捉えるのみではなく、支援する側にまわる人としても視野に入れている。当事者からの協力も含めて支援する試みが今後より活発となることが予想される。

「新しい公共」からのアプローチとしては、2011（平成23）年度に「社会的な居場所づくり支援事業」が91自治体で開始された。生活保護受給世帯の子どもに対する学習支援や、生活保護受給者への社会参加・ボランティア活動などの機会提供などの取組みが行われている。2012（平成

日常・社会生活及び就労
自立総合支援事業

自立相談支援事業
生活困窮者自立支援法で行われる必須事業の1つ。生活保護に至る前の段階の自立支援を強化するため、生活困窮者に対し以下の支援を実施している。
①就労の支援その他の自立に関する問題についての相談対応を行う
②生活困窮者の抱えている課題を評価・分析し、そのニーズを把握する
③ニーズに応じた支援が計画的に行われるよう、自立支援計画を策定する
福祉事務所設置自治体が実施主体となっている。

生活保護受給者の社会的
居場所づくりと新しい公
共に関する研究会

新しい公共

社会的な居場所づくり支
援事業

24）年度からは子どもの学習支援の側面から高校進学に向けた学習支援、高校進学者の中退防止のための居場所の提供、家庭訪問・養育相談などのアウトリーチ支援の取組みが強化されている。この施策は、生活困窮者自立支援法では、「学習支援事業」として任意事業ではあるが、実施されている。2016（平成28）年度で423自治体（47％）で実施中である。

社会的包括ワンストップ相談支援事業　　また、2011年度には「社会的包括ワンストップ相談支援事業」が社会的包括サポートセンターを実施主体として開始された。24時間365日電話相談窓口が置かれ、生きづらさ、暮らしづらさを抱える人びとの悩みを受けると同時に、面接相談や同行支援事業も行われている。福祉事務所単体ではなく幅広い支援団体からの複合的なサポートによって支援体制を確立する取組みが続けられている。

　その他、連携先としては、社会保険事務所、労働基準監督署、家庭裁判所、警察署、消防署、ガス会社、電力会社、水道事業所等も利用者の生活情報を得るという観点からはケースに応じて活用することとなる。

　司法との連携も欠かせないことも記さなければならない。これまでは不服申立ての件数の少なさもあいまって生活保護の争訟件数も少なかった。それは受給者や要保護者が裁判に訴えようとした場合の支援体制が乏しかったことも原因として考えられる。だが、近年生活保護の争訟件数は増加

生活保護裁判連絡会　　傾向にある。これは生活保護裁判連絡会、反貧困ネットワーク等々の活動によるところが大きい。この活動の主体は弁護士等の司法関係者が中心と

法テラス　　なっている。司法との連携という観点からは、法テラスによる支援活動も注目すべきものである。要保護者等の権利擁護として今後ますます期待される。

E. 連携の留意点

　「多」職種との連携が生活保護行政で重要であることを述べたが、ここで連携時の留意点を若干指摘したい。

　関係機関・関連専門職は、自らの業務をこなしながら、「多」職種との連携を図る。ただし、多忙などを理由に時にお互いが「利用者の相談を押しつけ合う」という最悪の事態になるおそれがある。そこで連携を図る際には、次の3点に気をつけなければならない。

　　①自分の仕事を相手にどの程度伝えているのか、機関の役割や機能をお互いに理解した上で連携・協働が図られているのか

　　②相手とどの部分に関して連携・協働するのかを相互に確認する

　　③情報の共有化、課題の共有化、相談の総合化を図っているか[5]

各機関がお互いの役割をどれだけ理解した上で連携を図るか。今後連携なしに支援はできないことを考えれば、上記の点に留意した上で関係構築が図られる必要があるだろう。

4. 福祉事務所の役割と実際

A. 福祉事務所の組織体制

［1］ 福祉事務所の設置

福祉事務所は、生活保護業務を担う重要な機関である。この機関について詳しく見てみよう。福祉事務所に関することは主に社会福祉法で書かれている。これは社会福祉とは何かを規程する法であり、福祉事務所も、社会福祉の制度を運用している。よってその組織は何をする所かを書いているのは主に社会福祉法であると考えるとよい。都道府県および市（特別区）に設置義務があり（社会福祉法14条1項）、町村は設置することができる（任意）とされている（同条3項）。

町村の福祉事務所については、一部事務組合または広域連合を設けて、前項の事務所を設置することができる（同条4項）。また、設置（廃止）は会計年度の始期または終期に限定されている（同条7項）とともに、都道府県知事と協議しなければならない（同条8項）。

なお、社会福祉法上「福祉事務所」ではなく、これを規定している第3章は「福祉に関する事務所」という用語を用いており、14条および「福祉地区及び福祉事務所設置条例（準則）について」（1951〔昭和26〕年社乙発第104号）から、福祉地区（所管区域）、名称、位置などについては、設置する自治体が条例で規定することとされている。したがって、「○○福祉事務所」のほか、「社会福祉事務所」「福祉センター」「福祉保健センター」などの名称が使用されている例も少なくない。

また、社会福祉法制定当時は、市町村数が1万を上回り、財政状況、組織確保に課題のある自治体も多かったことから、制定時の附則に福祉に関する事務所に関する経過規定がされ、都道府県は、当分の間、14条1項の規定にかかわらず、地方自治法155条1項の規定による支庁または地方事務所に、14条5項に定める事務を行う組織を置くことができる（附則7項）、事務所の長は、当分の間、16条の規定にかかわらず、当該都道府県

特別区
地方自治法281条の規定による特別地方公共団体。基礎的な地方公共団体として、都が一体的に処理するものとされているものを除き、一般的に、市町村が処理するものとされている事務を処理する。

一部事務組合、広域連合
地方自治法284条の規定による。一部事務組合は、普通地方公共団体および特別区が、その事務の一部を共同処理するため、その協議により規約を定め、総務大臣または都道府県知事の許可を得て設けることができる。広域連合は、普通地方公共団体および特別区が、その事務で広域にわたり処理することが適当であると認めるものに関し、広域にわたる総合的な計画を作成するなどし、総務大臣または都道府県知事の許可を得て、設けることができる。

社会福祉法制定時の附則9項
この規定は、1996（平成8）年法律第107号による改正時に削除されている。したがって、ここでの16条は服務専従規定を指す。

または市町村の福祉に関する事務をつかさどる他の職を兼ねることができる（附則9項）といった経過措置が規定された。このため、都道府県の出先機関の1つが福祉事務所といった例、市の民生主管部門の長や都道府県の出先機関の長が福祉事務所長も兼職し、市や都道府県の行政機関が福祉事務所でもあるという例などの設置形態が見られるようになった。「二重構造は現在でも多くの市で見られ、利用者は市役所内の「福祉事務所長」名で通知が来るが、市役所のどこへ行っても「福祉事務所」の看板をかかげた建物やフロアはなく、「福祉事務所長」なる肩書きの役職者もいないという、住民からは理解しがたい事態となっている」[6]との指摘もある。

［2］福祉事務所の組織

指導監督を行う所員
「査察指導員」「スーパーバイザー」などと呼ばれる。

現業を行う所員
「現業員」「ケースワーカー」「地区担当員」などと呼ばれる。

福祉事務所の組織は、①所長、②指導監督を行う所員（以下、「査察指導員」）、③現業を行う所員（以下、「現業員」）、④事務を行う所員（以下、「事務員」）を置かなければならないとされている（社会福祉法15条1項）。査察指導員と現業員は、社会福祉主事でなければならない（同条6項）。なお、職務遂行に支障がない場合、所長が査察指導員を兼務することが可能である（同条1項ただし書）が、この場合も社会福祉主事であることが求められる。ただし、現状は先述のとおり、査察指導員、現業員のすべてが社会福祉主事有資格者ではない。この要因は後に説明する。

査察指導員、現業員および事務員は所長の指揮監督を、所長は都道府県知事または市町村長の指揮監督をそれぞれ受けることとされており（同条2項～5項）、行政の組織的な決定により実施するという考え方をとっていることがわかる。

身体障害者福祉司
（身体障害者福祉法11条の2、12条）

知的障害者福祉司
（知的障害者福祉法13条・14条）

老人福祉指導主事
老人福祉法6条の3「老人福祉法の施行について」（1963〔昭和38〕年厚生省発社第235号）

家庭児童福祉主事
「家庭児童相談室の設置運営について」（1964〔昭和39〕年厚生省発児第92号）別紙（家庭児童相談室設置運営要綱）第5

福祉五法

福祉事務所標準組織図

なお、上記に規定されるほか、制度発足以降のニーズの拡大多様化、これに伴う法制度などの整備に対応していくため、①身体障害者福祉司、②知的障害者福祉司、③老人福祉指導主事、④家庭児童福祉主事が置かれるようになってきた。また、次項に述べる所員定数は、社会福祉法上は被保護世帯数を基数としているところであるが、同様の理由から、福祉事務所の現業を行う所員の増員について（1968年〔昭和43〕年社庶第82号）などにより、生活保護法以外のいわゆる福祉五法担当現業員も位置づけられるようになっている。

こうした結果、福祉事務所における福祉五法の実施体制の整備について（1970〔昭和45〕年社庶第74号）に示された福祉事務所標準組織図（人口10万人の場合）とその説明は、**図4-2**のとおりとなっている。ただし、前記のとおり、あくまで設置する自治体が条例で定めるものであるため、現実には多様な名称と設置形態が見受けられ、どこにあるのかわからな

図4-2 福祉事務所標準組織図（管内人口10万の場合）と説明

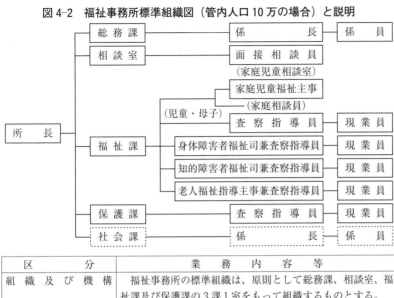

区　　　分	業　務　内　容　等
組　織　及　び　機　構	福祉事務所の標準組織は、原則として総務課、相談室、福祉課及び保護課の3課1室をもって組織するものとする。 社会課は、福祉六法以外の社会福祉業務を扱う課とする。
1　総　　務　　課	総務課は、庶務一般、経理及び統計事務を所掌するほか、地域福祉計画の策定及び社会調査業務を行うものとする。
2　相　　談　　室	相談室は、来所者等に対する面接相談業務を行うものとする。職員の構成は、面接員のほか母子相談員及び婦人相談員とする。なお、面接員は広く社会福祉全般の相談・助言に応じ得る者を配置し、格付けは査察指導員と同格とする。
3　福　　祉　　課	福祉課は、児童福祉法、身体障害者福祉法、知的障害者福祉法、老人福祉法及び母子及び寡婦福祉法の福祉五法に関する業務を行うものとする。 注）生活保護との重複ケースについては、保護台帳とは別に福祉課においてもそれぞれ所定の台帳を整備するものとする。
（1）家庭児童相談室	家庭児童相談室は、福祉課に所属し、家庭児童福祉主事及び家庭相談員は、福祉課長の指導監督を受けるものとする。
（2）児童・母子担当	児童・母子担当の現業員は、家庭児童相談室で扱う以外の家庭児童福祉に関する一般的現業業務ならびに保育、母子保護、助産の実施に関する事務を行うものとする。 査察指導員は、福祉課長または家庭児童福祉主事が兼務しても差し支えないものとする。
（3）身体障害者福祉司	身体障害者福祉司は、現業員に対し指導監督を行うことができるよう査察指導員に補職するものとする。
（4）知的障害者福祉司	知的障害者福祉司は、現業員に対し指導監督を行うことができるよう査察指導員に補職するものとする。
（5）老人福祉指導主事	老人福祉指導主事は、現業員に対し指導監督を行うことができるよう査察指導員に補職するものとする。
4　保　　護　　課	保護課は、生活保護法を担当する課とする。

出典）阿部實「生活保護の運営実施体制と予算・財源」，福祉士養成講座編集委員会編『公的扶助論（第4版）』新版社会福祉士養成講座6, 中央法規出版, 2006, p.118.

い、などの指摘を受けることもしばしばである。

［3］福祉事務所の所員数

所員の定数は条例で定めることとされているが、現業員については、被保護世帯数を基数として標準数が示されている（社会福祉法16条）。同規定の第1号から第3号の規定をみると、具体的には、都道府県福祉事務所が65世帯に1名（被保護世帯の数が390以下であるときは、6とし、被保護世帯の数が65を増すごとに、これに1を加えた数）であるのに対し、市部福祉事務所（含：町村の福祉事務所）は80世帯に1名（市の福祉事務所—被保護世帯の数が240以下であるときは、3とし、被保護世帯数が80を増すごとに、これに1を加えた数。町村の福祉事務所—被保護世帯の数が160以下であるときは、2とし、被保護世帯数が80を増すごとに、これに1を加えた数）となっている。

なお、この数は、いわゆる福祉五法も含めた、各福祉事務所の現業員全体の標準数と解されるが、前記のとおり、福祉事務所の現業を行う所員の増員について（1968〔昭和43〕年社庶第82号）などにより、生活保護法以外の福祉五法担当現業員も位置づけられるようになっている。

［4］所員の服務

社会福祉法の規定のとおり、査察指導員と現業員には、法定の業務に対する職務専従規定がなされている（社会福祉法17条）。これは、業務の専門性を確保するためであるが、職務遂行に支障がない場合、他の社会福祉または保健医療に関する事務を行うことができるようになっており（同条ただし書）、設置自治体が現状などを踏まえて組織運営をすることが可能となっている。

［5］社会福祉主事の資格

社会福祉主事の任用資格取得にはいくつかの方法がある。

1つ目は、「3科目主事」と呼ばれる、大学などで厚生労働大臣が指定する科目を修得して卒業するルートである（社会福祉法19条1項1号）。2つ目は、厚生労働大臣の指定する養成機関または講習会の課程を修了するルートである（同2号）。3つ目は、社会福祉士であること（同3号）。4つ目は厚生労働大臣の指定する社会福祉事業従事者試験に合格するルートである（同4号）。

また、同5号の規定による省令（「社会福祉法施行規則」1951〔昭和26〕年厚生省令第28号）1条から、精神保健福祉士、1号の科目を修得し

現業員の標準数
「地方分権の推進を図るための関係法律の整備等に関する法律」（1999〔平成11〕年法律第87号。通称「地方分権一括法」）による社会福祉事業法（現社会福祉法）改正により「最低基準」から「標準」となった。
「標準」では、際限なく担当数を増やすことが可能と解釈できるため、80世帯を超えるケースを担当するワーカーも常態化しており、中には何百世帯も1人で対応するという事態も見受けられる。

査察指導員と現業員の職務専従

3科目主事
「社会福祉主事の資格に関する科目指定」（1950〔昭和25〕年厚生省告示第226号）により34科目が示されているが、このうち3科目とされている。

厚生労働大臣の指定する養成機関または講習会の課程
「社会福祉主事養成機関等指定規則」（2000〔平成12〕年厚生省令第53号）に規定。

厚生労働大臣の指定する社会福祉事業従事者試験—未実施

て大学院入学を認められた者は、この資格を有するとされている。

　最も一般的な取得の道筋と考えられる１つ目のルートが緩やかな要件となっているのは、この制度発足時には大学進学率もまだ低く、社会福祉を専攻できる大学も少なかったなどの事情から、経過的に行われてきたものが今日まで継続しているためである。この結果、設置自治体の多くが、一般行政職採用職員の人事異動により現業員などに配置することが常態化しており、大学などで社会福祉を専攻した者から３科目主事まで、多様な社会福祉主事が存在している。

B. 福祉事務所の活動の実際

[1] 福祉事務所の所掌事務

　福祉事務所が対応する生活問題は、何か。それも社会福祉法に書かれている。市町村および特別区の福祉事務所（以下、「市部福祉事務所」）が所掌する事務は、いわゆる福祉六法に規定される援護、育成または更生の措置に関する事務（現業の事務）である（社会福祉法14条6項）。これに対し、都道府県の福祉事務所（以下、「郡部福祉事務所」）は、生活保護法、児童福祉法、母子及び寡婦福祉法に定める援護または育成の措置に関する事務とされている（同条5項）。市部福祉事務所が福祉六法事務所であるのに対し、郡部福祉事務所は、福祉三法事務所の性格を持っている。

　なお、福祉事務所においては、前記「福祉地区及び福祉事務所設置条例（準則）について」別紙において、所務として、当時の福祉三法のほかに、社会福祉事業法の施行に関すること、民生委員法の施行に関すること、その他社会福祉に関する事務のうち、知事が必要と認めること、が例示されていることなどから、実際的には、このほかに、民生委員、社会福祉協議会、各種手当制度など、上記法令以外で福祉事務所業務と関連する事業を所掌しているのが一般的である。そのため、生活保護関係と同時に社会福祉の専門的な知識を幅広く理解しなければならない。

[2] 社会福祉主事の職務

　社会福祉主事の職務は、前記福祉事務所の所掌事務に連動し、市部福祉事務所（含：町村の福祉事務所）の社会福祉主事は福祉六法、郡部福祉事務所の社会福祉主事は、福祉三法（生活保護法、児童福祉法および母子及び寡婦福祉法）のそれぞれ援護または育成の措置に関する事務を行うことを職務とする（社会福祉法18条3項4項）。

　なお、福祉事務所を設置しない町村にも社会福祉主事の設置可能（同条

2項）で、その職務は、老人福祉法、身体障害者福祉法、知的障害者福祉法に定める援護または更生の措置に関する事務を行うことである（同条5項）。

C. 福祉事務所を巡る課題

福祉事務所は、生活保護行政を担い、ラストセーフティネットを支える重責がある。しかしながら、現状では種々の課題を抱えている。ここでは、福祉事務所職員の専門性、および職員不足という問題を指摘したい。

福祉事務所の現業員および査察指導員は先述したように、定期的に人事異動が発生する構造に置かれている。そのため、現場に配属されてから社会福祉、社会保障制度に関する専門知識を学ぶという現業員や査察指導員が、少なくはない。社会福祉主事資格の有資格率は70％台であるが、本来は、社会福祉主事資格よりも上位に位置する社会福祉士、精神保健福祉士資格の有資格率が高くなることが必要である。「平成28年福祉事務所人員体制調査」に依拠すると、社会福祉士を取得済の現業員は13.1％（2,250名）、査察指導員は7.5％（282名）。精神保健福祉士を取得済の現業員は2.7％（669名）、査察指導員は1.5％（55名）と極めて少数である。自立支援プログラムが捉えられ、生活困窮者自立支援制度が実施中の現在、専門性は一層求められる状況である。早急に是正する必要があるだろう。

また、福祉事務所は慢性的に職員不足に悩まされている。先程の調査に依拠すると、郡部の福祉事務所では必要数に達しているが、都市部の福祉事務所の充足数は89.5％ 16,830名である。1現業員に80世帯を標準とする配置にならず、100世帯以上を受けもつ可能性が出てくる。日々の多忙な業務によって、新たな生活保護申請の受理に抑制的となる等、漏給の悪化にも結びつく。職員の不足は結果として実施体制に困難が生じるおそれがある。

今後は、慢性的な職員不足をいかに解消するか。社会福祉士や精神保健福祉士等専門家をいかに多く配置するか。これらが大きな課題となる。多職種と連携しながら支援を行う福祉事務所の役割が一層増す中、漏給防止の観点からも今以上の早急な動きが求められるといえよう。

> **福祉事務所人員体制調査**以前の公的な有資格率の統計は、「平成21年福祉事務所現況調査」という名称であった。2009（平成21）年時点で社会福祉士取得済の現業員は4.9％（946名）、査察指導員は3.2％（104名）。精神保健福祉士取得済の現業員は1.0％（201名）、査察指導員は0.4％（13名）であった。多少有資格者は増加したものの、絶対数としては大変不足したままである。

注）
(1) 岩田正美・岡部卓・清水浩一編『貧困問題とソーシャルワーク』社会福祉基礎シリーズ10，有斐閣，pp.168-187．／岡部卓・新保美香編『公的扶助論』新社会福

祉学習双書，全国社会福祉協議会，2018，p.92.

(2) 岩田正美・岡部卓・清水浩一編『貧困問題とソーシャルワーク』社会福祉基礎シリーズ 10，有斐閣，pp.168–187. ／岡部卓・新保美香編『公的扶助論』新社会福祉学習双書，全国社会福祉協議会，2018，pp.92–95.

(3) 岡部卓・新保美香編『公的扶助論』新社会福祉学習双書，全国社会福祉協議会，2018，p.91.

(4) 厚生労働省『平成 28 年　福祉事務所人員体制調査について』2017.
https://www.mhlw.go.jp/toukei/list/dl/125-1-01.pdf（2018 年 7 月 31 日取得）.

(5) 岡部卓『新版福祉事務所ソーシャルワーカー必携』全国社会福祉協議会，2014 年，pp.77–78.

(6) 平野方紹「福祉事務所の業務と組織」宇山勝儀・船水浩行編『福祉事務所運営論（第 3 版）』ミネルヴァ書房，2009，p.99.

参考文献 ● 小山進次郎『改訂増補　生活保護法の解釈と運用（復刻版）』全国社会福祉協議会，1980.
● 『生活保護手帳 2015 年度版』中央法規，2015.
● 『生活保護手帳 2016 年度版』中央法規，2016.
● 『生活保護手帳 2017 年度版』中央法規，2017.

演習問題

①法定受託事務と自治事務とはどのようなものであるか、それが創設された歴史的経緯を踏まえて調べなさい。

②ハローワークの役割を改正生活保護法と生活困窮者自立支援法との関連で整理しなさい。

③現業員や査察指導員、社会福祉主事、民生委員等の役割を説明しなさい。

④経済的な問題だけではなく、病気をはじめ、家族、介護、障害など複合的に問題を抱えている人たちへの多面的、総合的な連携の方法を検討してみなさい。

コラム　マンガで読む「生活保護」

　福祉事務所のケースワーカーを主人公とした柏木ハルコさんの『健康で文化的な最低限度の生活』の第1巻が、2014（平成26）年8月に刊行された。小学館の『週刊ビッグコミックスピリッツ』で連載中であり、現役のワーカーから「描写がリアル」と絶賛され、注目されている作品である。2018（平成30）年8月時点では第7巻まで発刊されている。

　主人公義経えみるが、福祉保健部生活課に配属され、福祉事務所のケースワーカーとして勤務を開始するところから物語は始まる。配属早々さまざまなケースに遭遇しながら個々の「生活」に向き合っていく。義経えみると同時に配属された4名とともに、5人の新人ケースワーカーの奮闘記となっている。5名ともそれぞれのケースに悩み、困惑しながらもお互いを支えながら活躍する姿は、「連携」の大切さを物語っている。2018年7月にはテレビドラマ化され全国で放送された。

　貧困の拡大が社会問題化しているが、福祉事務所のケースワーカーを主人公とするマンガは、これまでなかった。ついに描かれ、長期連載となっていることを筆者も嬉しく思っている。福祉事務所とは何かを理解するには大変わかりやすい内容となっているからである。また、生活保護受給者の視点から描いているさいきまこさんの『陽のあたる家』『神様の背中』（ともに秋田書店）等も刊行され、注目を集めている。本書を一通り読み終えた後でも、読み終える前でもよいので、是非一度読んでみることをお奨めしたい。

第5章 生活保護の争訟制度と権利擁護

生活保護の申請を却下されたり、
受給額を減額されたりした人が
行政庁に対して不服がある場合、
まずは都道府県知事に取消しを求める申立てができる。
ここでは、この争訟制度を中心に学ぶ。
具体的には、不服申立てと訴訟との相違、
争訟のしくみと流れ、近年の動向などに触れる。
同時に、権利救済のための争訟制度が
十分に機能していない実態を踏まえ、
権利としての生活保護が、
現実に確保されるための
権利擁護のあり方についても言及する。
そして最後に不服申立てを支援するなど、
種々の権利擁護活動を行っている
イギリスにおける福祉権活動の具体的事例を取り上げて、
わが国の生活保護の権利擁護を考える
検討素材として、参考に供したい。

1. 被保護者の権利および義務

　生活保護法では、被保護者の権利と義務について独立した章を設けて明記している。保護請求権（受給権）が生活困窮状態にある国民全体を対象としているのに対して、本章は、あくまで保護の決定を受けて、本法に規定する法律関係に入った段階での「被保護者」についてのみ限定したものである。

A. 被保護者の権利

［1］不利益変更の禁止

　被保護者は、正当な理由、すなわち本法に規定する保護の変更や停止の理由に該当し、正規の手続きがとられていない限り、すでに決定された保護を不利益に変更されることがない。被保護者の受給権を保護し、行政の恣意的処分を排除する趣旨として理解される。

［2］公課禁止

　支給された保護金品は被保護者の最低限度の生活を保障するためのものである。したがって、これに公課すなわち税金などを課すことにより、この最低生活の維持が困難となるため、この規定が設けられている。

［3］差押禁止

　前出の規定と同様に、最低限度の生活を保障するものであるが、公課禁止が公権力との関係における保護金品の保障にあるのに対して、本規定は民事上の債務者の生活を破たんさせないために定めている。

B. 被保護者の義務

［1］譲渡禁止

　保護または就労自立給付金の支給を受ける権利は譲り渡すことができない。

[2] 生活上の義務

被保護者は、常に能力に応じて勤労に励み、自ら、健康の保持および増進に努め、収入、支出その他生計の状況を適切に把握するとともに支出の節約を図り、その他生活の維持および向上に努めなければならない。

[3] 届出の義務

被保護者は、収入、支出その他生計の状況について変動があったとき、または居住地もしくは世帯の構成に異動があったときは、速やかに、保護の実施機関または福祉事務所長にその旨を届け出なければならない。

[4] 指示等に従う義務

法 27 条により、保護の実施機関は被保護者に対して生活の維持、向上、その他保護の目的達成に必要な指導または指示をすることができることになっている。被保護者はこれらの指導、指示を受けたときは、これに従わなければならないというものである。しかし、これに従わない場合、保護の実施機関は保護の変更、停止（一時的に不要）または廃止（恒常的に不要）をすることができることとされ、強権につながる規定であることに留意しなければならない。なお、手続き的には、被保護者に弁明の機会を与え、処分理由、弁明の日時・場所の通知が義務づけられている。

[5] 費用返還義務

被保護者が、急迫の場合などにおいて資力があるにもかかわらず、保護を受けたときは、保護に要する費用を支弁した都道府県または市町村に対して、速やかに、その受けた保護金品に相当する金額の範囲内において保護の実施機関の定める額を返還しなければならない。

2. 争訟制度と権利擁護

A. 不服申立てと行政訴訟

生活保護に限定されることなく、広く社会保障の権利が現実のものとして確保されるためには、違法または不当な行政処分により、直接に権利・利益を侵害された場合にその救済を求めることが認められねばならない。

不服申立て

行政事件訴訟

行政争訟制度

このような要請に応えるために設けられるのが、行政上の争訟制度である。一般に不服申立てと行政事件訴訟の両者をあわせて行政争訟制度と呼んでいる。ここでは、まず不服申立てと行政事件訴訟の主要な相違点を見ていく。**表5-1**に示したとおり、行政訴訟は司法機関である裁判所が裁判手続きによって行う。これに対して不服申立ては、行政機関自体が審理裁断する。また行政訴訟の場合、法を適用して判断する手続きであるため法律問題に対する国民の権利救済を目的にしているのに対し、不服申立ては法律問題だけでなく当・不当の問題も審査対象となり、行政の適正な運営確保も目的とされる。

表5-1　不服申立てと行政事件訴訟の相違

	不服申立て	行政事件訴訟
裁　断　機　関	行政機関	司法機関（裁判所）
制　度　の　目　的	国民の権利利益の救済 行政の適正な運営	国民の権利救済
争　訟　の　対　象	違法性および不当性	違法性
争　訟　の　手　続	簡易迅速	厳格

ところで、生活保護に関する不服申立ては、1949（昭和24）年の社会保障制度審議会の勧告の要請を受け、現行法制定時に法定化されている。

行政不服審査法

しかし、1962（昭和37）年に一般法である行政不服審査法の制定に伴い、一般原則はそれに譲り、生活保護法では、特則のみが規定されることとなった[1]。以下、その特則部分を記しておく。

（1）福祉事務所長の行う保護の決定につき不服がある者は、その福祉事務所を管轄する都道府県知事に対して審査請求を行うことができる。審査請求は、決定があったことを知った日の翌日から起算して60日以内にしなければならない。

（2）都道府県知事は、この審査請求があったときは、50日以内に裁決をしなければならない。もし、50日以内に裁決がないときは、審査請求人は都道府県知事が審査請求を棄却したものとみなして、厚生労働大臣に再審請求をすることができる。

（3）生活保護法の規定に基づいて保護の実施機関がした処分の取消しの訴えは、当該処分についての審査請求に対する裁決を経た後でなければ、

審査請求前置主義

提起することができない。これを審査請求前置主義という。

不服申立ての審査請求には、保護の決定および実施に関する以下の処分が主な対象となる。①保護の申請・変更の却下処分、②保護の停止処分、③保護の廃止処分、④保護の種類・程度・方法の変更の処分、⑤保護施設への入所の措置。なお、保護の申請をしてから30日以内に、保護の実施

機関からの決定の通知がない場合は、申請者は保護の実施機関が申請を却下したものとみなすことができるとされている。なお、平成25（2013）年の生活保護法の改正に伴い、就労自立給付金の支給に関する処分も不服申立ての対象となったことを付記しておく。

B. 生活保護争訟の動向と権利擁護

　わが国の生活保護に関する争訟は、これまで件数の少なさが特徴の1つとされてきた。すなわち、年間100件にも満たない不服申立てとごくまれな訴訟というのが従来からの争訟動向の大まかな流れである。また、この争訟件数の少なさは、わが国民の保護受給に対する権利意識の未成熟、希薄さを裏付ける端的な根拠としてもしばしば用いられてきたという経緯もある。こうした低調な争訟動向における不服申立てについては、審査機関における第三者性の限界や長期化する審理期間など不服申立制度に内在する問題をはじめ、形式的な教示運用など改善すべき課題は多い(2)。加えて、生活保護の現場において、「扶助」にまつわるスティグマ、行政の権力性、情報の非対称性などにより、権利を主体的に発動できない、あるいは困難を伴うという事情も利用者サイドには今なお否めない事実として指摘しなければならないであろう。

　しかし、近年では審査請求（裁決件数）が表5-2に見るとおり、これまでの流れから一転して急激な増加傾向を示している(3)。

　では次にその訴訟の動向を見ることにしよう。生活保護訴訟といえば、これまで1950年代に提起された朝日訴訟をはじめ、60年代末の藤木、堀木両訴訟が挙げられる程度で、80年代までの訴訟件数は極めて限定されたものであった。しかし、90年代以降になると前述した不服申立ての動向と同様に、これまでとは大きく異なる様相を示し始めている。具体的に

表5-2　生活保護法における審査請求（裁決件数）の動向

年度(平成)／件数	8	9	10	11	12	13	14	15	16	17	18	19	20	21	22	23	24
総数	61	61	156	142	174	191	161	277	936	691	683	766	541	707	707	756	865
却下	17	16	30	28	33	47	37	68	70	78	95	99	118	174	154	181	248
棄却	41	45	96	84	113	115	99	163	809	573	552	625	378	448	476	432	500
容認	3	0	30	30	28	29	25	46	57	40	36	42	45	85	77	143	117
容認率（％）	4.9	0	19.2	21.1	16.1	15.2	15.5	16.6	6.1	5.8	5.3	5.5	8.3	12.0	10.9	18.9	13.5

①却下：不服申立要件を欠く不適法な請求であるため、本案の審理を行わない旨の判断
②棄却：不服申立ての理由がないとして、請求を退ける旨の判断
③容認：不服申立てに理由のある場合、審査庁は裁決で処分の全部または一部を取り消す
出所）厚生労働省　統計情報部「社会福祉行政業務報告（福祉行政報告例）」（各年度版）、平成24年度は被保護者調査（月次調査）

表 5-3　平成 25 年 8 月施行の生活扶助基準改定に伴う審査請求の提起件数

2013（平成 25）年 8 月 1 日施行の生活扶助基準の改定に伴う被保護者からの審査請求の提起件数は、同年 9 月末現在で全国で 1 万 654 件となっている。

	自治体	件数		自治体	件数		自治体	件数
	全国	10,654	16	富山県	4	32	島根県	3
1	北海道	1,395	17	石川県	81	33	岡山県	291
2	青森県	224	18	福井県	19	34	広島県	421
3	岩手県	25	19	山梨県	17	35	山口県	112
4	宮城県	96	20	長野県	70	36	徳島県	59
5	秋田県	246	21	岐阜県	38	37	香川県	30
6	山形県	35	22	静岡県	168	38	愛媛県	204
7	福島県	104	23	愛知県	302	39	高知県	39
8	茨城県	93	24	三重県	67	40	福岡県	895
9	栃木県	3	25	滋賀県	32	41	佐賀県	45
10	群馬県	31	26	京都府	559	42	長崎県	51
11	埼玉県	369	27	大阪府	1,784	43	熊本県	182
12	千葉県	202	28	兵庫県	299	44	大分県	166
13	東京都	822	29	奈良県	55	45	宮崎県	49
14	神奈川県	197	30	和歌山県	19	46	鹿児島県	346
15	新潟県	326	31	鳥取県	50	47	沖縄県	29

資料）厚生労働省
出典）第 15 回社会保障審議会　生活保護基準部会　資料 1（平成 25 年 11 月 22 日）

は、塩サバ事件とも称された秋田・加藤訴訟、生活保護受給世帯の子弟に高校進学の途を制度的に実現させる契機となった福岡・中嶋訴訟、ホームレスの人に対する保護のあり方が問われた名古屋・林訴訟、保護受給障害者の介護問題が争点になった金沢・高訴訟などが主な裁判例である。また、2004（平成 16）年度からの老齢加算減額をめぐり、朝日訴訟以来の、生活保護基準を正面から争う「生存権裁判」が集団訴訟として全国的な広がり（9 都道府県・原告 116 名）をみせている。さらに、最近の生活扶助基準引下げに伴う被保護者からの審査請求の提起件数は全国で 1 万件を越える事態となっている（**表 5-3 参照**）。

　このように 90 年代以降、全国各地で訴訟が頻繁に展開されてきた背景について日本弁護士連合会は以下の結果であるとしている。すなわち、①深刻な生活保護制度の運用とその反面での市民の権利意識の向上、②裁判を担う弁護士が少しずつではあるが増えてきたこと、③訴訟を支援する当事者団体や市民団体の成長である[4]。

　なかでも、近年では弁護士ら法律家が中心となって、保護申請への付添・同行をはじめ、訴訟代理や審査請求の代理人として権利行使の支援活動を積極的に展開していることは注目に値する。この間の主な動きを記しておこう。1995（平成 7）年、「全国生活保護裁判連絡会」が結成され、関係する多くの専門家の連携・協力により全国の訴訟活動の充実に大きな役割を果たしている。また 2004（平成 16）年からは「全国青年司法書士

協議会」が生活保護110番を開始している。さらに2006（平成18）年には「日本弁護士連合会」が、生活困窮者支援への従前の取組みが不十分であったとの反省に立ち、人権擁護大会において初めて貧困問題を取り上げ、解決手段としての生活保護をテーマとするシンポジウムを開催している。そこでは「貧困の連鎖を断ち切り、すべての人々の尊厳に値する生存を実現することを求める決議」が行われている。そして2007（平成19）年には、生活保護の申請を代行・同伴する弁護士と司法書士のグループである「首都圏生活保護支援法律家ネットワーク」が立ち上げられるとともに、法律家をはじめ、実務者、NPO団体などが幅広く結集した「生活保護問題対策全国会議」や「反貧困ネットワーク」が結成されている。

こうした一連の活動の前提には、日本弁護士連合会の指摘にもあるとおり「深刻な生活保護制度の運用」という、わが国の近年における貧困の実態になじみえていない保護行政のあり方が問題として指摘されねばならない。しかし同時に、低調だった争訟件数の近年における増加傾向をもたらした要因として、上記の権利行使の支援という権利擁護の取組みは積極的に評価されねばならないであろう。

一般に争訟制度の活用の度合いは、その国の民主化のメルクマールの1つとされるが、この権利擁護活動は、貧困者の政治力の弱さをカバーしつつ、その民主度を高める役割を果たしているといってよい。今後、福祉サービス分野にとどまらず、生活保護の領域においても権利擁護機能の一層の拡充が期待される。

なお、権利実現の方法は行政争訟制度に限定されるものではない。近年では主として福祉サービス分野における苦情処理制度やオンブズマン制度などが注目され、各自治体をベースに整備されつつある。苦情の中には生活保護関係の相談も少なくないという現状を踏まえると、極めて簡便に利用できるこれらの制度を新たな権利擁護のシステムとして位置づけていくことも重要であろう。

3. イギリスの福祉権活動

A. 福祉権と権利擁護

福祉権とは、市民が公的給付やサービスへアクセスしそれを受ける権利

苦情処理制度
行政機関が、行政に対する苦情を受け付けて何らかの対応をすることを一般に苦情処理という。行政訴訟や不服申立てと異なり、苦情申出の対象、期間、適格性などについて特別の制約がなく、極めて簡易、迅速に、利用できる。近年の福祉分野では社会福祉基礎構造改革以降、サービスの質の向上や権利擁護のため、苦情処理システムの整備が進められている。苦情処理制度には行政の応答性を高め、行政の運営改善、政策形成のフィードバックの機能も期待される。

オンブズマン制度
オンブズパースンともいう。一般的には、国民の代理人としてその権利を擁護するという意。最初は、行政の監察や統制が主な任務であったが、その後、次第に国民の苦情処理や権利擁護を行うようになった。通常の行政組織系列から独立した存在のオンブズマンが公平、中立な立場から調査や勧告を行う。地方レベルでは条例によってこの種のオンブズマン制度を導入しているところもある。また東京都中野区などでは福祉専門のオンブズマンを置いている。

のことをいう。この福祉権の根底には、市民はすべてその社会に参加するに足る資源を保障されるべきだという社会権がある。社会保障制度は市民の社会権を実現するための具体的な手段の1つであり、市民には保障されている資源を受ける権利が当然あるというのが福祉権なのである。

　しかし実際には、公的扶助の漏給問題にみられるようにすべての市民にこの福祉権が保障されているとは言いがたい。また仮に受給申請を行ってもそれが却下された場合、不服申立ての制度があるとはいえ、実際に市民が行動を起こす場合の法的知識、金銭的負担などさまざまな制約を考えると、どれほどの市民にとってこれが現実的な選択肢となりうるか疑問が残る。このような問題への対応策としては、公的機関または民間非営利団体による給付やサービスについての情報提供や受給相談、広報活動、法律相談、訴訟代理サービスなどが考えられるが、福祉への権利意識自体が弱い日本ではそれほど活発な活動が行われてきたとはいえない状況である。

　これとは対照的にイギリスでは1960年代末以降、地方自治体や地域活動家を中心にこれらの福祉権活動が活発に行われるようになり、認知不足など知識面での障壁や法的手続きなどの実務面での障壁、スティグマなどの心理的障壁を積極的に克服しようという運動が高まりを見せた。このようなイギリスの経験はその貧困問題や歴史背景などの違いがあるとはいえ、福祉権を現実のものとするためには非常に示唆に富むものだと考えられる。以下では、地域における福祉権活動の事例として、ランカシャー州における具体的な活動内容を紹介し、日本における福祉権擁護の取組みへの参考としたい。

B. ランカシャー州の取組み

　ランカシャー州はイングランド北西部に位置し、産業革命期には織物業の中心地として栄えたが、同時に近代的貧困問題をもいち早く経験することとなった州である。20世紀においても貧困者を多く抱えており、これらの諸問題に対処するべく、1987年に自治体内に受給・広報ユニットが設立された。これがランカシャー州福祉権サービス部（以下、「WRS」）の始まりであり、2016年現在、3ヵ所に地域事務所が置かれている。

　自治体による福祉権担当局は1980年代以降急増したがその組織は一様ではなく、当時の調査では以下の3種類に分類されている。

①各種団体のロビー活動を通じて自治体の外部に創設されたもの

②自治体内のソーシャルサービス部のネットワークにより形成されたもの

③ソーシャルサービス部以外のイニシアティブにより設置されたもの

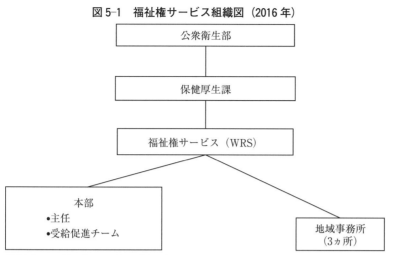

出典）Lancashire County Council Welfare Rights Service: Service Plan April 2007 to April 2009, Service Level Business Plan 2011/12 に筆者訳，加筆修正．

このうち②のタイプは最も多くみられたもので、当時の福祉権アドバイザーの約6割がこのタイプに属していたが、ランカシャー州のWRSはこのうちの③のタイプとして設立された。自治体内の組織再編後、現在では、州の公衆衛生部に置かれている保健厚生課の一部として機能している。ただし、WRSによるサービスの中立性、独立性は保障されており、明確に示されている。WRSの組織は、図5-1のようになっており、本部と地域事務所がある。本部には主任の元に受給促進チームが設置されており、一方、主要地域3ヵ所に置かれている地域事務所では、個別相談などの活動を中心に行っている。以下では、それぞれの分野におけるWRSの具体的な活動を、受給促進・広報活動を中心に紹介する。

［1］受給促進・広報活動

WRSの活動は個別相談が中心だが、全州における受給促進のために、福祉権についての広報活動も精力的に行われている。具体的には、受給促進キャンペーンおよびプロジェクトの企画、各種給付や権利に関する情報の提供である。

WRSは、受給促進キャンペーンを成功させる秘訣は、その対象をはっきりとさせることだと考えている。このためWRSでは、受給率など何か問題がみられる給付分野に的を絞り、プロジェクトの企画その他の活動につなげてきた。対象グループやテーマが決定されると、さまざまな関連機関と連携をとり、情報交換やキャンペーン資料の配布などの際の協力を得ている。またキャンペーン推進に当たり、地元紙やラジオ、テレビなどの

メディアを積極的に利用するほか、対象グループの特徴によってそのアプローチを工夫している。たとえば、プレストン区の高齢者を対象とした受給促進プロジェクトでは、一般医に登録されている高齢者に直接、受給資格チェックをする呼びかけの手紙を郵送した。それにより、133名の高齢者に受給資格があることが判明し、一人当たり平均週100ポンドが新たに支給されることとなった。高齢者は一般に漏給率が高いといわれるが、きめ細かい情報提供と受給申請手続きの援助により、多くの反応を得る結果となっている。また、他機関との連携により成果を上げている例としては、アスベスト被害者への対応がある。州内の主要病院のすべてと取り決めを交わし、アスベスト被害による病気と判断された患者はWRSに紹介されるようにしたのである。その結果、迅速な対応が可能となった。

　一方、各種給付案内などの刊行物は、市庁舎や地域事務所をはじめ、地域の図書館や情報サービスセンターなど住民が集まる公共機関、病院や一般医の診療所など、ニーズのある住民の目に付きやすい場所に置かれている。その上、各種イベントにおいてWRSの展示活動を行っており、個別連絡以外にも積極的に各種給付に関する情報提供を行っている。また、近年は特にウェブサイトの充実にも力を入れており、接触できる住民の裾野を広げている。具体例としては、各種給付案内をランカシャー州のウェブサイトで直接読めるようにしており、「介護者へ」「病気のため働けない人へ」「持病または障害があるが働ける人へ」など、ある立場や状況を想定して関連しうる給付やサービスを総合的に案内している。また、オンラインで各種給付の受給資格がわかるベネフィットチェッカーを提供しており、受給資格の有無を個人が自分で確認できるようにしている。このようにして、限られた資源を有効に活用しながら漏給防止に努めている。

　これら一連の受給促進・広報活動は、住民の福祉権擁護に非常に大きな役割を果たしている。実際、2015年度には合計1370万ポンドの給付が新たにランカシャー州の住民に支給された。給付に関する法律は往々にして複雑である。また、各種給付の種類や給付内容は、法改正や判例の結果により常に変わり続けている。このため、受給資格を満たしていながらも自己の権利に気づいていない住民は常に存在すると考えられる。したがって住民の福祉権擁護のための第一歩は、まず住民自らがそれぞれの受給可能性に気づくようにする広報活動だといえるだろう。この気づきこそが、次にみるような個別相談サービスを利用しようという、住民の行動につながるからである。この意味で、個別相談サービスはこの受給促進・広報活動に大きく影響を受けるといえる。

［2］個別相談およびその他の活動

　WRS が提供するサービスのうちで主要な位置を占めるのが個別相談である。これは住民への個別的、包括的な無料サービスで、個々人の状況にあわせて、情報提供や受給資格の有無に関するアドバイス、受給申請の手伝い、不服申立手続きの支援、行政審判所での代弁などが行われている。WRS の設立当初からこのサービスへの需要は高く、毎年 1 万件以上の問い合わせを受け付けている。しかも近年の福祉改革の影響で不服申立て支援への需要は増加傾向にあり、2015 年度には 479 件の不服申立ての代弁を行った。WRS が関係した不服申立ての成功率は毎年 70％以上と高く、2015 年度では 72％となっている。こうした WRS の支援により、2015 年度には約 210 万ポンドのベネフィットが新たに住民に支給されることとなった。

　ある成功例では、障がい者年金の請求を却下されたある男性が WRS の助けで不服申立てをしたところ、週 100 ポンドを受給できることとなった。そのうえ、その男性には別のベネフィットの受給資格もあることを WRS が発見し、週に合計で 220 ポンド受け取れることとなった。また別の事例では、ある老齢年金生活者が年金を過剰受給したとして 1 万ポンドの払い戻しを命じられたが、WRS の助けで不服申立てをしたところ、その決定が覆されたという事例がある。こういった事例は、決して例外的なものではなく、同様のケースは枚挙にいとまがない。

　こうした個別相談サービスは、3 ヵ所にある地域事務所を中心に行われているが、実際に住民がサービスを受ける方法には、大別して以下の 4 種類がある。

①地域事務所での直接面談

②出張所での直接面談（州全体で 12 ヵ所以上に設置）

③電話、電子メール、手紙

④家庭訪問（障がいや高齢などの事情で来所できない住民対象）

　これらの利用法の詳細は、WRS の案内パンフレットに紹介されており、地域の公共機関やウェブサイトで入手できるようになっている。

　この個別相談で提供されるサービスの中でも、不服申立てへの支援は WRS の特徴の 1 つとなっている。WRS の設立以前にはこうしたサービスは州内でも限られていたために、特に設置が必要と認められたのである。WRS では、問題となっている金額の多寡にかかわらずこのサービスを提供しており、最終的に不服申立てをするかどうかは当事者の判断とされている。不服申立てにおける主役は当事者であり、WRS の役割は助言と支援を行うことだと明確に認識されているのである。不服申立てへの支援は、住民に保障されている提訴権の続く限り継続されるが、訴訟を起こす

ような場合には法的なアドバイスも必要となるため、地域の法律事務所と特別提携が結ばれている。ただ、最初の給付決定が妥当でそれを覆す望みが到底ないと判断される場合には、そのことを当事者に告げることをも義務としている。これは WRS の資源が有限であることを考慮すれば当然のことであるが、こういったことは実際にはほとんど起こっていない。

このほかには、福祉権擁護の専門機関として、政策提言を積極的に行っている。これは中央政府の刊行物や政策試案への回答および意見提出、調査研究への参加などを通して行われており、また、関係省庁との意見交換の場も積極的にもたれている。

［3］まとめ

ランカシャー州における福祉権運動は、WRS を中心として活発に行われている。WRS では、地域事務所における個別相談業務、受給促進・広報活動、アドボカシーなど、種々の活動を有機的に結びつけることにより、住民の福祉権擁護のための質の高いサービスの提供を目指している。このサービスは住民にも高く評価されており、近年のアンケートでは80％以上が WRS のサービスに「大変満足している」と答えている。どのような活動にも問題点や課題があり、WRS のような福祉権活動ももちろん例外ではないが、日本における福祉権を考える上で参考となる点も多く提供してくれると思われる。

［4］付記

近年のイギリス政府の緊縮財政の結果、自治体への補助や福祉予算は大幅に削除されてきた。ランカシャー州においても、各種福祉サービスが縮小されてきており、WRS も例外ではない。2015 年度だけで職員の 3 分の 1 が削減され、2016 年現在では総勢 20 名で年間 1 万件以上のケースを扱っている。福祉縮小の傾向は、今後、数年は続きそうである。

注）
(1)　昭和 37（1962）年の行政不服審査法制定以来、50 年以上も実質的な法改正がなく、行政手続法等の関係法制度の整備・拡充を踏まえ、①公正性の向上、②使いやすさの向上、③国民の救済手段の充実・拡大の観点から時代に即した見直しが必要とされてきた。これまで、改正法案が提出された経緯はあるものの、時の政治情勢により廃案や提出に至ることなく、平成 26（2014）年 6 月に全部改正され、平成 28（2016）年 4 月 1 日に施行された。
(2)　生活保護では、支給額を決める部署の職員が不服審査に加わるなど公平性に問題があるとの指摘を受けていたが、注 1 で述べた改正行政不服審査法により、当事

者でない職員が中立的な立場から審査する「審理員」制度が導入されることになる。また審査結果を監視する第三者機関として国や地方自治体に行政不服審査会も設置されることとなり、これにより審査の公正、中立性が高まることが期待される。

なお、教示については、行政側から積極的に利用者に制度の活用を呼びかけ、助言、援助するのが本来の教示制度である。利用者の権利をより行使しやすいように配慮する、いわば行政内アドボケイト（権利擁護者）としての役割を職務として遂行することがケースワーカーに求められている。

(3) 厚生労働省『被保護者調査（月次調査）』によれば最近（平成27年度及び28年度）の審査請求に対する裁決件数は以下のとおりである。

	平成27年度	平成28年度
総数	9338	1554
却下	523	180
棄却	8707	1279
容認	108	95

ちなみにイギリスにおける所得補助（Income Support）の不服申立て件数の近年の推移は以下のとおりである。

2009/10　15,990件
2010/11　15,101件
2011/12　11,886件
2012/13　12,622件
2013/14　13,092件
2014/15　2,720件
2015/16　2,652件
2016/17　2,007件

最近の件数の急減は2012年の福祉改革法により2013年から段階的に導入された不服申立ての手続きの変更によるものである。

(4) 日本弁護士連合会編『検証日本の貧困と格差拡大—大丈夫？ニッポンのセーフティネット』日本評論社，2007，p.149.

参考文献

- Lancashire County Council, *Model of Service: Welfare rights service*, 1993.
- Lancashire County Council, *Business Plan 2005–2007*, 2005.
- Lancashire County Council, *Lancashire County Council Welfare Rights Service Annual Report 2004–2005*, 2005.
- Lancashire County Council, *Business Plan 2007–2009*, 2007.
- Lancashire County Council, *Lancashire County Council Welfare Rights Service Annual Report 2007*, 2008.
- Lancashire County Council, *Service Level Business Plan 2011/12*, 2011.
- Lancashire County Council, *Benefits and grants*（accessed in July 2018）http://www.lancashire.gov.uk/benefits-and-grants/benefits-advice/
- Child Poverty Action Group（accessed in June 2018）http://www.cpag.org.uk
- Citizens Advice（accessed in June 2018）http://www.citizensadvice.org.uk
- 吉永純『生活保護の争点—審査請求、行政運用、制度改革をめぐって』高菅出版，2011.
- 森川清『権利としての生活保護法—その理念と実務（増補改訂版）』あけび書房，2011.
- 日本弁護士連合会貧困問題対策本部編『生活保護　法的支援ハンドブック（第2版）』民法研究会，2015.
- 秋元美世・平田厚『社会福祉と権利擁護—人権のための理論と実践』有斐閣アルマ，2015.

演習問題

① 「扶助」の権利性の特徴を踏まえ、権利擁護の必要性について考えなさい。
② 近年の主要な生活保護訴訟の内容、争点を調べ、生活保護行政のあり方を批判的に検討しなさい。
③ 本章で取り上げたイギリスの自治体における福祉権活動では、生活保護受給者に対してどのような権利擁護サービスが行われているか、その具体例を挙げなさい。また、そうした活動をわが国の場合と比較して検討しなさい。

 市民団体と権利擁護活動

　イギリスの権利擁護活動において市民団体が果たす役割は大きく、その中でも市民相談所（Citizens Advice）は、特に身近なサービスとして多くの市民に利用されている。市民相談は個別相談のほかに、その豊富な現場経験を生かして政策提言などアドボカシー活動も積極的に行っている。市民相談所の歴史は長く、1939年の第2次世界大戦開戦時にまでさかのぼる。戦時中の市民生活の援助を目的としてソーシャルサービス全国評議会が中心となって設立したのが始まりで、1942年には1074ヵ所に事務所が開設されていた。相談内容は配給にかかわるものから疎開や行方不明者に関するものなどさまざまで、相談業務はソーシャルサービス全国評議会の支援を受けたソーシャルワーカーや訓練を受けたカウンセラーによるボランティア活動だった。
　戦後、政府の財政援助削減などによりその活動は縮小したが、1960年に援助が再開されたことから盛り返し、現在では2万人以上のボランティアが約3400ヵ所の相談所でサービスを提供している。相談内容はそれぞれの時代を反映し、60年代には住宅問題が主要な部分を占めていたが、70年代には消費者保護が優先事項となり、80年代には貧困問題の深刻化から所得給付関連の問い合わせが増加した。90年代には制度改革に伴う所得給付および雇用関連の問い合わせが目立った。21世紀に入ってからも、これらの問題は市民相談所への問い合わせの主要な部分を占めており、2016年度における上位5項目は、

所得給付、借金、消費者保護、住宅、雇用となっている。

　一方、貧困撲滅運動が高まりを見せた60年代に作られた代表的な団体に、子どもの貧困アクショングループ（CPAG）がある。1965年に数名のソーシャルワーカーと社会学者により創設されたが、その中には、ピーター・タウンゼントやブライアン・アベルスミスなども含まれていた。ロンドンとグラスゴーに本部を置き、創立以来一貫して子どもの貧困撲滅のための活動を展開している。子どもの貧困に対する意識向上、低所得家庭を支える人材の専門性の向上、貧困撲滅への政策提言を活動の柱としており、具体的には、貧困研究の推進、ロビー活動および広報活動の推進、社会保障制度や税制度に関する情報およびアドバイスの提供、テスト・ケースへの支援などを行っている。ただ、本文中のWRSとは異なり、個人への個別相談は行っていない。

　このように、イギリスにおける福祉権擁護活動は、WRSのような地方自治体におけるものだけではなく、さまざまな市民団体においても積極的に行われており、それぞれの強みを生かしながら重層的に進められているのが特徴といえる。

テスト・ケース
法の解釈などが争われ、その結果、以後の同様のケースにおいての法の適用に影響を与えるような裁判。勝訴となった場合、裁判に直接かかわる特定個人のみでなく、同様の立場にある多くの人たちが恩恵をこうむることとなる。

第5章●生活保護の争訟制度と権利擁護

139

第6章 生活保護における相談援助活動

生活保護における相談援助活動は、
一人ひとりの生活状況に応じた自立を支援していくことにある。
生活保護ワーカーは
保護費の支給に関する業務を行うと同時に、
利用者自身が生活の主体者となり、
その人らしく生きていくことを支援する。
本章では、はじめに生活保護における相談援助活動の
基盤となる「自立支援」の捉え方について、
その変遷も踏まえて整理する。
その上で、支援の方法として
2005（平成17年）年度から導入された
自立支援プログラムの概要について示し、
導入の経過、目的と意義、
策定や展開のポイントなどを述べるとともに、
自立支援プログラムを活用した相談援助活動の
実際について紹介する。
これらを通して、生活保護における相談援助活動の意味や、
自立支援プログラムは利用者の主体性を尊重しながら
活用するものであることを確認し、
生活保護ワーカーの役割やソーシャルワークの視点について
理解を深めることを目的とする。

1. 生活保護における自立支援

　生活保護制度における相談援助活動の目的は、利用者の自立を支援することにある。生活保護における自立とは何か。生活保護における支援にはどのような特性があるのか。ここでは、生活保護における自立の捉え方の変遷について触れ、支援の特性について整理していく。また、生活保護における自立支援の具体的な方法としての「自立支援プログラム」の概要と、その目的と意義についても確認していく。

A. 生活保護法における自立

[1] 生活保護法の目的「自立の助長」

　生活保護法の目的は、法1条に「最低限度の生活の保障」と「自立の助長」として明記されている。この2つの目的が、生活保護制度の特性および役割を明確に示しているといえる。「最低限度の生活の保障」は、貧困状態にある人が健康で文化的な最低限度の生活を送れるよう、生活費としての保護費を支給する社会保障的な特性をもつ。一方、「自立の助長」は、生活保護を必要とする人びとが制度の利用を通して生活課題に取り組み、自立していく支援を行う社会福祉的な特性がある。

　「自立の助長」は旧生活保護法（1946〔昭和21〕年制定）には明記されておらず、1950（昭和25）年制定の現行生活保護法で登場した考え方である。現行生活保護法の制定にかかわった小山進次郎は、「自立の助長」を法の目的に含めた理由について、人の可能性やその発見、助長育成に触れ、「その能力にふさわしい状態において社会生活に適応させることこそ、真実の意味において生存権を保障する所以である」と、日本国憲法（25条）に示された生存権を根拠に示している。また、自立の助長について「公私の扶助を受けず自分の力で社会生活に適応した生活を営むことのできるように助け育てて行くこと」と定義している[1]。

　このような経緯から考えると、生活保護における自立とは、広く利用者のもつ可能性に着目し、能力に応じた社会生活が送れるようになることであるとも理解できるが、「自力での社会生活の適応」の文言からは、最終的には経済的な自立が強調されていることが読み取れる。実態としても長い間、生活保護における自立とは、保護費の受給から脱却すること、つま

り生活保護が廃止になることとする考え方が根強く存在してきた。

［2］自立概念の転換　～3つの自立へ～

　社会福祉分野で有名な自立の概念として、アメリカの自立生活運動による考え方がある。自立生活運動とは、重度身体障害をもつ当事者が、「自立とは自分で全て行うことではなく、他者の援助を受けていても、自己決定や自己選択が尊重されることによって成り立つ」と主張したことから始まった。当事者の発信による自立の考え方は、日本をはじめ多くの国で広がり、社会福祉における自立の概念そのものが変化してきた。しかし、そのような状況においても、生活保護における自立は依然として経済的自立が中心にあり、保護脱却こそが自立であるという捉え方のままであった。

　生活保護における自立の概念が大きく転換したのは、2003（平成15）年8月に厚生労働省社会保障制度審議会福祉部会に設置された「生活保護制度の在り方に関する専門委員会」（以下、専門委員会）における議論からである。その内容は、2004（平成16）年12月の「生活保護制度の在り方に関する専門委員会報告書」（以下、専門委員会報告書）に、自立概念の再定義として記されている。そこには生活保護における自立支援を、「就労自立（その後「経済的自立」支援）」「日常生活自立支援」「社会生活自立支援」の3つに整理し、その根拠は社会福祉法3条の基本理念にある「利用者が心身ともに健やかに育成され、又はその有する能力に応じ自立した日常生活を営むことができるように支援するもの」であると明記されている。ここで、生活保護における自立とは、「就労自立」「日常生活自立」「社会生活自立」の3つであることが明確に示されたのである（表6-1）。

表6-1　生活保護における自立

就労自立（経済的自立）	就労による経済的な自立
日常生活自立	身体や精神の健康を回復・維持し、自分で自分の健康・生活管理を行うなど日常生活において自立した生活を送ること
社会生活自立	社会的なつながりを回復・維持し、地域社会の一員として充実した生活を送ること

［3］生活保護ワーカーによる自立支援の特性

　生活保護における自立の概念が明確になったことにより、自立支援のための相談援助活動の重要性も高まってきている。生活保護における相談援助活動の担い手は、福祉事務所の所員である現業員（「ケースワーカー」「生活保護ソーシャルワーカー」とも呼ばれる。以下、「生活保護ワーカ

自立生活運動（IL運動）
1960年代、アメリカのカリフォルニア大学バークレイ校に通う重度障害学生（エド・ロバーツ）が、当事者の視点から捉えた自立の考え方を全米に広げた運動。「自己決定による自立」として、後に全世界に広がった。

生活保護制度の在り方に関する専門委員会
2003（平成15）年8月から2004（平成16）年12月まで、有識者たちが約1年半にわたり計18回の議論を重ね、生活保護の全面的な見直しを行った。この委員会は、自立の概念を再定義し、具体的な自立支援の方法として自立支援プログラムを提起するなど、重要な意義をもつものとなった。

生活保護制度の在り方に関する専門委員会報告書
2003（平成15）年8月に厚生労働省社会保障審議会福祉部会の中に設置された委員会の内容についての報告書。2003年12月に中間報告、2004（平成16）年12月に最終報告書を提出している。

ー」）が中心となる。ここでは、自立を支援する際に生活保護ワーカーが
押さえておかなければならない点について整理しておく。

（1）制度の特性

　生活保護における自立支援では、法制度の特性の理解が不可欠となる。
「最後のセーフティネット」とも呼ばれる生活保護は、本人があらゆる努
力をはらい、他の制度などを活用してもなお生活に困窮するときに利用で
きる制度である。ゆえに、生活保護の相談窓口に訪れる人は、ここに至る
までにさまざまな生活課題に直面し、心身ともに疲弊している場合も少な
くない。つまり、生活保護ワーカーは個別の事情や背景を抱え、苦しんで
いる人たちとかかわるのであり、個々のこれまでの人生・生活の歴史を踏
まえ、価値観を尊重しながら相談援助活動を行うことが求められる。

　さらに、生活保護の特徴として、金銭の介入が必須となることが挙げら
れる。生活保護の利用者は、保護費の支給を含め、家庭の経済状態や日常
生活上の出来事などを、常に生活保護ワーカーの前にさらし続けなければ
ならない。つまり、最もプライベートな部分に踏み込みながら支援が行わ
れるため、両者の間には緊張や葛藤が生まれやすく、対等な援助関係の構
築には困難が伴うことがあることを心に留めておきたい。

（2）利用者の特性

　貧困は、心身の健康や障害、就労、教育、住宅、衛生、家族関係など、
さまざまな生活上の課題と相互に影響し合う関係にある。利用者は経済的
に困窮しているという理由で福祉事務所に援助を求めるが、利用者の生活
課題は生活のさまざまな側面に及んでいたり、それらが複雑に絡まったり
している場合も少なくない。このことから、生活保護における相談援助活
動には高度な専門性が求められ、生活課題の解決・軽減を図るための援助
過程が長期にわたるケースも多くなっている。

　また、生活に困窮すると先の見通しが立たなくなり、非常に大きな不安
を抱えることになる。それは人の感情を不安定にし、無力感や自信の喪
失、自己否定感、場合によっては怒りの感情をもたらすこともある。問題
の直面化を避けようとして責任転嫁をしたり、何かに依存したりと、貧困
状態が長期になるほど本来の力や意欲が損なわれてしまう場合もある。そ
の結果、相談援助活動において思うように援助関係が結べないケースや計
画通りに支援が展開しないケースも起こり得るため、生活保護ワーカーは
利用者の特性を踏まえ、多側面から個別的に理解していくことが求められ
る。

（3）支援者の特性

　生活保護ワーカーの業務は、生活保護法の運用が大前提となる。生活保

護はもともと措置として行政機関の判断によって決定・実施され、指導・指示（法27条）が法律にも明記されている。つまり、生活保護には実施機関が一定の権限を行使するという側面があり、前述した金銭を介在させるという特性とあわせ、利用者との間に相互の信頼に基づく対等な援助関係を築くことの難しさを内包している。また、生活保護ワーカーは地方公務員であり、一般行政職として採用されている人が多いという現状がある。生活保護制度の知識や対人援助の技術を持ち得ていない人も、異動で福祉事務所に配属されれば、直ちに業務を担当しなければならない。異動したばかりでも利用者からは専門行政機関の相談員とみなされ、さまざまな相談への対応が求められ、困難に直面することも少なくない。また、利用者と地域住民との間で板挟みになることもあり、精神的なストレスも抱えやすい状況がある。

このように、生活保護ワーカーによる相談援助活動には複雑な要因が絡み合っているため、自立支援には生活保護ワーカー個々の特性や努力のみならず、組織としての支援体制を整えていくことが必要だといえるだろう。

指導・指示（法27条）
法27条には、「被保護者に対して、生活の維持、向上その他保護の目的達成に必要な指導又は指示をすることができる」「指導又は指示は、被保護者の自由を尊重し、必要の最小限度に止めなければならない。」「被保護者の意に反して、指導又は指示を強制し得るものと解釈してはならない」と明記されている。

B. 自立支援プログラムの概要

生活保護における自立支援の方法として、体制的に組織の取組みを示したのが「自立支援プログラム」である。自立支援プログラムは、2004（平成16）年12月の専門委員会報告書において、3つの自立概念とともに提起されたものである。ここでは、自立支援プログラムの導入の背景や目的、意義について整理する。

[1] 自立支援プログラム導入の背景

近年の社会経済動向の影響を受け、生活保護の受給率は急上昇している状況がある。さらに、被保護世帯は、傷病・障害、精神疾患等による社会的入院、DV（配偶者による暴力）、虐待（児童・障害者・高齢者）、多重債務、元ホームレスなどの多様な問題を抱え、保護受給期間も長期化していく傾向がある。これらの変化に対し、実施機関である福祉事務所では、生活保護ワーカー等が個々に対応していたものの、個人の努力や経験に依存した取組みだけでは十分な支援活動が行えない状況となっていた。

そこで、生活保護制度全般についての議論を行うために、2003（平成15）年に専門委員会が設置された。そこでは、生活保護制度の2つの目的を再確認し、自立の概念を再定義した上で、「利用しやすく、自立しや

い制度」に改革するためには、経済的給付に加え効果的な自立支援を実施することが必要であるという考えが示された。さらに、現状を踏まえた効果的な自立支援を実施するためには、以下の3つの対応が必要であるとされた。

それは、①多様な対応（利用者が抱えるさまざまな課題に的確に対処して解決する）、②早期の対応（保護受給期間が長期化するのを防ぎ自立を促進する）、③システム的な対応（生活保護ワーカーの個々の経験や努力に依存するのではなく、効率的で一貫した組織的取組みを推進する）である。これら3つの対応を可能にする方法として提案されたのが「自立支援プログラム」である。

［2］自立支援プログラムの目的

自立支援プログラムの目的は、専門委員会で示された3つの自立（①経済的自立、②日常生活自立、③社会生活自立）を支援することである。実施機関である福祉事務所は、地域の生活保護利用者の状況を把握し、その状況や支援課題に対応するかたちで自立支援の具体的な内容や手順を定めてプログラム化していく。自治体ごとの自主性や独自性を生かして組織的に策定・実施するという点に、本プログラムの特徴がある。また、自立支援プログラムはあくまでも本人の同意に基づいて進められる相談援助活動であり、生活保護ワーカーの対応は相談及び助言（法27条の2）が中心となる。

相談及び助言（法27条の2）
1999（平成11）年に新設。「要保護者から求めがあったときは、要保護者の自立を助長するために、要保護者からの相談に応じ必要な助言をすることができる」と明記されている。「被保護者」ではなく、「要保護者」として、対象を広くとらえている。

［3］自立支援プログラムの意義

生活保護の相談援助活動において、自立支援プログラムが導入された意義は大きい。それは、これまで見えにくかった支援が、具体的なプログラムとして明示されることにより、3つの新たな自立の考え方が普及し、自立支援のあり方が明確になっていくからである。また、組織的な取組みとして展開されることにより、組織のバックアップ体制の構築が必須となり、プログラムの活用を通して生活保護ワーカーの人材育成も促進される。このことにより支援の質の担保が得られ、利用者へのより良い支援につながっていくことになる。さらに、多様なプログラムが作成されることにより、世帯員個々の自立に向けての支援ニーズの発見ともなる。結果として、生活保護における相談援助活動は、自立支援を含む生活支援として、利用者の生活課題を見落とすことなく、幅広い対応が可能になっていくのである。

2. 自立支援プログラムの作成過程と方法

2005（平成17）年度からの「自立支援プログラム」の導入にあたり、2005（平成17）年3月に「平成17年度における自立支援プログラムの基本方針について」（以下、基本指針）と、「自立支援プログラム導入のための手引（案）について」（以下、手引〔案〕）が厚生労働省から提示された。ここでは、この2つの文書を基に、自立支援プログラムの作成過程と方法について整理する。

A. 自立支援プログラムの作成過程

[1] 管内の利用者の状況把握

自立支援プログラムの策定にあたり、まず必要となるのが実施機関管内の利用者（被保護者）の状況把握である。管内の保護の動向や特徴などを把握するために、保護率、被保護者の年齢層、世帯構成、保護受給期間、保護開始・廃止理由といった生活保護関連の各種データは押さえておきたい。加えて、現場の意見からさらに必要なデータを追加収集したり、日々利用者と接している生活保護ワーカーから支援困難事例を募るなど、量的・質的データからの生活保護利用者全体の状況把握も必要となる。

また、生活保護利用者の課題は地域住民の課題とも密接に関連しているため、地域全体の特性を踏まえて生活課題を把握する視点も不可欠だろう。地域には独自の特性（歴史、土地、産業、人口、交通など）があり、社会資源や雇用状況もそれぞれに異なっている。具体的な自立支援を展開するためには、地域全体の状況把握も重要なのである。

[2] 個別支援プログラムの整備

まず、自立阻害要因の類型化は利用者の状況や地域特性などの各種データを集約し、分析した上で行うものとする。その類型化に基づいて支援の具体的な内容や実施手順を定め、個別のプログラムとして整備していく。これを「個別支援プログラム」と呼ぶ。その際に踏まえておきたい点は、①生活保護ワーカーや実施機関のこれまでの取組みによって培われてきた経験、②他の実施機関におけるこれまでの取組みの例、③支援にあたって活用できる地域の社会資源の状況などである。つまり、必要性と同時に実

平成17年度における自立支援プログラムの基本方針について
（平成17年3月31日社援発第0331003号　各都道府県知事・各指定都市市長・各中核市市長宛厚生労働省社会・援護局長通知）

自立支援プログラム導入のための手引（案）について
（平成17年3月31日事務連絡各都道府県・各指定都市・各中核市民生主管部(局)長宛　厚生労働省社会・援護局保護課長）
「基本指針」「手引[案]」とも、自立支援プログラムを実施機関が策定し、運用するに当たって留意すべき事項や参考となると考えられる事項等を取りまとめたものである。

現可能性も踏まえて、これまでの個別的な支援を組織として整備し、プログラム化していくのである。

　プログラムの整備にあたっては、他法他施策、関係機関、地域の社会資源を積極的に活用し、社会資源が存在しない場合には必要な事業を企画・実施することも必要となる。自立支援プログラムは実施機関である福祉事務所のみで考えるのではなく、これまでの地域ネットワークを活用し、多様な地域関係機関（**表6-2**）との連携を通じて、整備・実施されることが望ましい。

表6-2　関連機関例

領域	具体的機関例
労働関係機関	公共職業安定所（ハローワーク）、職業訓練校、シルバー人材センターなど
地域関係機関	保健所、社会福祉協議会、精神保健福祉センター、地域若者サポートステーション、民生委員など
医療機関	病院（精神科含む）、診療所、薬局、訪問看護ステーションなど
教育機関	小学校、中学校、高等学校、専門学校、大学など
障害者支援機関	相談支援事業所、障害者入所施設、地域活動支援センター、就労支援施設、発達障害者支援センターなど
高齢者支援機関	地域包括支援センター、居宅介護支援事業所、高齢者入所・通所施設など
児童・家庭支援機関	児童相談所、保育所、児童館、子ども家庭支援センター、婦人相談所、婦人保護施設、配偶者暴力相談支援センターなど

　また、プログラムによっては、専門的な知識を有する者を福祉事務所の非常勤や嘱託職員として雇用している自治体もある。たとえば就労支援の専門家として、就労支援員やキャリアカウンセラー、事業によってはハローワークからの就労コーディネーター、就労ナビゲーターなどを配置し、成果を上げているところもある。また、自立支援相談員や精神保健福祉支援員など、保健師や社会福祉士、精神保健福祉士といった国家資格所持者を非常勤特別職として配置する自治体も出てきている。さらに、地域の適切な社会資源（NPO法人など）への外部委託（アウトソーシング）などにより、実施体制の充実を図ることも進められている。非常勤・嘱託職員の雇用や外部委託にあたっては、業務の範囲や役割分担などをプログラム計画段階から明確にしておくことが重要である。

就労支援員
キャリアカウンセラー、就労サポーター、就労支援専門員など、自治体によって名称はさまざまである。就労意欲の喚起、履歴書の書き方や面接の受け方の指導、公共職業安定所（ハローワーク）への同行訪問等に活用し、効果を上げている自治体が増えている。職業相談の経験者、社会福祉士・精神保健福祉士などを非常勤等として雇用している場合が多い。

［3］個別支援プログラムの実施要項

　個別支援プログラムでは、経済的自立だけでなく日常生活自立や社会生活自立を目指すために、生活課題に応じた多種多様な内容が求められる。

個別支援プログラムの内容については、必要に応じて実施要項を策定し、これに基づいて支援を行うこととされている。実施要項に盛り込む内容としては、①プログラム名、②目的（自立阻害要因がわかるように記載）、②対象（範囲と選定方法）、③内容、④方法（支援手順、記録方法、予算、決裁ルートなど）、⑤関係機関（役割分担、連絡方法）、⑥評価機関（評価方法等）などがある。

　ある自治体では、個別支援プログラム作成プロジェクトチームを結成し、生活保護ワーカーから出された具体的な支援困難事例を基に、解決に向けたプログラム内容を検討し、実施にあたっての具体的な支援の流れを示したチャートやアセスメントシート、チェックリスト等を独自に開発、他機関の協力依頼に至るまでの一連の流れを組み立てながら実施要項を策定しているところもある(2)。このように、支援内容やその流れが可視化され、組織内で共有されれば、担当者によって利用者が受けられる支援に差異が生じることなく、支援の標準化が期待できる。

B. 自立支援プログラムの実例

　自立支援プログラムは2005（平成17）年度からの導入以降、全国各地で特色ある取組みが展開されている。ここでは手引（案）のプログラム例から実際に展開されているプログラム(3)まで、類型別に概要を紹介する（表6-3）。

[1] 経済的自立（就労自立）に関するプログラム

　経済的自立（就労自立）支援に関するプログラムは、初年度にあたる

表6-3　経済的自立に関するプログラム実例

「生活保護受給者等就労自立促進事業」活用プログラム	〔対象〕稼働能力、就労意欲を有し、就労の開始又は継続を阻害する要因等がなく、就労が可能な者
	〔内容〕ハローワークと協働して行う支援（就労支援コーディネーターによる相談、就職支援ナビゲーターによる支援、トライアル雇用の活用、職業訓練の受講、職業相談・紹介など）
就労支援プログラム	〔対象〕就労希望者で就労のための準備が必要な人
	〔内容〕就労支援員などを配置し、その人の状況にあった社会参加も含めた就労支援を行う
高校進学支援プログラム	〔対象〕中学3年生の保護者
	〔内容〕高校進学の必要性と各種制度の説明、手続き等の支援
子どもの学習支援プログラム	〔対象〕小学生・中学生
	〔内容〕大学生等のボランティアによる学習指導を行う

生活保護受給者等就労支援事業
2005（平成17）年度より開始された事業。就労意欲が一定以上ある生活保護受給者および児童扶養手当受給者に対して就労支援を行う。同事業は2011（平成23）年度より『福祉から就労』支援事業」と名称変更し、さらに2013（平成25）年度からは「生活保護受給者等就労自立促進事業」となっている。

2005（平成17）年度より開始された公共職業安定所（ハローワーク）と協働して行う「生活保護受給者等就労支援事業」（現「生活保護受給者等就労自立促進事業」）を活用したプログラムをはじめ、これまでの事業を引き継ぎ多くのプログラムが策定されている。たとえば、就労支援員等による就労支援、職場適応訓練、試行雇用の機会の提供などである。ここでは、就労に対しての意欲や動機づけを高めるような支援、就労マナーや履歴書の書き方など、基礎的なスキルを習得するための支援も含まれる。また、児童・生徒等に対する学習支援、進学支援もここに含まれる。さらに、年金受給確認なども経済的自立に関する自立支援プログラムといえるだろう。

［2］日常生活自立に関する自立支援プログラム

　日常生活自立に関する自立支援プログラムは、日々の生活に欠かせない健康等に関するものが多い。たとえば、生活習慣病や人工透析など慢性疾患の傷病者の在宅療養支援、高齢者の健康管理などの日常生活支援、さらに多重債務者の債務整理等の支援などがある。また、要保護者の課題でもあがっていた精神科病院等への長期入院者への対応として、精神障害者等の退院促進支援なども策定されている。無料定額宿泊所やシェルター（一時宿泊施設）入所者などの居住移行の世帯を対象に、不動産業者等と連携して賃貸物件の情報を提供する支援プログラムを展開している自治体もある（表6-4）。

表6-4　日常生活自立に関するプログラム実例

精神障害者退院支援プログラム	〔対象〕精神科病院長期入院者
	〔内容〕医療機関との連携の上で、長期入院者の退院に向けた支援を行う
在宅要介護高齢者等支援プログラム	〔対象〕介護保険サービス利用の高齢者
	〔内容〕在宅生活上の問題解決、介護サービス内容の検討などについての、相談支援を行う
精神障害者在宅生活支援プログラム	〔対象〕在宅の精神障害者
	〔内容〕生活状況の把握と、保健師や医療機関、地域支援機関との連携を通した支援
多重債務解消支援プログラム	〔対象〕多重債務者
	〔内容〕弁護士・司法書士等や法律扶助協会（法テラス）の活用による債務整理・解消に向けた支援を行う
精神科等受診支援プログラム	〔対象〕メンタルヘルスの課題を抱える人
	〔内容〕精神科医療機関や相談機関と連携の上、必要に応じて受診同行も含め受療支援を行う
住宅情報提供支援プログラム	〔対象〕居宅移行の世帯、無料定額宿泊所やシェルター（一時宿泊施設）入所者
	〔内容〕不動産業者等と連携し、賃貸物件の情報を提供する支援

［3］社会生活自立に関する自立支援プログラム

　社会的自立に関する自立支援プログラムは、社会参加を目的に行われるものであり、ボランティア活動への参加、ひきこもり・不登校児の支援、元ホームレスに対する支援などがある。主な連携先として、社会福祉協議会、地域若者サポートステーションなど、多様な地域機関が想定される（**表6-5**）。

表6-5　社会生活自立に関するプログラム実例

不登校児支援プログラム	〔対象〕不登校児本人およびその保護者
	〔内容〕家庭状況の把握とスクールカウンセラー、スクールソーシャルワーカーとの連携を通した支援
ひきこもり改善支援プログラム	〔対象〕ひきこもり状態にある人
	〔内容〕本人の状態の把握と、保健師や地域若者サポートステーションなどとの連携を通した支援

C. 自立支援プログラム活用による展開過程

　自立支援プログラムの活用には、一定の展開過程がある。ここではその過程を三段階（「導入・開始期」「介入・支援期」「評価・終結期」）に分け、ソーシャルワークの展開過程も踏まえて説明していく（**表6-6**）。

［1］導入・開始期

　自立支援プログラムの展開は、利用者へのプログラム紹介と説明から始まる。まずは利用者の生活課題に応じてどのようなプログラムがあるかを

表6-6　援助過程と自立支援プログラムの活用

自立支援プログラムの活用	ソーシャルワークの展開過程	生活保護における相談援助活動の流れ
導入・開始期 • 利用者の生活課題に応じたプログラムの紹介と説明 • 利用者の意思と選択に基づくプログラムの選定 • 自立支援計画の作成と同意書の取り交わし	①インテーク（受理相談）	生活保護申請に関する相談
	②アセスメント（事前評価）	資力調査を含めた情報収集、保護開始の手続きや支援
	③プランニング（計画）	支援方針（計画）の作成
介入・支援期 • 自立支援プログラムの実施 • プログラム実施中の見守りと経過観察	④インターベンション（介入）	生活保護利用上の支援と相談援助活動の実施
	⑤モニタリング（経過観察）	相談援助活動実施中の見守りと経過観察
評価・終結期 • 支援過程の振り返りと評価、支援計画の見直し • プログラム終結に際しての支援	⑥エバリュエーション（評価）	相談援助過程の振り返りと評価、支援方針の見直し
	⑦ターミネーション（終結）	保護廃止の手続きや支援

紹介し、本人の関心や意向を確認しながら、福祉事務所として推奨したいものも含めて必要な説明を行う。その上で、利用者が自らの意思と選択に基づいてプログラムの選定を行う。

その後、自立支援計画の作成と同意書の取り交わしを行う。自立支援計画には、利用者個々に対する支援目標をはじめ、その内容（目標達成に向けての具体的取組み）や支援期間（目標達成時期）、活用する関係機関（機関・担当者・役割等）などを具体的に記載する。この自立支援計画の作成にあたっては、利用者からの情報をもとに現在の生活状況や課題の確認、将来の希望などを踏まえた上で、本人とともに作成することが重要である。その後、改めて自立支援計画を利用者に説明し、同意を得た後、必要な同意書や参加申込書などを提出する。ただし、自立支援プログラムへの参加は利用者の同意が大前提であることを押さえておきたい。ソーシャルワークの展開過程として考えると、この段階は「インテーク」「アセスメント」「プランニング」の段階である。

［2］介入・支援期

自立支援計画に基づいて、プログラムに参加する利用者を支援していく段階である。利用者の状況を確認しながら、プログラム参加に伴う不安の軽減とともに、プログラムの活用の目的に沿って取り組んでいけるような支援を行う。自立支援プログラム実施にあたっての対応は、「指導及び指示」ではなく、「相談および助言」が中心となる。この段階は、ソーシャルワークの展開過程では「インターベンジョン」となり、関係機関との連携や協働、委託に基づく場合は情報共有にも留意する必要がある。支援期間中のプログラム参加状況や具体的な支援内容・経過は記録に残し、時に所内で経過報告を行いながら、経過観察としての「モニタリング」を行う。このことは、支援の継続性・一貫性を保つためにも重要になってくる。

［3］評価・終結期

個別の自立支援計画におけるプログラムの利用期間終了時、目標達成時、あるいは一定期間経過した段階で、これまでの取組みや支援内容を振り返り、評価（エバリュエーション）を行う。評価の視点としては、目標設定の妥当性、状況変化への対応、支援内容の検証などがある。この評価段階も、利用者とともに確認しながら行うことが重要である。

評価に基づき、必要があれば再アセスメントを行い、新たな支援目標の設定や支援内容の再検討をする場合もある。目標達成時には、支援の終結（ターミネーション）として、アフターケアも視野に入れた丁寧な対応が求められる。

3. 自立支援プログラムの実際

　自立支援プログラムの実施機関である福祉事務所では、実際の支援の中で、どのようにプログラムが活用されているのだろうか。ここでは自立支援プログラムを活用した相談援助活動について、具体的事例を通して考えていきたい（※ここで提示する事例は教材用に作成したものである）。

A.【事例 1】 母子世帯への支援

[1] 事例概要

　Ａさん（40 代・女性）は、2 人の子ども（長男／長女）との母子世帯である。3 年前に夫を自殺で亡くし、しばらくは遺族年金と介護施設のパート収入で生活していた。しかし、半年前に体調不良によって退職。今回、小学 5 年生の長女の給食費未納をきっかけにスクールソーシャルワーカー（以下、SSW）がかかわるようになり、生活保護相談につながった。

　相談に訪れた A さんは常に俯き加減で、言葉に覇気がなく食事もあまりとれていない様子が伺えた。現在、A さんは体が思うように動かず、ほぼ室内で過ごしているとのことだった。生活保護ワーカーは子どもの在宅時に自宅を訪問し、生活状況調査を行った。中学 3 年生の長男は母親の様子を心配しつつ、高校進学の不安を口にした。長女は父親の死のショックにより情緒不安定な時期があり、学校でスクールカウンセラー（以下、SC）の定期面接を受けているとのことだった。

　生活保護の受給開始と同時に、生活保護ワーカーは A さん世帯に対する生活状況から自立支援プログラムの活用を視野に入れ、相談援助活動を開始した。A さんは夫の死後、子どもたちのために懸命に働いていたが、ふとした瞬間に夫の死について考えることが多くなり、不眠や食欲不振が続き、体調を崩したとのことだった。面接では「すぐにでも働きたい」と言うものの、精神的な不安定さが目立ち、それは面接に同席した長男も同様に感じていたようだった。長男自身は、世帯の経済状況を把握しているがゆえに、高校進学に伴う経済的負担を含めての悩みがあることがわかった。長女の状況については、SSW から情報収集を行った。長女は定期的な SC との面接により精神的には落ち着いているものの、現在は勉強についていけないことに不安を覚えていた。

スクールソーシャルワーカー
学校領域における児童・生徒の生活課題を含む諸問題に対応するために、教育と福祉の両面に関して専門性をもち、関係機関との連携・調整や、児童・生徒が置かれた環境の問題への働きかけを中心に行う専門職。文部科学省によるスクールソーシャルワーカー活用事業が 2008（平成 20）年度より開始されている。

スクールカウンセラー
学校領域における児童・生徒の不登校やいじめ、問題行動やストレスに対して、心理相談を中心に対応する心理専門職。1995（平成 7）年、文部省（現・文部科学省）が「スクールカウンセラー活用調査研究委託事業」を立ち上げ開始。現在は「スクールカウンセラー等活用事業」となっている。

[2] 自立支援プログラムの活用

Aさん世帯の生活状況を把握する中で、生活保護ワーカーは世帯員それぞれの現在の課題について確認しながら、適切な自立支援プログラムの紹介と説明を行った。母親に対しては、まずは福祉事務所内の精神保健福祉支援員につなげることにした。そして「精神科等受診支援プログラム」により、本人の同意と精神保健福祉支援員の同行の上で、精神科クリニックを受診し、現在は服薬しながら定期的に通院している。長男の進学問題に関しては、中学3年生の保護者を対象とした「高校進学支援プログラム」をAさんに紹介の上で導入した。そこで改めて長男の希望を確認し、進学にあたって利用できる貸付等を具体的に情報提供するとともに、その内容を長男とも共有することを約束した。長女に対してはSSWとの情報交換や同行面接を重ね、「子どもの学習支援プログラム」を紹介し、無理のない程度に参加するに至っている。

[3] 支援のポイント

この事例の支援のポイントは、世帯全体を捉えつつ、世帯員個々の生活課題について考えていく、家族支援にある。経済困窮に至る要因としては、Aさんの体調不良により勤労収入がなくなったことであるが、その背景には夫の突然の死があり、世帯の生活を維持しなければならないという状況があった。Aさんは、夫との死別の悲嘆に浸る間もなく働き続けたといえるだろう。2人の子どもは個々に悲しみを抱えつつ、生活に不安を覚えながらも、母親の頑張る姿を見ていたと思われる。

生活保護ワーカーは、インテーク面接で生活保護申請に至った直接の原因のみならず、各世帯員から語られるこれまでの背景にじっくりと耳を傾ける必要がある。この作業が自立支援プログラムの適切な選定につながることは言うまでもない。また、こうしたケースでは、精神保健福祉支援員やSSW、SCなど活用できる人材や関係諸機関との連携を図りつつ、世帯状況に応じたプログラムを組み合わせ、適切にマネジメントしながら展開していく必要がある。自立支援プログラムの活用は1つとは限らず、状況によっては複数のプログラムが同時並行されることもある。

B.【事例2】単身世帯への支援

[1] 事例概要

Bさん（30代前半・男性）は、専門学校卒業後、アルバイトを転々としながら生活を維持してきた。しかし、アルバイト先がなかなか見つから

精神保健福祉支援員
精神保健医療福祉に関する専門支援員として、日常生活自立および社会生活自立を促進する目的で、福祉事務所内に独自に配置している自治体もある。

精神科等受診支援プログラム
（表6-4）参照

高校進学支援プログラム
（表6-3）参照

子どもの学習支援プログラム
（表6-3）参照

ず、収入不足から光熱水費の滞納が続き、ついにはヤミ金融業者から借り入れをしてしまった。結局、期限になっても返済できず、業者からの頻繁な督促電話が続き、身を潜めていたアパートにも業者が押し掛けてきた。地域の民生委員を務める大家は、その様子を見てBさんの部屋を訪問。すると、憔悴しきったBさんが窮状を打ち明けたため、生活保護相談につながった。

　生活保護ケースワーカーの面接により、現在は貯金も底をついており、ハローワークに通う交通費もなく、仕事も見つからないことがわかった。アルバイトはいずれも短期間しか続かず、仕事のストレスはゲームに没頭することで紛らわせていたという。そのゲームによる課金も多額となり、やりくりがつかず、他の数ヵ所の業者からの借り入れも判明した。親族からの扶養も難しく、ひとまず現段階での生活保護の受給が決定した。

[2] 自立支援プログラムの活用

　生活保護ワーカーはスーパーバイザーである査察指導員に、Bさんの今後の支援方針について相談した。査察指導員からは、まずは早急に債務整理を行い、本人の就労能力についてアセスメントすることが必要とのアドバイスを得た。そこで、まずはBさんに「多重債務解消支援プログラム」を紹介。本人も早急に解決したいという意向が強く、プログラムへの同意が得られた。生活保護ワーカーは本人が現在持っている明細書や請求書、領収書等を持参するように伝え、ともに債務一覧表を作成した。その上で、法テラスに同行訪問し、Bさんは弁護士とともに自己破産手続き方向で話を進めることになった。

　債務整理が軌道に乗ったところで、今後の生活についてBさんに話を聴くと、就労意欲はあるものの仕事が継続できないことが長年の悩みであることが判明した。そこで生活保護ワーカーは「就労支援プログラム」を紹介し、就労支援員との面談につないだ。やがてBさんの就労マナーや対人コミュニケーションに課題が見つかり、地域若者サポートステーションで行われている就職準備セミナーに参加することになった。本人の就労意欲は強いため、生活保護ワーカーは段階的に支援を行いながら、最終的には就労を目指し、「生活保護受給者等就労自立促進事業」活用プログラムへの移行を目指した自立支援計画を立てている。

[3] 支援のポイント

　Bさんの事例では、生活課題の緊急度を把握し、優先順位を考えながら段階的にプログラムを活用していくことが支援のポイントとなっている。

査察指導員
福祉事務所内で現業員（生活保護ワーカー）の担う業務に対してスーパーバイザーとして指導監督の役割を担う所員。

多重債務解消支援プログラム
（**表6-4**）参照

法テラス
日本司法支援センターの通称。刑事・民事を問わず、誰もがどこでも法的なトラブルの解決に必要な情報やサービスの提供を受けられるようにという構想のもと設立された、法的トラブル解決のための法律相談機関。総合法律支援法に基づく、法務省管轄の公的な法人。

就労支援プログラム
（**表6-3**）参照

地域若者サポートステーション
15歳から39歳までの若者を対象に、社会的自立のために、職業的自立総合相談と就労活動支援を中心に行う地域機関。地域の実情に応じてネットワークを構築し、個々の若者の置かれた状況に応じた支援を提供している。

「生活保護受給者等就労自立促進事業」活用プログラム
（**表6-3**）参照

福祉事務所内で各種の自立支援プログラムが策定されていることで、査察指導員からのアドバイスも得やすく、迅速な対応ができたと言えるだろう。

債務整理に関しては、専門家に委ねて手続きを済ませれば終わるわけではない。経緯について情報交換しつつ、継続フォローが必要となる。また、多重債務から見えてくる利用者の生活課題を把握することも重要であり、時に金銭管理能力の向上を目指した支援も考えていく必要がある。加えて、借金の要因に依存症が隠れていることも多いため、この面でも的確なアセスメントが求められる。就労支援に関しては、Bさんのように職を転々としている場合は、何らかの課題が本人の特性に隠されている可能性が高い。よって、就労支援員など専門家のアセスメントを重視し、支援計画に基づき、地域資源を活用しながら支援を進めていく必要がある。

C.【事例3】長期入院者への支援

［1］事例概要

統合失調症

　Cさん（50代男性）は統合失調症により、管内のD精神科病院に長期入院中である。本人が30代の頃に相次いで両親が亡くなり、入院中に生活保護受給が開始された。兄がいるものの昔から不仲で、退院先がなく15年以上の長期入院となっていた。担当生活保護ワーカーは年に1度の病院訪問で面談を行っていたが、Cさんはいつも「退院は諦めた」と語っていた。

　やがてD精神科病院での地域連携会議を機に、生活保護ワーカーが病棟グループで患者に生活保護の説明をする企画を実施した。そこで改めて生活保護を受けながら地域生活ができると確認したCさんは、退院の意思を表明。病院の精神保健福祉士と情報交換を行ったところ、Cさんは病状的には安定しており、受け入れ先があれば退院可能であるということだった。

精神保健福祉士

［2］自立支援プログラムの活用

精神障害者退院支援
プログラム
　（表6-4）参照

地域生活支援事業
　（障害者総合支援法）

　退院の意思を示したCさんに対し、生活保護ワーカーは病院の精神保健福祉士とも相談し、「精神障害者退院支援プログラム」の活用を提案。福祉事務所とD精神科病院は組織的な取組みを行っていたため、即座にプログラム導入のための面接が行われ、自立支援計画を立てることになった。D精神科病院は障害者総合支援法の地域生活支援事業における地域移行支援を行う事業所とも連携も行っていたため、Cさんに関してはそれら

の事業をベースに、自立支援プログラムも併用することになった。

[3] 支援のポイント

　精神障害者の社会的入院解消に向けての取組みは、生活保護の利用者に限らず、国の方向性として示されている。よって、障害者総合支援法等の諸事業と併用しての「精神障害者退院支援プログラム」の実施が考えられる。そこでは、退院に向けての地域移行支援チームに生活保護ワーカーも加わる形になるため、総合的なサポートの中で福祉事務所として提供できる支援を明確にし、チームの中での役割を担う姿勢が求められる。

　さらに、福祉事務所と特定の医療機関で組織的に取組みを行うなかで、プログラム活用の効果を上げている自治体もある。具体的には福祉事務所と当該病院で定期的な会議を設け、生活保護利用者の状況についての情報交換を行ったり、病棟グループや家族会で生活保護や自立支援プログラムに関する情報提供を行うことで、個別の自立支援プログラムの利用促進につながっている。このように、組織的な連携・協働による体制構築を個別の自立支援につなげていく視点も重要になってくる。

注）
(1) 小山進次郎『改訂増補　生活保護法の解釈と運用』全国社会福祉協議会，2004，pp.92-93.
(2) 池谷秀登「日常生活自立、社会生活自立を重視した支援—板橋区赤塚福祉事務所の取り組み」布川日佐史編『生活保護自立支援プログラムの活用①策定と援助』山吹書店，2006，pp.31-78.
(3) 釧路市都市部生活福祉事務所編集委員会編（2016），池谷（2013），埼玉県アスポート編集委員会編（2012），生活保護自立支援の手引き編集委員会編（2008）等の文献（詳細は参考文献に記載）.

参考文献

● 池谷秀登編『生活保護と就労支援—福祉事務所における自立支援の実践』山吹書店，2013.
● 池谷秀登「生活保護法における自立支援プログラムの意義」『社会保障法』第25号，社会保障法学会編，2010，pp.188-201.
● 岡部卓・副田あけみ・矢嶋里絵・稲葉昭英・和気純子・堀江孝司・槙野葉月「生活保護における自立支援プログラム」『人文学報』第394号，首都大学東京都市教養学部人文・社会系，2008，pp.53-82.
● 釧路市都市部生活福祉事務所編集委員会編『希望をもって生きる＜第2版＞—自立支援プログラムから生活困窮者支援へ　釧路チャレンジ』全国コミュニティライフサポートセンター，2016.
● 小山進次郎「改訂増補　生活保護法の解釈と運用」全国社会福祉協議会，2004.
● 埼玉県アスポート編集委員会編『生活保護200万人時代の処方箋—埼玉県の挑戦』ぎょうせい，2012.
● 桜井啓太「『自立支援』による生活保護の変容とその課題」埋橋孝文編『生活保護』，ミネルヴァ書房，2013，pp.75-88.
● 志村久仁子「生活保護における相談援助活動」伊藤秀一編『低所得者に対する支援と生活保護制度［第3版］』弘文堂，2015，pp.133-157.
● 新保美香「生活保護『自立支援プログラム』の検証—5年間の取り組みを考える」『社会福祉研究』第109号，鉄道弘済会，2010，pp.2-9.
● 生活保護自立支援の手引き編集委員会編『生活保護自立支援の手引き』中央法規出版，2008.
● 布川日左史『生活保護自立支援プログラムの活用　①策定と援助』山吹書店，2006.
● 佐藤茂「生活保護世帯における多重債務者自立支援プログラムの実践からみえてくるもの」『消費者法ニュース』No90，2012，pp.119-124.
● 岡部卓・長友祐三・池谷秀登編『生活保護ソーシャルワークはいま—より良い実践を目指して』ミネルヴァ書房，2017.

演習問題

① 生活保護における自立の考え方について、これまでの経緯も踏まえ、整理してまとめなさい。
② 自立支援プログラムによる支援を行う際の留意点について述べなさい。
③ あなたがあったらいいと考える自立支援プログラムについて、実施要綱の形でまとめなさい。

コラム 映画にみる「現代の貧困」

　貧困・低所得者問題は、現代の社会問題の1つとして、メディアなどでも取り上げられることが多くなってきた。ここでは2000年以降に公開された映画（邦画）3本を紹介したい。現代の貧困について、社会状況や人間関係などを含め、さまざまな角度から多くのことを感じ、考えることのできる映画である。

①『東京難民』（2014年／佐々部清監督／ファントム・フィルム）

　大学生活を送っていた若者が、貧困状態に陥っていくプロセスをリアルに描き出した作品。大学生の主人公は、親からの仕送りが滞り、学費の未納で大学を除籍。さらに家賃滞納によりアパートも追い出されてしまう。ネットカフェで寝起きしながら日雇いのバイトを探すものの、寮付きや住み込みの仕事も長くは続かず、最後はホームレスになってしまう。ネットカフェ難民の状況や、ファストフードで一夜を明かす人、貧困ビジネス、多額の借金返済など、現代社会の貧困問題が凝縮されている。

②『ホームレス中学生』（2008年／古厩智之監督／東宝）

　お笑いコンビ「麒麟」の田村裕氏による、同名自叙伝小説の映画化。夏休みを迎えた中学2年生の主人公の前で、父親が突然、一家の解散を宣言する。失職により借金が膨らみ、家も売却しなければならないのだという。父子家庭でともに育った兄姉とも離れ、主人公の公園での生活が始まる。近所の人びとや友人、その親たちの助けと生活保護受給により、1人の少年がホームレス状態から抜け出していく姿が描かれている。民生委員を含めての地域でのつながり、セーフティネットの重要性について考えさせられる。

③『誰も知らない』（2004年／是枝裕和監督／シネカノン）

　1988（昭和63）年に東京都豊島区西巣鴨で起きた「子ども4人置き去り事件」をモチーフに、現代社会の様相とすぐそばにある貧困の現実について描かれている映画。父親の違う4人の子どもを残して、新しい恋人のもとへ行ってしまった母親。子どもたちは出生届も出されず、学校にも通えないまま、母親から送られてくる現金書留を頼りに細々と生活を続ける。誰かがどこかで手を差し伸べられるのではないかと思われる場面も多く、大人の生活状況が子どもに与える影響について深く考えさせられる。

第7章 低所得者対策の概要と実際

「低所得者対策」の全体像をひとことで説明するのは難しい。
制度によって「低所得である」と判断する基準も異なっており、
さらに、それぞれの制度を利用するには、
低所得であることに加えて、
たとえば、「銀行の融資が受けられない」
「民間アパートを借りるのが難しい」などの
要件を満たしていることが必要とされる。
さらに、「生活困窮者自立支援法」における「生活困窮」は
「低所得」と必ずしもイコールではない。
しかし、これらの生活問題は、
「低所得」と密接な関係にあることも確かである。
本章では、低所得者に対する対策のうち、
生活福祉資金、無料低額診療事業、
公営住宅、ホームレスの自立支援、生活困窮者自立支援法
について概観する。

1. 生活福祉資金の概要

A. 生活福祉資金貸付制度の概要

　生活福祉資金貸付制度は低所得者などを対象に金銭の貸付を行う制度であり、都道府県社会福祉協議会（以下、社協）が実施主体となっている。この制度によって貸付けられる費用としては、生活の立て直しに必要な費用、緊急に必要な費用、進学に必要な費用、技能や資格の取得に必要な費用などがあり、内容は多岐にわたる。また、金銭の貸付にあわせて社会福祉協議会や民生委員、生活困窮者自立支援法に基づく各事業などによる援助的なかかわりを行うことで、利用者世帯の生活の安定や経済的な自立などを図ろうとする点に特徴がある。

[1] 制度の沿革

　生活福祉資金貸付制度は、かつては世帯更生資金貸付制度と呼ばれていた制度であるが、この制度の成立には民生委員の活動が大きな役割を果たした。民生委員は、旧生活保護法までは公的扶助の補助機関に位置づけられ、保護の決定業務に直接関与していたが、1950（昭和25）年に制定された現行法からは、福祉事務所が保護の決定や実施を行うことになり、民生委員はその協力機関となった。この変更によって保護の実施に直接関与しなくなった民生委員は、低所得層が生活基盤を確保し、生活保護層への転落を防止すること（防貧）を目的とした活動に各地で自主的に取り組むようになり、この活動が「世帯更生運動」として全国的に展開していった。

　1950年代当時、生活保護基準ぎりぎりの、いわゆるボーダーライン層と呼ばれた人びとは、その多くが稼働していたものの半失業的な不安定就労や低賃金による低所得の状態にあった。これらの層に対して民生委員による相談・援助活動が行われていたが、自立更生のための資金が必要な場合も多く、その調達に苦慮していた民生委員の間で、低所得層のための貸付制度創設の要望が高まった。そのような中で世帯更生運動の成果が評価され、1955（昭和30）年度予算において1億円が計上されて「世帯更生資金貸付制度」が誕生した。制度成立当初は生業資金、支度資金、技能習得資金の3種類の貸付からスタートしたが、それは当時の貧困や低所得

社会福祉協議会（社協）
社会福祉法人格をもつ民間の福祉団体。生活福祉資金に関連する業務以外では、市区町村社協は、地域福祉の推進のための事業の企画実施や社会福祉に関する住民参加の援助などを行っている（社会福祉法109条）。都道府県社協は、広域的な見地に立った事業や市区町村社協相互の連絡調整などを行っている（同法110条）。

民生委員
民生委員法に基づき、各市町村の居住地域で地域福祉活動を行うボランティアであり、行政の協力機関として位置づけられている。また、児童福祉法による児童委員を兼ねている。

が、働く場所がないことや低賃金に起因していたからであり、稼働能力を
もつボーダーライン層が食料品店や飲食店などの小規模事業をはじめとす
る生業によって自立することが期待されていたからである。

　1957（昭和32）年に生活資金（生活費、家屋補修費、助産費、葬祭費）
が加わり、また、従来2分の1であった世帯更生資金への国庫補助率が3
分の2に引き上げられた。これは、同じ年に創設された、低所得者に対す
る医療費貸付制度の国庫補助率にあわせたものである。この医療費貸付制
度は、1961（昭和36）年に世帯更生資金貸付制度に統合され、療養資金
となった。同じ年に、身体障害者更生資金、住宅資金、修学資金が加わ
り、世帯更生資金貸付制度によって貸付けられる資金は6種類となった。
その後、1962（昭和37）年には災害援護資金、1972（昭和47）年には福
祉資金が加わり、同制度によって貸付けられる資金は8種類にまで拡大し
た。

　1990（平成2）年に「世帯更生資金貸付制度」から「生活福祉資金貸付
制度」に名称が変更された。これは在宅福祉推進の観点に立ってのもので
ある。2000（平成12）年には、介護保険制度の開始に伴い、介護費につ
いても貸付の対象となり、療養資金から「療養・介護資金」へと名称が変
更された。2001（平成13）年には、雇用情勢の悪化と失業者の増大への
対策として決定された総合雇用対策（「雇用の安定確保と新産業創設を目
指して」2001年9月、産業構造改革・雇用対策本部）の一環として、失
業者を対象とした離職者支援資金が創設された。2002（平成14）年には、
低所得の高齢者世帯に対し、居住用資産を担保に生活資金を貸付ける長期
生活支援資金と、低所得世帯の緊急かつ一時的な資金需要に応えるための
緊急小口資金が創設された。2007（平成19）年には、要保護世帯向け長
期生活支援資金が創設された。2008（平成20）年には、自立生活サポー
ト事業の対象者に貸付を行う自立支援対応資金が創設された。

　このように、資金の種類を拡大してきた生活福祉資金貸付制度である
が、2004（平成16）年と2009（平成21）年の2度にわたり、資金種類の
統合・再編が行われている。特に2009年の統合・再編は大幅なものであ
り、それまで10種類あった資金はその年の10月から4種類になった。こ
の統合・再編により、従来の離職者支援資金と自立支援対応資金（および
他の資金の一部）は「総合支援資金」に、更生資金、福祉資金、療養・介
護等資金、災害援護資金、緊急小口資金は「福祉資金」に、修学資金は
「教育支援資金」に、長期生活支援資金と要保護世帯向け長期生活支援資
金は「不動産担保型生活資金」に統合・再編された。

　また、2009年の資金種類の統合・再編とあわせて、連帯保証人要件の

総合雇用対策における離職者支援資金の位置づけ
総合雇用対策では、「緊急かつ重点的に取り組むべき」課題として、「雇用の受け皿整備」「雇用のミスマッチ解消」「セーフティネットの整備」の3つの柱を設定し、計19の目的を掲げた。離職者支援資金はこのうち「セーフティネットの整備」のなかの支援措置の1つに位置づけられた。

自立生活サポート事業と自立支援対応資金
自立生活サポート事業とは、「生活保護までには至らないものの、さまざまな事由により生活に困窮しているボーダーライン層に対し、自立支援対策を講じることにより将来的に生活保護へ至ることの防止を図ること」（自立生活サポート実施要領）を目的とし、2008年度よりモデル的に実施された事業である。自立生活対応資金は、この自立生活サポート事業の対象者に限定した貸付であった。

163

表 7-1　生活福祉資金貸付条件等一覧

資金の種類			貸付条件				
			貸付限度額	据置期間	償還期限	貸付利子	連帯保証人
総合支援資金（対象…※1）	生活支援費	生活再建までの間に必要な生活費用（最長1年の生活費）	（2人以上）月20万円以内（単身）月15万円以内 ・貸付期間原則3月（最長12月）以内	最終貸付日から6月以内	据置期間経過後10年以内	保証人あり→無利子保証人なし→年1.5%	原則必要（ただし、保証人なしでも貸付可）
	住宅入居費	敷金、礼金など住宅の賃貸契約を結ぶために必要な費用	40万円以内	貸付の日（生活支援費とあわせて貸付けている場合は生活支援費の最終貸付日）から6月以内			
	一時生活再建費	生活を再建するために一時的に必要かつ日常生活費でまかなうことが困難な費用（例）・就職や転職を前提とした技能習得に要する経費 ・滞納している公共料金等の立替え費用 ・債務整理をするために必要な経費	60万円以内				
福祉資金（対象…低所得世帯、障害者世帯、高齢者世帯※2）	福祉費	①生業を営むために必要な経費 ②技能習得に必要な経費およびその期間中の生計を維持するために必要な経費 ③住宅の増改築、補修等および公営住宅を譲り受けるのに必要な経費 ④福祉用具等の購入に必要な経費 ⑤障害者用の自動車の購入に必要な経費 ⑥中国残留邦人等に係る国民年金保険料の追納に必要な経費 ⑦負傷または疾病の療養に必要な経費およびその期間中の生計を維持するのに必要な経費 ⑧介護サービス、障害者サービス等を受けるのに必要な経費およびその期間中の生計を維持するのに必要な経費 ⑨災害を受けたことにより臨時に必要となる経費 ⑩冠婚葬祭に必要な経費 ⑪住居の移転等、給排水設備等の設置に必要な経費 ⑫就職、技能習得等の支度に必要な経費 ⑬その他日常生活上一時的に必要な経費	580万円以内※3	貸付の日（分割による交付の場合は最終貸付日）から6月以内	据置期間経過後20年以内	保証人あり→無利子保証人なし→年1.5%	原則必要（ただし、保証人なしでも貸付可）
	緊急小口資金	緊急的かつ一時的に生計の維持が困難になった場合に貸付ける少額の費用（貸付の対象となる事由はB[2]〔p.172〕を参照）	10万円以内	貸付の日から2月以内	据置期間経過後12月以内	無利子	不要
教育支援資金（対象：低所得世帯）	教育支援費	高等学校、大学または高等専門学校への就学に必要な経費	（高校）月3.5万円以内（高専）月6万円以内（短大）月6万円以内（大学）月6.5万円以内※4	卒業後6月以内	据置期間経過後20年以内	無利子	不要※5
	就学支度費	高等学校、大学または高等専門学校に入学する際の経費	50万円以内				

不動産担保型生活資金（対象：高齢者世帯）	不動産担保型生活資金	低所得の高齢者世帯に対し、一定の居住用不動産を担保として貸付ける生活資金	土地の評価額の70％程度、月30万円以内※6	契約終了後3月以内	据置期間終了時	年3％、または長期プライムレートのいずれか低い利率	必要（推定相続人の中から選任）
	要保護世帯向け不動産担保型生活資金	要保護の高齢者世帯に対し、一定の居住用不動産を担保として貸付ける生活資金	土地および建物の評価額の70％程度（集合住宅の場合は50％）、生活扶助額の1.5倍以内※6				不要

※1　総合支援資金の対象については、B[1]（p.171）を参照。
※2　高齢者世帯については、福祉費の対象となるのは日常生活上療養または介護を要する高齢者が属する世帯に限られている。
※3　福祉費対象経費の貸付限度額については、用途に応じて上限目安額が別に示されている。
※4　特に必要と認められる場合は、各限度額の1.5倍の額まで貸付可能。
※5　連帯保証人は不要であるが、世帯内で連帯借受人を設定する必要がある。
※6　不動産担保型生活資金の貸付期間は、借受人の死亡時までの期間または貸付元利金が貸付限度額に達するまでの期間である。
出典）生活福祉資金貸付制度研究会編『平成29年度版　生活福祉資金の手引』全国社会福祉協議会，2017. をもとに筆者作成．

緩和と貸付利子の引き下げが行われた。すなわち、従来は修学資金など一部の資金を除いて、貸付にあたり連帯保証人を立てることが原則とされていたのが、今回の変更に伴い、連帯保証人を立てない場合でも制度の利用が可能になった。貸付利子についても、従来は年3％であったのが、連帯保証人を立てない場合は年1.5％、連帯保証人を立てた場合は無利子となっている。2015（平成27）年4月の生活困窮者自立支援法施行に伴い、制度要綱の目的に「なお、生活困窮者自立支援法に基づく各事業と連携し、効果的、効率的な支援を実施することにより、生活困窮者の自立の促進を図るものとする」と加えられ、貸付にあたっての生活困窮者自立支援制度の利用の要件化や、緊急小口資金の貸付事由の拡大（ライフラインの滞納分や継続的な支援を受けるために必要な交通費等の経費についても対象となる旨を明確化。事由の詳細については**表7-1**を参照）と償還期限の延長（8月→12月）、総合支援資金の貸付期間の見直し（12月以内→原則3月、最長12月）と償還期限の見直し（20年以内→10年以内）が行われた。

　現在の、生活福祉資金貸付制度における資金の種類と内容は**表7-1**に示すとおりである。

　世帯更生資金の時代から現在まで、生活福祉資金は震災をはじめとした社会・経済問題に対して、特例措置を講じることで対応してきた側面もある。最近の例としては、2010（平成22）年2月と2011（平成23）年2月、2012（平成24）年1月に、卒業を迎える高校生が経済的な理由など

により学校を卒業できない恐れがある状況に対応するため、高校授業料滞納分への教育支援資金の貸付を特例的に可能とした。この特例は単年度に限って実施されてきたが、2013（平成 25）年 2 月より恒久化されている。また、2011（平成 23）年 3 月に発生した東日本大震災への対応として、所得に関係なく、被災世帯を緊急小口資金の貸付対象に含めるなどの特例措置が講じられた（2012 年 3 月 31 日をもって受付終了）。さらに 2011 年 5 月には、福祉資金の特例措置（生活復興支援資金）として、被災した低所得世帯に当面の生活に必要となる経費などの貸付が行われた。2016（平成 28）年には熊本地震の被災世帯に対する特例貸付が実施された。

生活復興支援資金
一時生活支度費（生活の復興の際に必要となる当面の生活費。6 月以内の期間において、2 人以上世帯で月 20 万円以内、単身世帯で月 15 万円以内を貸付ける）、生活再建費（住居の移転費や家具什器等の購入に必要な費用。80 万円以内）、住宅補修費（住宅補修等に必要な費用。250 万円以内）からなる。

［2］制度要綱と要領

生活福祉資金の貸付については、厚生労働省事務次官通知「生活福祉資金貸付制度要綱」に定められている。さらにその取扱いについて、厚生労働省社会・援護局長通知「生活福祉資金（総合支援資金）運営要領」「生活福祉資金（福祉資金及び教育支援資金）運営要領」「生活福祉資金（不動産担保型生活資金）運営要領」「生活福祉資金（要保護世帯向け不動産担保型生活資金）運営要領」にそれぞれ定められており、都道府県社会福祉協議会など関係機関は、「この要領の趣旨を逸脱しない範囲において、地域の実情に即した効率的かつ効果的な運営を行」うものとされている（各要領第 1 の 1）。

［3］実施主体

生活福祉資金の貸付業務は、都道府県社会福祉協議会（以下、「社協」）が主体となって実施しているが、その一部（資金貸付の相談業務や申込手続き等、直接利用者にかかわる業務）を市町村社協に委託している。資金の原資は都道府県の補助金によってまかなわれており、その 3 分の 2 を国が都道府県に補助している。都道府県社協には貸付審査等運営委員会が設置されている。

市町村社協または都道府県社協には、生活福祉資金に関する相談員が配置されている。制度の広報・周知活動のほか、民生委員調査書の作成、借入申込書の確認や貸付決定通知を届ける、あるいは、資金償還時に残高のお知らせを届けるなど日常的な援助活動については、民生委員が社協に協力しながら行っている。

貸付審査等運営委員会
運営委員会は、資金運営の大綱、貸付の決定、一時償還、貸付の停止、延滞利子の免除、貸付金の償還猶予および償還免除について、必要に応じて都道府県社協会長に意見を述べる役割を担っている。委員会の構成員は、関係行政機関の職員、都道府県社協の役員および職員、民生委員、医師、弁護士、地方社会福祉審議会身体障害者福祉専門分科会委員、学識経験者等である。

［4］相談員

総合支援資金の創設以降、運営要領（総合支援資金、教育支援資金及び

福祉資金）に、市町村社協または都道府県社協に置く相談員について、その役割が明記されるようになった。その役割とは、（ア）借入申込者に対する相談支援、（イ）貸付の必要性・妥当性の判断、（ウ）借入申込者の自立に向けた自立計画の作成の支援（総合支援資金のみ）、（エ）実施主体および関係機関が行う支援内容の策定、（オ）借入申込者が行う貸付金償還計画作成の支援、（カ）イ・ウ・エに基づく関係機関との連携、連絡、調整等、（キ）ウ・エ・オに基づく、貸付期間中または貸付後の定期的な相談支援・償還指導、（ク）制度の周知が挙げられている。相談員はこれらの業務を、生活困窮者自立支援法に基づく各事業の支援員と連携して、一体的に行うものとされている。

相談員は(A)ファイナンシャルプランナーの資格を有する者、(B)金融機関への勤務経験を有する者、(C)福祉事務所への勤務経験を有する者、(D)社会福祉士の資格を有する者、(E)その他市町村社協会長または都道府県社協会長が適当と認めた者のいずれかに該当する者とされている。相談員の勤務形態は常勤、非常勤を問わず、また、他の業務との兼務が可能とされている。

［5］貸付対象

生活福祉資金は、原則として、個人ではなく世帯を単位として貸付が行われる（単身者の場合も単身「世帯」として貸付が行われる）。貸付の対象となる世帯は「低所得世帯」「障害者世帯」「高齢者世帯」である。

福祉資金・教育支援資金については、生活保護受給世帯も「保護の実施機関において当該世帯の自立更生を促進するために必要があると認められる場合に限り」必要な資金の貸付が可能とされている。この場合、原則として貸付けられた資金は収入認定されないとともに、償還に際しても、収入認定においては償還金を控除して認定されることとなっている。母子父子寡婦福祉資金など他の公的資金の貸付を受けている者は資金の貸付対象とはならないが、それらの資金で必要な費用をまかなえない場合は生活福祉資金の利用も可能である。なお、独立行政法人日本学生支援機構奨学金については、無利子である第一種奨学金は、これが生活福祉資金に優先するが、第二種奨学金や入学時特別増額貸与奨学金制度は有利子であるため、生活福祉資金を優先して貸付を行うこととされている（2016〔平成28〕年10月より）。

この制度における「低所得世帯」とは、資金の貸付にあわせて必要な支援を受けることによって独立自活できると認められる世帯であり、かつ、必要な資金の融通を他から受けることが困難であると認められる世帯とさ

れている。「障害者世帯」とは、身体障害者手帳、療育手帳、精神障害者保健福祉手帳の交付を受けている者、現に障害者総合支援法によるサービスを利用しているなど、これと同程度と認められる者の属する世帯である。「高齢者世帯」とは、65歳以上の高齢者の属する世帯である。

なお、毎年発行されている『生活福祉資金の手引』に掲載されている問答集には、低所得世帯はおおむね市町村民税非課税程度、高齢者世帯については「例えば、高齢者を含む4人世帯でおおむね600万円程度」が目安として提示されているが、「各地域の消費水準の実態に即応して取り扱う」よう、また、「地域により消費生活水準の格差が大きいため、これらを勘案して各都道府県の実態に即した弾力的な運用を図る」よう、あわせて述べられている（平成29年度版手引より）。障害者世帯については、1990（平成2）年に所得制限が撤廃されている。

［6］手続き

資金の借入れを申込む人（以下、「借入申込者」）は、世帯状況その他必要事項を記載した借入申込書を、居住地を担当する民生委員を通じて市町村社協に提出する。その借入申込書は、市町村社協から都道府県社協会長に提出されることとなる。借入申込者は、申込みの手続きに際して、資金の種類に応じた書類（在学証明書、医師の診断書、被災証明書等。生活困窮者自立支援法に基づく自立相談支援事業実施機関および家計相談支援事業実施機関から提供される書類で代えることができる場合は一部の省略も可能である）の添付が求められる場合がある。

民生委員は、民生委員調査書を市町村社協に提出する（総合支援資金では作成しない。また、不動産担保型生活資金においては社協からの要請があった場合に作成）。調査書には、借入申込者の家庭の状況と連帯借受人の状況、連帯保証人の状況、支援計画、資金を貸付けることに関する意見等を記載する。

［7］連帯保証人

従来、生活福祉資金による貸付のほとんどは、借入申込みの際に連帯保証人（借受人とは別世帯に属する者に限られる）を設定する必要があったが、現行制度においては保証人を設定せずとも利用できる資金種類が拡大した。

連帯保証人が「不要」であるのは、福祉資金の中の緊急小口資金、教育支援資金、そして不動産担保型生活資金の中の要保護世帯向け不動産担保型生活資金である。ただし、教育支援資金については、多くの場合、進学

児童養護施設退所者等に対する生活福祉資金の貸付
未成年者が生活福祉資金を利用する（貸付契約を締結する）ためには、親権者等、法定代理人の同意を必要とする（婚姻している場合は成年者とみなされるためこの限りではない）。しかし、特に児童養護施設退所者の中には、親権者からの同意が得られないなど、制度を利用しにくい状況があった。そこで2004（平成16）年より、児童養護施設、情緒障害児短期治療施設、児童自立支援施設、自立援助ホームを退所する未成年者や里親の委託が解除される未成年者について、法定代理人の同意が得られなくても、自立が確実に見込まれる（児童養護施設長等の意見書や面接による）場合には、連帯保証人（原則1名）を設定することで借入れが可能になった。

168

する者（世帯内の子どもなど）が借受人となるため、同じ世帯内の生計中心者を連帯借受人として設定することが必要とされている（生計中心者が借受人、実際に資金を利用する者が連帯借受人となってもよい）。世帯内に連帯借受人を設定できない場合には、別に連帯保証人を設定することで申込みが可能である。福祉費（福祉資金）によって就職・転職・就学・技能習得のための費用を借入れる場合も教育支援資金と同様の扱いとなる。

　一方、連帯保証人の設定を「原則必要」としているのは、総合支援資金と福祉資金の中の福祉費（上記の場合を除く）である。しかし、いずれも保証人なしでも貸付は可能である。保証人の有無は貸付利子に反映する。保証人ありの場合の貸付利子は無利子であるのに対し、保証人なしの場合は年1.5%である。

　一般の低所得高齢者世帯に対する不動産担保型生活資金（要保護世帯向け以外）については、推定相続人の中から連帯保証人を選任する必要がある。

［8］貸付の決定と資金の交付

　借入れの申込みがなされると、都道府県社協会長は申請書類の内容を審査し、運営委員会の意見を聞いた上で貸付の決定をする。貸付が決定した場合には、申込者に対して貸付決定通知書が交付される。それを受けて申込者が借用書を都道府県社協に提出した後に、資金の貸付が開始される。

　必要と認められる場合には、同一世帯が複数の資金を利用すること（重複貸付）や、同じ資金を再度利用すること（再貸付）も可能である。貸付金を他に流用したり、虚偽の申請や不正な手段によって貸付を受けたとき、あるいは、貸付の目的を達成する見込みがないと認められるときなどは、貸付が停止されたり、一括償還を求められる場合がある。

［9］償還（貸付金の返済）

　貸付金の償還（原則として元金均等償還）は、年賦償還、半年賦償還、月賦償還のいずれかの方法で行うが、繰り上げ償還も可能である。なお、日常生活において利用の必要性が高い生活用品を緊急に購入する必要がある被保護世帯が生活福祉資金等の貸付を受け、保護費から償還をする場合に、福祉事務所から直接貸付実施主体へ償還を行う代理納付が行えるようになった（2014〔平成26〕年より）。貸付金の利率は**表7-1**に示したとおりである。貸付決定通知書に定められた償還計画にしたがって、元金と利子の支払いを行うことになるが、定められた期限までに支払わなかった場合には、その翌日から支払いの日まで、延滞元金につき年5%の延滞利子

が徴収される。

災害その他やむを得ない事情で期限内の償還が困難であるときや、教育支援資金を利用した者が就学中であるときなどは償還が猶予されることがある。生活困窮者自立支援法に基づく支援を行う機関からの要請により、借受人の自立に向けた支援の観点から特に必要と認められるときにも、償還が猶予されることがある。いずれの場合も、猶予期間中は無利子である。また、借受人の死亡やその他のやむを得ない事情によって償還が不可能であると認められるときには、貸付金や延滞利子の償還が免除される場合もある。

［10］不動産担保型生活資金

不動産担保型生活資金は、低所得の高齢者世帯に対して居住用の不動産を担保に生活費の貸付を行い、その住居に住み続けながら自立するのを支援する制度である。

貸付対象となるのは、次のすべてに該当する世帯である。①借入申込者の属する世帯の構成員が原則として65歳以上である、②同居人として認められるのは申込者の配偶者と、申込者や配偶者の親までである（それ以外の者と同居している場合は貸付の対象とはならない）、③借入申込者の属する世帯が市町村民税非課税程度の低所得世帯である、④借入申込者が単独で所有している居住用不動産に居住している、⑤借入申込者が所有している居住用不動産に賃借権等の利用権および抵当権等の担保権が設定されていない。『生活福祉資金の手引』に収録されている問答集には、貸付の可否の目安として、不動産（土地）の評価額としておおむね1000万円から1500万円以上が示されている。なお、借入れに際しては、申込者の推定相続人のうち1名が連帯保証人にならなくてはならない。

貸付額は月額30万円を限度として、土地の評価額や貸付必要年数などから決定される。原則として3ヵ月ごとに、貸付元金が限度額に達するまでの期間、あるいは、借受人の死亡までの期間、送金される。

償還は貸付契約の完了（原則として借受人の死亡時）までに行う。年3％または当該年度における4月1日時点の銀行の長期プライムレート（2017年4月1日時点0.95％）のいずれか低い利率に基づく利子をあわせて返済する。契約終了後は返済完了日まで年5％の延滞利子が加算される。

要保護世帯向け不動産担保型生活資金が通常の不動産担保型生活資金と異なる点は次の5つである。①借入申込者の属する世帯が要保護世帯（本制度を利用しなければ、生活保護の受給を要することとなる世帯）であると保護の実施機関が認めた世帯が対象であること、②居住用不動産の評価

額がおおむね 500 万円以上とされ、通常の不動産担保型生活資金より低い
基準が示されていること、③貸付基本額が「生活保護（生活扶助）の 1.5
倍」であり、原則として 1 ヵ月ごとに送金されること、④借受人の同居人
に関する規定がないこと（ただし、借受人が死亡した際に承継できるのは
配偶者のみで、それ以外の同居人は住居を出ることが前提である）、⑤連
帯保証人を必要とせず、また、借入れに際し推定相続人の同意も必須とし
ていないこと。

B. 低所得者に対する自立支援─貸付状況とその変化から

　2009（平成 21）年以降、主として離職者の生活と求職を支援するため、
雇用保険制度と生活保護制度の間の「新たなセーフティネット（第 2 のセー
フティネット）」の構築が目指されてきた。2013（平成 25）年 10 月に
成立した生活困窮者自立支援法に定められる各事業は、この第 2 のセーフ
ティネットに位置づくとされる。ここでは、生活困窮者自立支援法と特に
関連の強い、総合支援資金、緊急小口資金、臨時特例つなぎ資金について
説明する。また、近年の貸付状況についても確認する。

［1］総合支援資金

　生活再建までの間に必要な生活費用である「生活支援費」、敷金や礼金
等住宅の賃貸契約を結ぶために必要な経費である「住宅入居費」、就職活
動費用や技能習得費用、公共料金の滞納の立替え、債務整理手続き費用等
の生活再建に必要な一時的な費用である「一時生活再建費」からなる。
　総合支援資金の対象となるのは、「失業等、日常生活全般に困難を抱え
ており、生活の立て直しのために継続的な相談支援（就労支援、家計指導
等）と生活費及び一時的な資金を必要とし、貸付を行うことにより自立が
見込まれる世帯」とされる。さらに、以下の 6 つの条件すべてに該当する
ことが必要とされる。

①低所得世帯であって、収入の減少や失業等により生活に困窮し、日常
　生活の維持が困難となっていること。

②資金の貸付を受けようとする者の本人確認が可能であること。

③現に住居を有していること、または生活困窮者自立支援法に基づく生
　活困窮者住宅確保給付金の申請を行い、住居の確保が確実に見込まれ
　ること。

④実施主体および関係機関から、貸付後の継続的な支援を受けることに
　同意していること。

⑤実施主体が貸付および関係機関とともに支援を行うことにより、自立した生活を営めることが見込まれ、償還を見込めること。

⑥失業等給付、就職安定資金融資、生活保護、年金等の他の公的給付または公的な貸付を受けることができず、生活費をまかなうことができないこと。

　また、原則として生活困窮者自立支援法に基づく自立相談支援事業等による支援を受けるとともに、実施主体および関係機関から貸付後の継続的な支援を受けることについて同意していることが貸付の要件とされている。失業等給付、職業訓練受講給付金、生活保護、年金等の他の公的給付等を受けている者は原則として貸付対象とはならない。借受人が貸付期間中に職業訓練受講給付金を受給することが決定した場合は、受給期間については資金の貸付が停止となる。受給期間終了後に貸付が必要な場合は、当初の貸付予定期間から既貸付期間を除いた期間内に限り貸付を再開することができる。

　生活支援費の貸付期間は、原則として3月である。就職に向けた活動を誠実に継続している場合などにおいては、最長12月まで貸付を延長することができる。この貸付の延長は原則として3月ごとに行われる。貸付期間内であっても、借受人が自立した生活を営むことが可能となった場合には、貸付が終了となる。

　市町村社協は、生活困窮者自立支援法に基づく各事業の実施機関と連携して、借受申込者の家庭状況と連帯保証人の状況についての調査・把握、生活福祉資金・生活困窮者自立支援法に基づく各事業等についての説明、資金の償還方法と償還計画についての相談・助言支援、資金を借りてから自立するまでの自立計画の作成に関する相談・助言支援、支援内容の策定といった相談支援を一体的に行う。貸付期間中も、特に、生活困窮者自立支援法に基づく支援が行われる場合には、市町村社協は自立相談支援機関を中心として、当該相談支援機関と継続的かつ緊密な連携を図るものとされている。借受人が、就業等による自立に至らないまま生活困窮者自立支援法に基づく支援を受けることを中断・中止した場合には、資金の貸付が終了となる場合がある。また、借受人が自立に向けた取組みを怠り、かつ、市町村社協による助言・指導にも従わない場合には、都道府県社協会長が貸付の停止を行うことができるとされている。

[2] 緊急小口資金

　緊急小口資金は、次の事由により緊急かつ一時的に生計の維持が困難となった場合に貸付ける少額の費用である。

①医療費または介護費の支払等臨時の生活費が必要なとき

②火災等被災によって生活費が必要なとき

③年金、保険、公的給付等の支給開始までに生活費が必要なとき

④会社からの解雇、休業等による収入減のための生活費が必要なとき

⑤滞納していた税金、国民健康保険料、年金保険料の支払いにより支出が増加したとき

⑥公共料金の滞納により日常生活に支障が生じるとき

⑦法に基づく支援や実施機関および関係機関からの継続的な支援を受けるために経費が必要なとき

⑧給与等の盗難によって生活費が必要なとき

⑨その他これらと同等のやむを得ない事由があって、緊急性、必要性が高いと認められるとき

　緊急小口資金の利用にあたっては、総合支援資金と同様に、原則として生活困窮者自立支援に基づく自立相談支援事業等による支援を受けることが要件となっている。ただし、一定の安定した収入があり、一過性の事由により資金を必要としている者等についてはこの限りではない。

［3］臨時特例つなぎ資金

　失業などによって住居を失い、その後の生活の維持が困難になった場合には、その状況に応じて、失業等給付、住宅手当、総合支援資金、生活保護等の公的給付や貸付による支援制度がある。しかし、これらの制度は申請から資金の交付まで時間を要することも少なくない。申請から資金交付までの当座の生活費を貸付けるのが、2009（平成21）年に創設された臨時特例つなぎ資金である。

　臨時特例つなぎ資金の貸付については、厚生労働省事務次官通知「臨時特例つなぎ資金貸付制度要綱」に、さらにその取扱いについては、厚生労働省社会・援護局長通知「臨時特例つなぎ資金運営要領」にそれぞれ定められている。生活福祉資金と同様に、実施主体は都道府県社協であり、貸付業務の一部を市町村社協に委託している。

　この資金の貸付の対象となるのは、住居のない離職者であり、かつ、公的給付制度または公的貸付制度の申請を受理されており、その給付や貸付が始まるまでの生活に困窮している者（借入申込者名義の金融機関口座を有していることが必要）である。総合支援資金と同様に、つなぎ資金の貸付に際しては、原則として生活困窮者自立支援法による支援を受けるとともに、実施主体および関係機関から貸付後の継続的な支援を受けることに同意していることが利用の要件とされる。貸付の限度額は10万円で、一

括で交付される。この限度額の範囲内であれば、再貸付も可能である。連帯保証人は必要ない。災害その他やむを得ない事情が認められる場合や、生活困窮者自立支援法に基づく支援を行う機関からの要請により、借受人の自立に向けた支援の観点から特に必要性が高いと認められるときには、貸付元利金の償還の猶予が行われる。借受人の死亡その他やむを得ない事情により償還ができなくなったと認められるときは、償還免除となることがある。延滞利子が発生しない点が生活福祉資金とは異なる。

［4］貸付状況の変化と今後の課題

表7-2は生活福祉資金の貸付件数の推移を示したものである。2009（平成21）年10月の資金種類の統合・再編と貸付要件の緩和（連帯保証人要件の緩和および貸付利子の引き下げ）を境に、貸付件数が大きく増加した。2009年度と2010（平成22）年度は、新たにつくられた総合支援資金が貸付件数の増大の主たるものである。しかしその後は、総合支援資金の貸付は減少に転じている。一方、この数年は緊急小口資金の貸付件数が占める割合が大きい傾向にある。また、これまで生活福祉資金の中で最もよく利用されてきた教育支援資金については、2009年の制度変更前の水準

表7-2　資金種類別の生活福祉資金貸付件数の推移　　　　　　（単位：件）

資金の種類	2005年度	2006年度	2007年度	2008年度	2009年度	2010年度	2011年度	2012年度	2013年度	2014年度	2015年度
合計	12,681	11,034	11,191	14,865	61,528	82,431	119,067	39,889	32,803	31,481	29,782
更生資金	461	355	319	347	170	—	—	—	—	—	—
総合支援資金	—	—	—	—	26,353	41,344	18,320	9,920	4,656	3,133	2,057
福祉費	—	—	—	—	2,929	5,066	4,782	4,387	4,359	4,404	4,086
障害者更生資金	—	—	—	—	—	—	—	—	—	—	—
生活資金	—	—	—	—	—	—	—	—	—	—	—
福祉資金	1,197	1,044	1,033	1,016	737	—	—	—	—	—	—
住宅資金	232	185									
教育支援資金	7,163	6,664	6,732	7,906	13,139	14,287	14,047	14,113	14,215	14,775	14,621
療養・介護等資金	581	484	408	356	253	—	—	—	—	—	—
災害援護資金	59	36	39	17	26						
緊急小口資金	1,543	1,174	1,514	3,127	15,590	21,376	81,597	11,101	9,253	8,837	8,730
離職者支援資金	1,303	969	870	1,610	1,960	—	—	—	—	—	—
不動産担保型生活資金	142	123	141	119	127	120	93	84	78	102	80
要保護世帯向け不動産担保型生活資金	—	—	135	367	244	238	228	284	242	230	208

注1）2009年度の「更生資金」「福祉資金」「療養・介護等資金」「災害援護資金」「離職者支援資金」は、2009年4〜9月の数値である。2009年度の「総合支援資金」「福祉費」は、2009年10月〜2010年3月の数値である。
注2）2011年度の「緊急小口資金」には、東日本大震災の被災世帯への特例措置による貸付を含む。
注3）2011年度以降の「福祉費」には、東日本大震災の被災世帯への特例貸付を含む。
出所）国立社会保障・人口問題研究所「社会保障統計年報データベース」（2017年4月7日更新、http://www.ipss.go.jp/ssj-db/ssj-db-top.asp）「第263表　生活福祉資金貸付状況」をもとに作成。

の2倍程度で近年は推移している。

制度の沿革で述べたとおり、生活福祉資金は民生委員の活動の中から生まれてきたものであり、相談支援活動とは切り離せないものであった。しかし、貸付の前提としてあったはずの相談支援は、債権管理としての「償還指導」に縮小していった。

近年になって、改めて雇用の問題や多重債務問題が社会問題として認識されるようになり、低所得制度の充実とともに、そうした世帯や個人に対する相談支援活動の強化が求められるようになった。2009年の生活福祉金の再編と総合支援資金の創設は、こうした社会的要請のもとに行われたものである。

さらに、2015（平成27）年の生活困窮者自立支援法の施行に伴い、生活福祉資金貸付制度の見直しが行われ、自立相談支援事業の利用が、総合支援資金、緊急小口資金（および臨時特例つなぎ資金）の貸付の要件とされた。これは、生活福祉資金と生活困窮者自立支援制度が連携して対応することにより、相談者の自立の促進を図ることを目指したものである。しかしながら、総合支援資金も期待されるほどは利用されていないとも言われている。関係機関の実際的な連携の構築が大きな課題である。

2. 無料低額診療事業

公的な医療保険に加入していない人、あるいは加入していても自己負担金の支払いが困難な人であっても、必要な医療を受ける機会が制限されることがないように、社会福祉法2条3項に基づいて無料または低額な料金で診療を行う事業として、無料低額診療事業がある。また、生計困難者に対して無料または低額な費用で介護保険法に規定する介護老人保健施設を利用させる事業として、無料低額介護老人保健施設利用事業が、無料または低額な費用で介護保険法に規定する介護医療院を利用させる事業として、無料低額介護医療院利用事業がある。

［1］無料低額診療施設
無料低額診療事業を行う施設を無料低額診療施設と呼ぶが、この施設は近年増加傾向にあり、2016（平成28）年では571施設である（2016年「社会福祉施設等調査」）。

行旅病人
行旅病人及行旅死亡人取扱法によると、行旅病人とは、歩行することができない行旅中の病人で、療養先が見つからず、救護者がいない者とされる。行旅病人の救護は所在地の市町村が行うことになっている。

この事業は第2種社会福祉事業として位置づけられており、固定資産税や不動産取得税の非課税などの税制上の優遇措置が講じられている。無料低額診療事業を行う施設の基準として、①低所得者、要保護者、行旅病人、ホームレス、DV被害者などの生計困難者を対象とする診療費の減免方法を定めて明示すること、②生活保護受給者および無料診療または診療費の10%以上の減免を受けた人の延べ数が取扱患者の総延数の10%以上であること、③医療上および生活上の相談に応ずるために医療ソーシャルワーカーを置き、かつ、そのために必要な施設を備えること、④生活保護受給者その他の生計困難者を対象として定期的に無料の健康相談や保健教育などを行うことなどが挙げられる。

[2] 受診手続きの例

無料低額診療施設はあらかじめ、社会福祉協議会や福祉事務所などの関係機関と協議の上で減免額や減免方法を決定しておき、関係機関に対して無料（低額）診療券（特別診療券、減免診療券ともいう）を発行する。この診療券は関係機関で保管する。

利用者（またはその家族）は関係機関へ相談に行き、診療券の交付を受ける。その診療券を持って該当診療施設（診療券を発行した施設）を受診する。院外処方を除く薬代も対象となる。利用者が関係機関に相談せずに直接受診することも考えられるが、その場合は診療施設の医療ソーシャルワーカーが相談にあたり、減免措置をとるとともに、次回以降の無料（低額）診療券による受診を指導する。

以上が厚生労働省社会・援護局長通知「社会福祉法第2条第3項に規定する生計困難者のために無料又は低額な料金で診療を行う事業について」（2001〔平成13〕年7月23日）に示される手続きであるが、それぞれの施設で独自の無料低額診療規定があり、非課税証明などがあれば対応するなど、上記とは異なる手続きをとっている施設もある。

また、厚生労働省は通知などで「無料低額診療事業は、広く生活困難者一般を対象とするものであり、被保護者やホームレスに限られるものではない」として、人身取引被害者やDV被害者、不法滞在の状態にある外国人などについても、生活困難者であれば積極的に事業の対象者とするよう求めている。

3. 公営住宅

A. 公営住宅制度の歴史

　戦後の住宅政策は、住宅金融公庫（1950〔昭和25〕年）・公営住宅（1951〔昭和26〕年）・公団住宅（1955〔昭和30〕年）の3本柱であった。戦後まもない頃であり、多くの人びとがバラックや壕舎、応急住宅に住んでいたことから、住まいの提供は、国民にとっても最重要課題であった。その後、1966（昭和41）年に設置された「住宅建設計画法」のもとに住宅建設五箇年計画が立てられ、住宅供給が行われていく。

　公営住宅は、法律制定時は2区分し、「第1種」と「第2種」を設定していた。第2種には、第1種よりも低所得者の入居が可能となっていたが、これには、より低所得の人に住宅を提供したい当時の厚生省の強い働きかけがあったとされる[1]。

　公営住宅法は1条で「この法律は、国及び地方公共団体が協力して、健康で文化的な生活を営むに足りる住宅を建設し、これを住宅に困窮する低額所得者に対して低廉な家賃で賃貸することにより、国民生活の安定と社

住宅金融公庫
国民に住宅建築のための資金を低利でかつ長期に貸付けることを目的とした政府金融機関。住宅金融公庫法は、「国民大衆が健康で文化的な生活を営むに足る住宅の建設及び購入に必要な資金を融通する」とされている。

公団住宅
日本住宅公団が中所得者向けに提供した住宅。日本住宅公団法には「住宅不足の地域において、住宅に困窮する勤労者のために耐火性能を有する構造の集合住宅及び宅地の大規模な供給」を行うとされている。日本住宅公団は、その後、住宅・都市整備公団、都市基盤整備公団と変遷し、現在は、都市再生機構（UR）となっている。

住宅建設計画法
法律には「国及び地方公共団体は、住宅の需要及び供給に関する長期見通しに即し、かつ、住宅事情の実態に応じて、住宅に関する施策を講じるように努めなければならない」とした。この法律のもと、住宅建設五箇年計画が進められた。

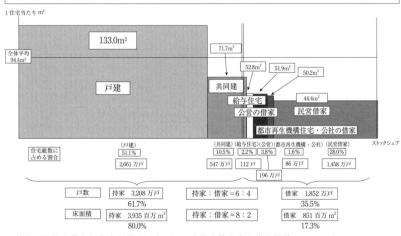

図7-1　住宅の所有形態

○わが国の居住されている住宅ストックは5,210万戸あり、うち6割が持家で4割が借家となっている。
○床面積の持家と借家の比率は、8：2で持家が大きく上回っている。

※数値は居住世帯あり住宅総数を示す。なお、空き家等を含む住宅総数は6,063万戸。
※持家3,208万戸の内数として、「長屋建」及び「その他」分（40万戸（0.8%））が含まれている。
※持家・借家の他、不詳（150万戸（2.9%））がある。
出典）「平成27年度住宅経済関連データ」国土交通省　平成27年度

会福祉の増進に寄与することを目的とする」とし、憲法25条生存権の理念を盛り込んだ社会政策としての様相を持っている。

しかしながら、公営住宅は本当に低所得者対策として機能しえたのだろうか。低所得者の住まいのセーフティネットであるはずの公営住宅の数は少ない。図7-1を見ると、公営住宅は全住宅ストックのうち3.8％しか占めておらず、需要と供給がアンバランスであることがわかる。

B. 公営住宅制度の変遷

公営住宅制度は数回の制度改正を経てきた。以下、その内容を列挙してみる。

● 1959（昭和34）年改正

一定の基準を超える高額収入者で5年以上入居している場合には、明け渡し請求ができることとした。また建て替え事業実施に関する諸規定の整備も実施した。

● 1964（昭和39）年改正

第2種公営住宅に特定目的公営住宅を設定し、母子や高齢者世帯などに特別枠を設けた。

● 1969（昭和44）年改正

一定の基準を超える高額収入者に対して、5年以上入居している場合には明け渡しを請求することができるとした。

● 1980（昭和55）年改正

50歳以上の者、障害者、生活保護受給者、その他特に居住の安定を図る必要がある者に限り単身であっても入居が可能となった。こうした改正の背景には、単身者の入居をめぐる「一人暮らし裁判」なども影響を与えている。

● 1987（昭和62）年改正

当時の建設省と厚生省が共同して「シルバーハウジング制度」を創設し、公営住宅にライフサポートアドバイザー（LSA）を置いて、高齢者の日常生活をサポートするという住宅政策と福祉政策の融合を行った。

● 1996（平成8）年改正

①公営住宅の供給方式の多様化、②社会福祉施設の整備など福祉行政との連携強化、③応能応益の考え方による家賃決定の導入、④第1種・第2種の区分廃止、⑤入居収入基準額月収20万円とする。ただし、高齢者と障害者の場合は、民間賃貸住宅への入居が困難なことから、入居収入基準額を月収26万8000円までとする。⑥収入超過者に対して、近傍同種の家

一人暮らし裁判
公営住宅には、同居親族要件があり、単身者の入居を認めていなかった。この点を不服として裁判で争われた。

シルバーハウジング制度
高齢者世話付き住宅とも呼ばれる。60歳以上の入居者が安心して暮らせるように住宅政策と福祉政策の連携を目指して作られた公的賃貸住宅。

ライフサポートアドバイザー（LSA）
シルバーハウジングにおいて、入居者の日常生活のサポートを行う。

賃を上限として収入に応じた割り増し賃料を課す。高額所得者には、近傍同種の家賃を徴収する。

● 2005（平成17）年改正

「高齢者」としての入居が60歳以上に引き上げられた。また、障害者の範囲を、知的障害者・精神障害者を含むものとする。DV被害者も優先的に入居できるようする[2]。

● 2011（平成23）年改正

同族親族要件が廃止され、入居収入基準・整備基準については、条例で定めることとなった。

● 2017（平成29）年改正

「控除対象配偶者」を「同一生計配偶者」とし、「老人控除配偶者」を「同一生計配偶者で70歳以上の者」に改正する。

このように見てくると、公営住宅は、時代のニーズに合わせるように対象を変化させてきたともいえる。しかし、その絶対数の少なさから、より経済的に困窮している者、課題を抱えている者が集住する形となってきたといえよう。現在の公営住宅は、低所得、高齢、マイノリティ（母子家庭、外国人、障害者など）という特性をもつ人びとが集住しており、そのことが自治機能を衰退させていくなどの問題をはらむことになった。

C. 公営住宅の課題

公営住宅が抱える課題をまとめると特に次の5点が挙げられる。①建物自体の老朽化と建て替えによるコミュニティの崩壊、②高齢者、母子家庭、外国人といった入居者の偏りとそれに伴うコミュニティ維持の困難さ、③スティグマ、④入居者・非入居者の不公平感の存在、⑤地方自治体の財政の制約。

公営住宅の多くが昭和30年代から昭和40年代に建設されているため、老朽化が激しい。管理する自治体は順次、建て替えを行っているが、建て替え後の高層化に加え、建て替え時の移動などは高齢者にとって負担であり、築き上げてきたコミュニティを崩してしまうという問題も指摘されている。また、「福祉住宅」としての要素が強まったことで、新しい入居者に偏りが生じていることや、高齢化によって自治会活動の担い手が減って自治会の存続自体が危ぶまれている。

公営住宅そのもののスティグマをどう払拭するかも課題である。入居者が経済的困窮にあり、その属性が全体的に似たようなものであれば、周辺の社会からは浮き上がり排除の対象となりやすい。それは、④で挙げた入

新自由主義
政府による介入は最低限にとどめ、個人の自由や市場原理を優先する考え方。

居者と非入居者の不公平感からも生じてくる感情である。同じくらいの所得であっても入居できた者とそうでない者では、家賃の負担感や居住の安定感の点からも大きな差がでる。また、日本においては特に新自由主義的な考え方から、自分の家は自分で建てるという自己責任論が強く、公的に保障された住宅に住むことへのアンビバレントな気持ちが強い。

しかし、これは先述したように、公営住宅の絶対数が少ないことにも起因している。もっと多くの人びとが入居できれば、このようなスティグマや不公平感もなくなるだろう。だが、地方自治体による新規の公営住宅供給はほとんど見られず、減少傾向にある。「福祉住宅」としての性格をもつ公営住宅という存在の是非も問われており、そのあり方は検討する必要はあるが、生活困窮者のみならず国民全体として、住宅保障を生存権の1つとして要求していくことが重要である。

4. ホームレスの自立支援

A. ホームレス問題

[1] ホームレスとは誰か

前節では公営住宅について取り上げ、その絶対数の不足が課題であることを指摘した。この住宅セーフティネットが不十分であることが要因となって、住まいがない「ホームレス」が生み出されている。

厚生労働省のホームレスの定義は、「ホームレスの自立等に関する特別措置法」（以下、「ホームレス自立支援法」）によると「都市公園、河川、道路、駅舎その他の施設を故なく起居の場所とし、日常生活を営んでいる者をいう」としている。これは他の先進国と比較して非常に狭い範囲の定義である。

川原は、外国の文献を参考にして、ホームレスの定義を以下のように分類している[3]。

①ルーフレス

道路、公園などの公的スペースに寝泊まりする、いわゆる野宿者のみに限定。

②ハウスレス

野宿者に加えて、さまざまな種類の一時宿泊施設・収容施設に寝泊まり

する者も含む。

③インスィキュア・アコモデーション

　野宿者、一時宿泊施設等の滞在者に加えて、親せき・友人等の部屋に住んでいる者や不法に住居を占拠している者等、不安定な形態で住宅に居住している者。

④イントレラブル・ハウジング

　最も幅広いタイプの定義。住宅に安定的な形態で居住している者のうち、その居住する住宅の水準が社会的に許容可能な水準に達していない者も含む。

　このように、ホームレスとは、単に路上生活者というだけではなく、一般の人びとの目には見えにくいところで生活している人びとを含んで考えていく必要がある。特に若年層は、ネットカフェやサウナで暮らしたり、友人宅を転々とする者もおり、居住環境は非常に深刻な事態にある。

　図7-2は、いわゆる路上に住んでいる者のみをカウントしているため、実際の「ホームレス」数よりはかなり少ない数字と思われる。ただし、リーマンショック直後からすると減少傾向にある。

ネットカフェ
若年層の中には、定住先を持たずネットカフェで寝泊まりする者もおり、ネットカフェ難民などとも呼ばれている。

リーマンショック
アメリカの投資会社・証券会社のリーマン・ブラザーズが倒産したことによる世界的な金融危機を指す。この影響で、日本でも失業者が多く出た。

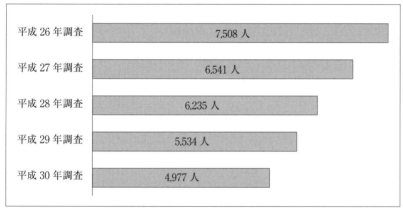

図7-2　ホームレス数の推移

平成26年調査	7,508人
平成27年調査	6,541人
平成28年調査	6,235人
平成29年調査	5,534人
平成30年調査	4,977人

出典）厚生労働省「ホームレスの実態に関する全国調査（概数調査）結果」
　　　2018年1月実施　2018年7月資料.

[2] ホームレスと住まいの問題

　ホームレスは、貧困ビジネスに取り込まれている者も少なくない。劣悪な居住条件の無料低額宿泊所（以下、「無低」）等にホームレスを囲い込み、そこで生活保護を受給させ、受給額のほとんどを運営者側が搾取する「貧困ビジネス」が大きな社会問題となっている。しかし、この問題は、そのような「酷い運営者」がいるという単純な図式ではとらえきれない。

貧困ビジネス
ホームレスや派遣労働者など、経済的に困窮している人びとを搾取するビジネスのこと。

無料低額宿泊所
社会福祉法に定める第2種社会福祉事業。「生計困難者のために、無料又は低額な料金で簡易住宅を貸し付け、又は宿泊所その他施設を利用させる事業」に基づき、設置される施設。貧困ビジネスの温床になっている場合もある。

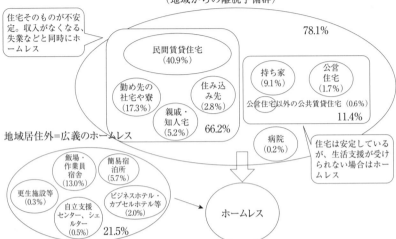

図7-3 路上生活をする前の住居形態

（数値は、四捨五入していること、「その他」0.5％などを含むため、合計が100％にはならない）
出典）平成24年「ホームレスの実態に関する全国調査検討会報告書」より筆者作成．

悪質な運営者を取り締まることは必要ではあるが、中には福祉事務所から貧困ビジネスの無低に紹介される場合もある。これは「路上に寝泊まりするよりはまし」という考え方によっており、それだけ、ホームレスが入居できる住まいや、生活を支える人・機関・施設がないということが根底の問題としてあるということだ。

2012（平成24）年のホームレス実態調査によると、ホームレスになった原因としては、「仕事の喪失」（63.1％）、「住宅の喪失」（16.8％）となっている。彼らがホームレスになる直前にどのような住居形態であったかが図7-3である。

失業が大きな原因であり、雇用の問題を解決しなければならないが、まず住まいを喪失させない、喪失した場合には早急な住まい回復のための支援が必要である。

B. ホームレスの自立に向けた支援策

[1]「ホームレスの自立等に関する特別措置法」成立までの経緯

1990年代になってからのバブル崩壊によって、日本の景気は非常に傾いた。1990年代は「失われた10年」と言われ、その後も経済的成長がなかったことから2000年代も含めて「失われた20年」と呼ばれる。こうした長期間の不況によって失業者が多く生み出された。また、非正規雇用率も上がり、働いても十分な賃金を得ることができない「ワーキングプア」

失われた10年
経済の停滞が10年以上続いた状態を指す。日本では、おおよそ1990年代を指す。

ワーキングプア
正規雇用者と同等に働いても貧困から抜け出せない労働者のこと。

も社会問題となってきた。しかし、失業したことが直接、あるいは一直線にホームレスに結び付いていくわけではない。失業をきっかけとして、家賃や住宅ローンの支払いが滞り、住まいをなくす。その過程で、家族や友人・知人を失う、地域から孤立するなどが重なり、最後にホームレスとなるのだ。だが、若年層ではこうした従来のパターンを辿らない者もいる。知的障害や精神障害などで社会とうまくいかず、家族もケアできないで見離す、あるいは家族による虐待があって家出をするなどの理由でホームレスになってしまう者が増えている。いずれも家族や親族による扶養機能、地域社会の互助的機能が失われてきている結果としての姿である。

　こうした中で、路上や河川敷に寝泊まりしているホームレスに対して、中学生などによるホームレス襲撃事件などもあった。彼らがホームレスを襲撃した理由を「社会のゴミを排除して何が悪い」と言ったことが伝えられ、支援者のみならず社会に衝撃を与えた。

　このような事態を受けてようやく国もホームレス対策に力を入れるようになる。厚生労働省は、1999（平成11）年に「ホームレスの自立支援方策に関する研究会」を設置し、2000（平成12）年には「ホームレスの自立支援方策について」を発表した。この中では、NPOや民間支援団体等と連携して「総合的な相談」を行うこと、就労意欲のある者については、「自立支援事業」を公共職業安定所と連携して実施することなどが盛り込まれた。

［2］「ホームレスの自立等に関する特別措置法」の概要

　上記のような経緯を経て2002（平成14）年には「ホームレスの自立等に関する特別措置法」が議員立法で成立した。当初は10年間の時限法であったが、要望書などが提出されたことなどから2012（平成24）年に5年間の延長が決まり2017（平成29）年までとなった。

　この法律の1条では目的として、「自立の意思がありながらホームレスとなることを余儀なくされた者が多数存在し、健康で文化的な生活を送ることができないでいるとともに、地域社会とのあつれきが生じつつある現状にかんがみ、ホームレスの自立の支援、ホームレスとなることを防止するための生活上の支援等に関し、国等の果たすべき責務を明らかにするとともに、ホームレスの人権に配慮し、かつ、地域社会の理解と協力を得つつ、必要な施策を講ずることにより、ホームレスに関する問題の解決に資する」としている。

　ホームレス自立支援法の意義について、沖野は、「ホームレス問題が国と国民の解決すべき課題であると、日本で歴史上初めて位置づけられたことにある」としている(4)。

自立支援事業
「ホームレスの自立の支援等に関する基本方針」の中では以下のように記述されている。「ホームレスに対し、宿所及び食事の提供、健康診断、生活に関する相談及び指導等を行い、自立の意欲を喚起させるとともに、職業相談等を行うことにより、ホームレスの就労による自立を支援する」

この法律では、「自立の意思のあるホームレス」に対して「安定した雇用の場の確保、職業能力の開発、就業の機会の確保、住宅への入居の支援等による安定した居住の場の確保、健康診断、医療の提供、生活に関する相談及び指導の実施、宿泊場所の一時的提供、日常生活の需要を満たすための物品の支給」などが記載されている。またホームレス自身が「自らの自立に努めるものとする」ことのほか、国の責務として総合的な施策を策定し実施すること、地方自治体の責務として、ホームレスに関する問題の実情に応じた施策を策定し実施すること、さらに国民も、ホームレス問題について理解を深め、地域社会において国や地方自治体の施策に協力することとされた。

その後、2003（平成15）年および2007（平成19）年には、ホームレスの全国実態調査の実施、また2003（平成15）年、2008（平成20）年、2013（平成25）年には「ホームレスの自立の支援等に関する基本方針」を策定して、支援対策を展開してきた。

［3］「自立支援」とはどのようなことか

ここで「自立」とは何か、どのような状態にあることが「自立」なのかという本質的な問いが出てくる。1960年代から起こってきた障害者の自立生活運動でも明らかにされたように、「自立」は、経済的自立のみを指すのではないことはもはやユニバーサルな考え方である。ホームレス自立支援法では、就労による経済的自立を目標としたが、それだけではとらえきれない。他者の支援を受けながらも、自らの選択と意思のもとに生活を送っていく、それが自立生活なのである。

長年、九州でホームレス支援を行っている奥田は、「絆の制度化」が必要という。血縁・地縁が切れた今、絆そのものを国が関与して制度化する必要があるという。そして、さまざまな制度や活動につないでいく「伴走的コーディネート」が必要とした[5]。本来は家族・親族、地域が「絆」をもって行ってきた切れ目のない支援を提供し続け、押し付けではなく、個別性に応じた自立支援の制度的な保障が求められている。

ホームレスの自立支援においては、「ハウジングファースト」の考え方が一般的になっている。「ハウジングファースト」とは、「居住を安定させながら個々の人びとに対応した就労・福祉・医療・その他の支援を行う」手法で[6]、文字通り、まず住まいを提供してからその後の生活支援を行っていくというものである。先述したように、失業などに直面した場合でも住まいを失わないための方策を設定することが必要だが、すでに失った場合には一刻も早い住まいの回復が重要となる。人は住まいが安定すること

自立生活運動
アメリカのサンフランシスコを発祥とする障害者の自立する権利を求めた社会運動。「自立とは何か」が大きく問われた。

によって初めてその後の生活や仕事のことが展望できる。

5. 生活困窮者自立支援法

A. 生活困窮者自立支援法と生活困窮者自立支援制度の概要

　生活困窮者自立支援法は、2013（平成25）年に成立し、2015（平成27）年4月より施行された。この法律の背景には、生活保護受給世帯の増加が挙げられる。また、被保護者として「その他の世帯」に分類される傷病者や失業者の急増、経済的な困窮以外にも心身の疾患、孤立などの複合的な問題を抱えている人びとが多いことなどが認識されたことがある。2013（平成25）年に社会保障審議会「生活困窮者の生活支援の在り方に関する特別部会」が出した報告書の中では、生活困窮者は複合的な問題を抱えており、谷間のない相談支援体制を作っていくことの重要性などが指

図7-4　生活困窮者自立支援制度

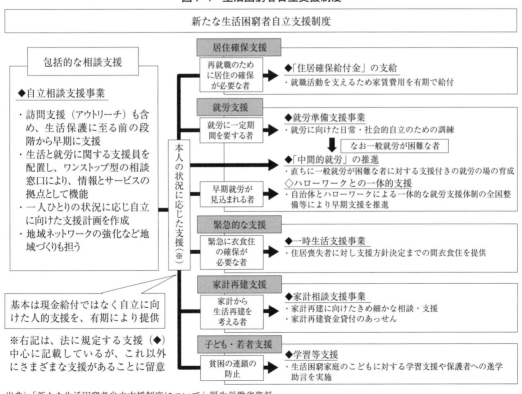

出典）「新たな生活困窮者自立支援制度について」厚生労働省資料

摘された。また、本報告では、相談支援、就労支援、多様な就労機会の提供、居住確保支援、家計相談支援、健康支援、子ども・若者の支援の7分野での支援が必要であると指摘しており、これが生活困窮者自立支援法の中に活かされている。

生活困窮者自立支援法では、1条に「生活困窮者自立相談支援事業の実施、生活困窮者住居確保給付金の支給その他の生活困窮者に対する自立の支援に関する措置を講ずることにより、生活困窮者の自立の促進を図ることを目的とする」とある。また、法律での「生活困窮者」の定義として「現に経済的に困窮し、最低限度の生活を維持することができなくなるおそれのある者をいう」とした。

自立相談支援事業
生活困窮者に対して、相談に応じ、情報の提供を行って、自立支援計画を立案する。

本法に基づく生活困窮者自立支援制度は**図7-4**の通りである。「自立相談支援事業」と「住居確保給付金事業」が必須事業、「就労準備支援事業」「一時生活支援事業」「家計相談支援事業」「生活困窮者である子どもに対し学習の援助を行う事業」「その他生活困窮者の自立の促進を図るために必要な事業」は任意事業となっている。

B. 生活困窮者自立支援制度の実施状況

生活困窮者自立支援制度の実施においては、窓口を一本化してワンストップで相談を受け付ける手法をとっている自治体もある。ワンフロアーに相談窓口を初め生活保護、高齢福祉、障害者福祉担当部署を集めて物理的

表7-3　生活困窮者自立支援制度における支援状況調査　集計結果　　（件数、人）

	新規相談受付件数（①）		プラン作成件数（②）		就労支援対象者数（③）		就労者数（就労支援対象プラン作成者分（⑤））	増収者数（就労支援対象プラン作成者分（⑥））	就労・増収率（④）
		人口10万人あたり		人口10万人あたり		人口10万人あたり			（⑤＋⑥）／③
全国集計値	20,087	15.7	6,318	4.9	2,654	2.1	1,441	391	69%

各月における支援状況　　（件数、人）

	新規相談受付件数（①）		プラン作成件数（②）		就労支援対象者数（③）		就労者数（就労支援対象プラン作成者分（⑤））	増収者数（就労支援対象プラン作成者分（⑥））	就労・増収率（④）
		人口10万人あたり		人口10万人あたり		人口10万人あたり			（⑤＋⑥）／③
4月分	19,035	14.9	6,118	4.8	2,747	2.1	1,218	348	57%
5月分	21,529	16.8	6,571	5.1	2,850	2.2	1,317	389	60%
6月分	19,865	15.5	6,489	5.1	2,778	2.2	1,431	385	65%
7月分	20,482	16.0	6,287	4.9	2,800	2.2	1,406	403	65%
8月分（再掲）	20,087	15.7	6,318	4.9	2,654	2.1	1,441	391	69%
合計	100,998	15.8	31,783	5.0	13,829	2.2	6,813	1,916	63%

出典）厚生労働省「生活困窮者自立支援制度支援状況調査の結果について」平成30年5月分

にもワンストップを進めているところもある。

　2018（平成30）年5月時点での生活困窮者自立支援制度の実施状況は**表7-3**の通りである。厚生労働省は、2016（平成28）年に各事業について国の目安値を出している。「新規相談件数」は人口10万人当たり目安値は22件／月であるが、2018（平成30）年5月時点の実態は16.9件／月、同様に、「プラン作成件数」目安値は11件／月、実態は5.1件／月、「就労支援対象者数」目安値7件／月、実態2.2件／月となっており、いずれも目安値より低い数値となっている。

　必須事業である「自立相談支援事業」の運営方法は、2017（平成29）年度では、「直営」36.6％、「委託」53.7％、「直営・委託」9.7％である。委託先は、「社会福祉協議会」77.3％、「NPO法人」11.4％、「社会福祉法人（社協以外）」8.4％と、社協が大勢を占める[7]。

　2017（平成29）年に出された資料によると、相談者の性別・世代別・就労状況別の内訳は、**図7-5**のようになる[8]。

　「40代の就労していない男性」からの相談が最も多く、働きざかりの世代が失業し、さまざまな問題に直面して相談に来るものと思われる。

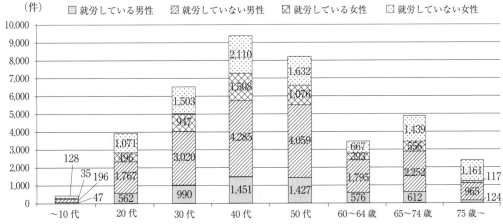

図7-5　新規相談者の状況（性別・世代別・就労状況等）

○新規相談者の状況を性別・世代別・就労の有無別に見ると、
・全体の6割を男性が占めるが、特に40～50代の就労していない男性で全体の約21.4％を占める。
・全体の約28.0％が就労している（男性で約24.0％、女性で約34.6％）
・65歳以降の相談者が全体の約18.5％を占める。
○新規相談者のうち、子どものいる50代以下の相談者が全体の約3割を占める。

（出典）平成27年度社会福祉推進事業「生活困窮者自立支援制度の自立相談支援機関における支援実績、対象者像等に関する調査研究事業」（みずほ情報総研株式会社）。調査対象119自治体の平成27年4月～平成28年3月の新規相談受付58,074ケースのうち、年齢・性別・就労状況の3つが明らかな38,967ケースについてグラフ化したもの。子どものいる50代以下の相談者の割合は、子どもの有無別が明らかな36,186ケースの内数。
出典　厚生労働省「生活困窮者自立支援法の施行状況」第1回社会保障審議会生活困窮者自立支援及び生活保護部会　資料3（平成29年5月11日），p.8.

制度が開始されて3年経過した。住民にとっては、相談機関が民間になったことでより相談しやすくなったり、社協やNPO法人と行政がこれまで以上に協働で事業を展開することも増えた。一部の自治体では、相談員が寄り添って就労支援したことで、生活保護率が減少したところもある。保護率の減少も重要なことではあるが、いかに本人の力を引き出しつつ問題解決に結び付けていくかという相談援助の専門性が問われる。さらに、現在は任意事業として実施率の低い事業も、自治体の特性に応じて取り組んでいく必要がある。

2018（平成30）年には法律が改正され、新たな制度が始められる。複雑化・深刻化するニーズに対応すべく多機関との連携や包括的な支援態勢をとることが求められている。

注)
(1) 大本圭野『証言　日本の住宅政策』日本評論社，1991，p.276.
(2) 八木寿明「転換期にある住宅政策―セーフティネットとしての公営住宅を中心として」『レファレンス』国立国会図書館，2006.1，pp.39-44.
(3) 川原恵子「ホームレス問題と居住福祉―居住福祉の観点から捉えるホームレス問題」山本美香責任編集『臨床に必要な居住福祉』，弘文堂，2008，p.51.
(4) 沖野充彦「ホームレス自立支援法の10年とこれからの課題」『ホームレスと社会』Vol.5，明石書店，2012，p.53.
(5) 「対談　貧困ビジネスを超えて　ポストホームレス支援法体制を展望する」『ホームレスと社会』Vol.2，明石書店，2010，pp.12-13.
(6) 中島明子・阪東美智子・大崎元・丸山豊「ホームレスの人々への支援策としてのハウジング・ファーストに関する予備的研究　その1　研究の視角及び仮説設定」『日本建築学会大会学術講演梗概集』2008.9，p.1481.
(7) 厚生労働省「平成29年度生活困窮者自立支援制度の実施状況調査集計結果」厚生労働省社会・援護局地域福祉課生活困窮者自立支援室，p.6.
(8) 厚生労働省「生活困窮者自立支援法の施行状況」第1回社会保障審議会生活困窮者自立支援及び生活保護部会　資料3，平成29年5月11日，p.8.

参考文献
● 生活福祉資金貸付制度研究会編『平成29年度版　生活福祉資金の手引』全国社会福祉協議会，2017.
● 社会福祉の動向編集委員会編『社会福祉の動向2008』中央法規出版，2008.
● 岩田正美『社会的排除―参加の欠如・不確かな帰属』有斐閣，2008.
● 葛西リサ『母子世帯の居住貧困』日本経済評論社，2017.

演習問題

①本章で取り上げたそれぞれの制度について、具体的にはどういう基準で「低所得者である」とみなされるのか、「低所得」以外の利用要件の有無、生活保護受給者を対象に含むか否かを整理した上で、あらためて「低所得者対策」の役割を考えなさい。

②公的な貸付制度は、自治体レベルで行われているものも含め、ここで取り上げた制度以外にもある。どのような制度があるか調べなさい。

③日本の住宅政策の中で、戦後、公営住宅が果たしてきた役割についてまとめなさい。

④公営住宅が抱える問題点をまとめ、今後、どのような対応を行っていく必要があるかを考察しなさい。

⑤失業した人びとも、今、住んでいる住まいを失わないようにするためには、どのような方法が適切かを考えなさい。

⑥自分が住んでいる自治体の生活困窮者自立支援制度が、どの機関によって、どのように運営されているかを調べなさい。

 生活福祉資金と家計相談

　卒業論文のための調査研究で、ある県社協の滞納世帯実態調査（償還が滞り、民生委員や市町村社協では連絡が取れなくなっていたり、状況の把握ができなくなっていたりする世帯について、生活状況の確認と相談のために職員が世帯へ訪問するもの）に同行させていただいたことがある。

　その実態調査でのやり取りで印象に残っているものがある。決められた毎月の返済額では支払いが難しいという相談者（借受人や連帯借受人、あるいは連帯保証人）に対して、「1千円でも2千円でもいいので、返済を続けることはできませんか」との声かけである。相談者は「では、その金額でしばらく頑張ってみます」と答え、社協職員から払い込み金額を自分で記入できる振込用紙を受け取り、その日の調査は終了となった。

　そこから長い年月が過ぎ、数年前からある県社協の貸付審査等運営委員会の委員を務めている。委員会の審査事項の1つに償還免除審査

がある。この審査にあがってくる事例はどれも非常に似ている。「はじめは順調に返済していたものの、借受人である夫が大病の後、仕事を続けることが難しくなった。少額ずつの返済は続けていたが、数年前に夫が亡くなり、残された妻も年金だけでは生活も苦しく、生活保護を受けることになり、今後の返済は難しい」（複数の事例を組み合わせ、加工したものである）。元金の残金と延滞利子金額が記載されている欄をみると、元金の残金が70万に対し、延滞利子が200万超とある。

　こうした事例をみる度、かつて同行した滞納世帯実態調査で耳にした、「1千円でも2千円でもいいので」というフレーズを思い出す。償還しない月が続くと相談者から連絡を絶ってしまうことも多く、支援が途切れてしまう。1千円でも2千円でも、とにかく毎月の償還が続けば、支援も継続できる、というのが社協職員の「1千円でも2千円でも」の意図であり、そのこと自体は、相談支援の1つのあり方として理解できる。しかし、1千円や2千円の返済では、早晩、延滞利子が発生する。延滞利子が発生すると、債務は膨れ上がる。

　生活困窮者自立支援の中に家計相談が位置づけられているが、「家計相談」という観点からみると、延滞利子を発生させ、それをいつまでも解消できないような相談は、明らかに「とるべきではない」方法である。では、償還に困難を抱える世帯に対してどのような相談支援を行うべきだろうか。償還がむしろ世帯の自立を妨げる場合には、償還免除手続がとられることが必要ではないか。

　そもそも、社会福祉制度として低所得者に金銭を貸付けることの意味は何か。制度創設から現在まで続く問いである。「家計相談」に注目が集まる現在、改めてこうした貸付制度のあり方についての議論が必要である。

国家試験対策用語集

●解説文中の太字は国家試験で出題された箇所です。

朝日訴訟

人間裁判とも称され1957（昭和32）年に結核患者であった朝日茂氏によって提起された訴訟。当時の長期入院患者の保護基準が憲法25条の「健康で文化的な」最低生活を保障するものではないとして厚生大臣を相手に起こした裁判。

アメリカ社会保障調査団報告

調査団長の名をとって「ワンデル報告」とも呼ばれる。占領下の1949年8月、GHQにより日本の社会保障制度を調査するために招聘され、同年12月に提出された報告書。この報告書により社会保障制度審議会が成立した。

一時扶助

出産、入学、入退院時や保護開始時において最低生活の基盤となる物資の持ち合わせがない場合に行う**緊急やむを得ない臨時的支給**をいう。被服、布団、家具什器、入学準備金などがある。

一般扶助主義／制限扶助主義

公的扶助の適用にあたって要保護者の生活困窮という事実のみに着目して行う考え方を一般扶助主義といい、**労働能力の有無、困窮の原因によって扶助から排除するあり方を制限扶助主義という。**

医療扶助

生活保護法による8種類の扶助の1つ。**疾病や負傷の治療に必要な入院または通院による医療の給付をはじめ、治療材料なども対象として認められている。**医療券方式による**現物給付**を原則とし指定医療機関を通じて行われる。

医療保護施設

生活保護法による5種類の保護施設の1つ。医療を必要とする要保護者に対して医療の給付を行うことを目的とする施設。指定医療機関の増加などによりその数が減少傾向にある。

ウェッブ夫妻

〔Webb, Sidney1859-1947: Webb, Beatrice1858-1943〕

ともにイギリスの研究者、社会民主主義者。夫妻は労働運動史や労働組合論において先駆的な研究をしているが、『産業民主制論』（1897）においてナショナル・ミニマムを提唱した。

江口英一

〔1918-2008〕

わが国の代表的貧困研究者。**労働市場と社会階層の分析を行い、働いている生活困窮者（working poor）を含めた「低所得＝不安定就業階層」の問**題を通して、現代の低所得層における貧困を捉えた。それは『現代の「低所得層」―「貧困」研究の方法（上・中・下）』（1979～80）として集大成されている。

エリザベス救貧法

イギリス絶対王制期のエリザベスI世の統治のもとにおいて1601年に成立。貧困者を労働能力の有無を基準に、①有能貧民、②無能力貧民、③児童、の3種類に分類し、就労の強制や浮浪者の整理が行われた。1834年に改正。そのため改正された救貧法に対し旧救貧法といわれている。

エンゲル方式

生活扶助基準の算定方法の1つで1961（昭和36）年から1964（昭和39）年まで採用された。国民の標準的栄養所要量を満たせる飲食物費を理論的に計算し、これと同程度の費用を現実に支出している低所得世帯を家計調査から抽出し、そのエンゲル係数で逆算して総生活費を求める方式をいう。

介護扶助

生活保護法による8種類の扶助の1つ。介護保険法の制定に伴い新設されたもので、**居宅介護、福祉用具、住宅改修、施設介護、介護予防などの範囲内において給付される**が、介護保険料については該当しない。**医療扶助と同様に現物給付を原則とする。**

格差縮小方式

生活扶助基準の算定方法の1つで1965（昭和40）年から1983（昭和58）年までに採用された方式。一般世帯と被保護世帯の生活水準（消費支出）の格差を縮小させるという観点から生活扶助基準の改訂率を決定する方式をいう。

籠山京

〔1910-1990〕

わが国の代表的貧困研究者。**生活構造論の視点から貧困研究を行い、**労働者の生活時間の配分や、「**低所得層**」や「**被保護層**」の生活水準について論じた。その主要著書として『国民生活の構造』（1943）、『戦後日本における貧困層の創出過程』（1973）などがある。

加算

生活扶助基準を構成するもの。一般的共通的な生活費としての基準生活費において配慮されていない**個別的需要を補填すること**を目的として設定された制度。障害者、母子、妊産婦、介護施設入所者などの加算がある。

加藤訴訟

1990（平成2）年加藤鉄男氏によって提訴された訴訟。将来の介護費用のために保護費を切りつめて蓄えた預貯金の一部を収入認定し、保護費を減額した

保護変更処分と残額の使途を限定した指導指示処分に対してその取り消しを求めて起こした裁判。1993（平成5）年原告勝訴となり一審で確定した。

基準及び程度の原則

生活保護法による実施上の4原則の1つ。保護は厚生労働大臣が定める基準によって最低生活費を測定し、要保護者の収入と対比して不足分を補う程度において行うものとされる。また、**保護基準は要保護者の年齢、世帯、所在地等を考慮した最低生活水準を満たすに十分なものであり、かつ、これを越えないもの**とされている。

基準生活費

生活扶助を構成する基本的費目。居宅の場合、個人別経費として消費する飲食物費や被服費、その他の日用品費の維持購入に必要な経費を、年齢別・居住地別に設定した**第1類費**と、光熱水費や家具什器費など世帯単位で必要な経費を世帯人員別に設定した**第2類費**からなる。

救護施設

生活保護法による5種類の保護施設の1つ。身体上または精神上著しい障害があるために日常生活を営むことが困難な要保護者を入所させて**生活扶助を行うことを目的とする施設。**

救護法

第1次世界大戦末期には、物価高騰による生活苦を背景に米騒動や労働運動が勃発し、これらの社会不安を受けて政府は社会事業対策を打ち出していく。そして、1874（明治7）年に制定された**恤救規則**ではますます深刻化する国民の救貧対策に対応できなくなり、それに代わるものとして救護法が1929（昭和4）年に制定されたが、財源難から3年遅れて実施された。対象者は、65歳以上の老人、13歳以下の幼者、妊産婦、病人であり、労働能力のある者はその対象とされなかった。

旧生活保護法

1946（昭和21）年にGHQの指令（SCAPIN775）を受け入れて成立したわが国最初の近代的公的扶助法。国家責任による無差別平等の原則が一応確立し

192

たが、保護請求権、**欠格条項**などの問題点が残され、1950（昭和 25）年全面改正して現行法が誕生した。

級地

生活保護基準はそれぞれの地域における消費者物価や地価等の生活水準を踏まえて、要保護者の所在地域により格差を設けているが、その区分を級地という。生活扶助、住宅扶助、葬祭扶助の3つはこの級地制をとっている。

急迫保護

当該生活困窮者が社会通念上、放置できないと認められる状況にあるときには、資産・能力の活用や他法扶助などを差し置いても、保護を行わねばならないことをいう。

救貧院

貧民の収容施設。ヨーロッパ中世の慈善施設にその系譜をもち、イギリスでは 18 世紀にワークハウステスト法により救援抑制を意図した施設として、また 19 世紀救貧法では貧民のワークハウス収容を原則とした。

救貧税

救貧法の救済費用を賄うために教区住民に課された税金。中世ヨーロッパのキリスト教会による十分の一税とは異なり、救貧法では国家的強制課税としてこの救貧税制度が導入された。

救貧法に関する王立委員会報告

イギリスにおいて 1905 年に任命され、救貧法制度のあり方について検討を行った委員会。1909 年に多数派・少数派の2つの報告書を提出した。前者は救貧法制度の存続・拡張・強化を目指したのに対し、後者は**救貧法制度を解体してより普遍的な方策が必要である**と主張した。

窮民救助法案

1890（明治 23）年第1回帝国議会に政府から提出された救貧法案。市町村に救助義務を負わせるという公的救助義務主義に立つが、貧困の個人責任論などを理由に不成立に終わっている。

教育扶助

生活保護法による8種類の扶助の1つ。**義務教育に伴って必要な教科書その他の学用品、通学用品、学校給食などの費用を対象として給付される。義務教育外の幼稚園、高校、大学などの教育費用は対象とならない。**なお、旧生活保護法においては、この扶助は生活扶助に含まれていた。

教示義務

不服申立ての一般法である行政不服審査法では、この制度を完備しても国民がこの制度を十分に活用できないのでは意義が失われるため、**不服申立てができる旨を教示しなければならないこと**とされている。

行政事件訴訟

行政上の法規に関する訴訟で、司法裁判所が行政事件について行う裁判。**生活保護法や介護保険法等では前置主義がとられ、審査請求に対する裁決を経た後でなければ訴訟を提起することができない**とされている。

行政不服審査法

不服申立ての一般法。簡易迅速な手続きにより国民の権利利益の救済を図るとともに行政の適正な運営を確保することを目的とする法律。生活保護法や介護保険法等では特則がおかれている。

居住地法

〔Settlement Removal Act〕
定住法ともいう。イギリスにおいて 1662 年に制定された浮浪貧民の移動や居住権獲得を規制した一連の法律。救貧法が教区ごとに運営されているため救貧費の減少を図る必要に基づくものであった。

居住地保護／現在地保護

実施機関（福祉事務所）の管轄区域内に居住地を有する要保護者に対する保護を居住地保護という。**現在地保護**とは居住地がないか、明らかでない要保護者に対して、保護を必要とする状態が発生した場、すなわち現在地において行う保護をいう。

軍事扶助法

1917（大正6）年制定の軍事救護法を1937（昭和12）年に改正した公的救済法規。兵士の入営、傷病、死亡により生活困難な遺家族を対象に扶助を適用した。戦前の軍人優先思想を背景に救護事業や社会事業とは別に軍事政策の一環として捉えられた。

経済保護事業

1918（大正7）年の米騒動の前後から実施された、生活困窮者や低所得者に対する種々の援助や支援策を含む事業をいう。具体的には公設市場、公益質屋、公営浴場などの施設が設置され、職業紹介などの失業保護事業も展開された。

欠格条項

戦前の救護法や戦後の旧生活保護法に掲げられている受給資格の除外規定。旧法では要保護者に対し国家責任、無差別平等原則を初めて明示したが、素行不良者、**能力があるにもかかわらず勤労の意思のない者**などを除外し例外規定を残すことになった。

現業員

福祉事務所において業務を直接担当している職員。一般に地区担当員またはケースワーカーと呼ばれる。要保護者の相談援助等に応じる専門職であり、社会福祉主事の資格が必要とされている。

公営住宅

住宅に困窮する低所得者に低廉な家賃で住宅を提供する制度。公営住宅の建設は、住宅に困窮する一般世帯だけでなく高齢、障害などの社会的ハンディキャップを抱えている人を対象に特定目的住宅も供給している。

更生施設

生活保護法による5種類の保護施設の1つ。身体上または精神上の理由により養護および生活指導を必要とする要保護者を入所させて生活扶助を行うことを目的とする施設。

公的扶助

社会保障を構成する制度の1つ。特に所得保障に関連しており、社会保障体系上、最後の安全網として位置づけられている。一般的には公的責任に基づき貧困者に対し権利として行われる最低生活を保障するための制度である。

国家責任の原理

生活保護法の最も根幹となる4原理の1つ。生活保護法は憲法25条の生存権保障を具体化したものであり、その1条に、国が生活に困窮するすべての国民に対して、その最低限度の生活を保障することが掲げられている。

子どもの貧困対策法

2013（平成25）年6月に成立した「子どもの貧困対策の推進に関する法律」の略称。親から子への「貧困の連鎖」を防ぐため、生まれ育った環境によって子どもの将来が左右されることがないよう、子どもへの教育支援や生活支援、親の就労支援のほか、こうした対策についての調査や研究の実施などが盛り込まれている。「貧困」という言葉を冠する初めての法律でもある。

災害救助法

災害時における被災者の救助を目的として1947（昭和22）年に制定された法律。国が自治体、日本赤十字社その他の団体および国民の協力の下に、応急的に必要な救助を行い、災害にかかった者の保護と社会の秩序の保全を図ることを目的としている。

再審査請求

行政庁の処分・不作為への審査請求に対する裁決に不服のある者が、さらに不服申立てをすること。訴訟における控訴にあたる。請求期間は審査庁の裁決を知った翌日から30日以内である。

済世顧問制度

1917（大正6）年岡山県の笠井信一知事によって創設された貧民救済制度。方面委員制度の前段階的位置にあり、今日の民生委員制度の源流である。救貧よりも防貧に重きをおき、貧困者の調査、相談、就職斡旋などにあたった。

最低生活の原理

生活保護法の最も根幹となる4原理の1つ。イギリスの19世紀新救貧法にいう劣等処遇の考え方とは全く対照的に、ここでいう「最低」とは人間の尊厳が保てる「健康で文化的」な生活水準をいう。

査察指導員

福祉事務所において所長の指揮監督を受けて、現業員の指導監督を行う職員。スーパーバイザーの訳語。いわば「ケースワーカーのケースワーカー」として管理、教育、支持の3つの機能が求められる。

GHQ

General Headquarters の略で、第2次大戦後、連合国軍が設置した総司令部のこと。戦後のわが国は1951年まで占領下にあり、GHQ の対日占領政策の一環で社会福祉の基礎構造が形成されたといえる。

失業扶助法

1934年にイギリスにおいて制定された法律。第1部でこれまでの失業保険制度を集成・再建し、第2部で新たに失業扶助を制度化した。中央の失業扶助庁のもとに300を超える地方事務所をおき、全国各地に不服申立機関を設置した。

指定医療機関

医療扶助の医療を担当させるために指定された病院、診療所などの医療機関。医療扶助は現物給付であるため医療の給付を指定医療機関に委託し、実施機関がその費用を支払うしくみとなっている。

児童扶養手当

「児童扶養手当法」（1961〔昭和36〕年制定）に規定。母子家庭や父子家庭の生活の安定と自立の促進を通して児童の福祉の増進を図ることを目的とする。手当の支給は、所得による支給制限がある。なお、「児童」とは18歳に達する日以降、最初の3月31日までをいい、心身におおむね中程度以上の障害（特別児童扶養手当2級と同じ程度以上の障害）がある場合は、20歳まで手当が受けられる。

「社会的な援護を要する人々に対する社会福祉のあり方に関する検討会」報告書

約半世紀を経過した生活保護制度に対して社会的排除からの脱却を提起した報告書。社会的排除という形で把握された今日の貧困問題に対して「つながりの再構築」を果たす取組みを行うことの意義が提唱されている。

社会的排除

〔social exclusion〕

貧困という用語に代わって現代的な貧困を認識する概念。経済的な意味での貧困だけでなく貧困をもたらす要因となる生活環境や状態、そのプロセスをも含むニーズ把握のための概念として理解されている。

社会福祉主事

年齢が20歳以上の地方公共団体の事務吏員又は技術吏員であって、人格が高潔で、思慮が円熟し、社会福祉の増進に熱意があり、かつ、次のいずれかに該当するものとされる（社会福祉法19条）資格である。具体的には、①学校教育法に基づく大学、短期大学等において、厚生労働大臣の指定する社会福祉に関する科目を修めて卒業した者、②厚生労働大臣の指定する養成機関又は講習会の課程を修了した者、③社会福祉士、④厚生労働大臣の指定する社会福祉事業従事者試験に合格した者、⑤前各号に掲げる者と同等以上の能力を有すると認められる者として厚生労働省令で定めるもの。大学等において資格を有した社会福祉主事を俗に3科目主事という。

社会生活自立支援

「生活保護制度の在り方に関する専門委員会報告書」（2004〔平成16〕年）において生活保護の自立支援を、社会福祉法の基本理念を踏まえて①日常生活自立支援、②社会生活自立支援、③就労自立支援の3つに整理したものの1つ。利用者が家族や地域などとのつながりを回復維持し、地域社会の中で主体的な生活が送れるように支援することをいう。

社会保障制度審議会

アメリカ社会保障調査団報告により1948（昭和23）年に設置された総理大臣の諮問機関。旧生活保

護法の不備を改善するよう求めた1949（昭和24）年の勧告が契機となって現行生活保護法が成立した。

住宅扶助
じゅうたくふじょ

生活保護法による8種類の扶助の1つ。「住居」（家賃、間代、地代等）と住宅の補修と維持に必要な費用が給付される。一般基準の額で充足できない場合は特別基準の設定が認められている。**金銭給付が原則である。**なお、この扶助は、旧生活保護法において生活扶助に含まれていた。

宿所提供施設
しゅくしょていきょうしせつ

生活保護法による5種類の保護施設の1つ。住居のない要保護者に対して、住宅扶助を行うことを目的とする施設。保護施設の中でその数は最も少ないが昨今の路上生活者の保護を行ううえで重要な役割が期待される。

授産施設［生活保護法］
じゅさんしせつ　せいかつほごほう

生活保護法による5種類の保護施設の1つ。身体上もしくは精神上の理由または世帯の事情により就業能力の限られている要保護者に対し、就労または技能の修得のために必要な機会を与え、その自立を助長することを目的とする施設。

恤救規則
じゅっきゅうきそく

1874（明治7）年に一般的救貧対策として公布された、わが国最初の国家的救貧事業である。しかしながら「無告の窮民」に限る、「人民相互の情誼」といったことが象徴しているように内容的には非常に貧相なものであった。

出産扶助
しゅっさんふじょ

生活保護法による8種類の扶助の1つ。分娩の介助、分娩前後の処置、脱脂綿・ガーゼその他の衛生材料の範囲内で給付される。基準額は施設と居宅では異なる。**金銭給付を原則としている。**

職権保護
しょっけんほご

生活保護法による申請保護の原則の例外措置。生活保護の利用は要保護者の申請行為を前提としてその権利の実現を図ることになる。ただし、**要保護者が**急迫した状況にあるときは、実施機関は申請がなくても必要な保護を行うことができる。これを職権保護という。

自立支援プログラム
じりつしえん

2004（平成16）年12月「生活保護制度の在り方に関する委員会」報告書で提案された**被保護者への自立支援事業。**被保護者の自立阻害要因について類型化を図り、類型ごとに自立支援の具体的内容、実施手順を定め、これに基づき個別に必要な支援を組織的に実施するもの。

自立助長
じりつじょちょう

生活保護法における2つの目的の1つ。ケースワーカーは金銭給付を中心とする最低生活保障（社会保障的側面）と並んで、指導援助の対人サービス（社会福祉的側面）を通して保護利用者の生活全体を支援しなければならない。

資力調査（ミーンズ・テスト）
しりょくちょうさ

〔means test〕

保護申請者の受給資格を確認するための調査。生活保護法における補足性の原理に基づき、**資産や所得をはじめ、親族扶養の有無、労働能力等を調査する**ことをいう。

新救貧法（改正救貧法）
しんきゅうひんほう　かいせいきゅうひんほう

イギリスのエリザベス救貧法を旧救貧法というのに対して、新救貧法ともいう。改正された法内容の特徴を**全国的統一、劣等処遇、ワークハウス収容の3原則**にみることができる。

審査請求
しんさせいきゅう

不服申立ての一種。行政庁の違法または不当な行為に対して、**処分庁の直近の上級庁（都道府県知事）**に審査を求めることをいい、処分庁に対して行う異議申立てと異なる。生活保護法では裁決すべき期間を**50日以内**と定めたり、**介護保険法等では口頭での審査請求を認める**など特別規定を設けている。

審査請求前置主義
しんさせいきゅうぜんちしゅぎ

保護の決定および実施に関する行政処分について不服がある場合、まず不服申立て（審査請求）を行

い、行政（都道府県知事）の判断（裁決）を経た後に、裁判所に対して訴訟を提起できることをいう。

申請保護の原則

生活保護法による実施上の4原則の1つ。**保護は、要保護者、その扶養義務者またはその他の同居の親族の申請に基づいて開始するものとされている。**ただし、要保護者が急迫した状況にある場合は申請がなくとも保護を行うことができる。

水準均衡方式

生活扶助基準の算定方法の1つで1984（昭和59）年から現在まで採用されている。政府経済見通しにおける当該年度の民間最終消費支出の伸び率を基礎として、前年度までの消費水準との調整を行い改訂率を決定する方式。

SCAPIN775

1946年2月GHQの発した公的扶助に関する覚書。国家責任、無差別平等、公私分離などの原則が示され、これに基づいて旧生活保護法が生まれた。なお、SCAPは連合国軍最高司令官、INはInstructionの略で指令の意。

スティグマ

〔stigma〕

もともとの意味は奴隷や犯罪者の体に刻まれた徴である。多数派集団において正統とされる文化や規範を欠く少数派集団に対しては、その属性から否定的なレッテルが貼られ、その集団に属する者は正常から逸脱した者とみなされ、他人の軽視と不信をかう。それは被差別的な地位のシンボルという意味で汚点（スティグマ）となり社会的な差別を発生させるとされる。

スピーナムランド制度

〔Speenhamland System〕

1795年イギリスのスピーナムランドのペリカン・インで決定した賃金補助制度。**パンの価格と家族の人数により最低生活費を算定し、労働賃金との差額を救貧税から手当として支給された。**

生活困窮者緊急生活援護要綱

終戦直後の1945（昭和20）年12月に閣議決定された臨時応急的な困窮者援護制度。**援護対象には失業者も含まれていたが、戦前の軍事扶助法の基準を踏襲したり、方面委員を活用するなど、あくまで慈恵色が強かった。**

生活困窮者自立支援法

2013（平成25）年12月に改正生活保護法とともに制定された法律。生活保護に至る前からの自立支援策の強化を図るため、自立支援相談事業、住居確保給付金の支給その他の事業を行う。2018（平成30）年6月に改正され、これまで任意事業だった就労準備支援事業と家計改善支援事業（家計相談支援事業）の実施を自治体の努力義務とする条文を盛り込むなど、生活困窮者への支援強化が図られた。

生活福祉資金貸付制度

低所得対策の主要制度の1つ。**低所得者、障害者、高齢者、失業者に対し、経済的自立や安定した生活を確保するため、社会福祉協議会による資金の貸付と民生委員による必要な援助指導を行う。**2009（平成21）年10月から、それまでの10種類の資金種類が「総合支援資金」「福祉資金」「教育支援資金」「不動産担保型生活資金」の4種類に整理・統合された。

生活扶助

生活保護法による8種類の扶助の1つ。**最も基本的な扶助で、衣食その他日常生活の需要を満たすために必要なものが移送の範囲内において支給される。**具体的には**基準生活費、各種加算、一時扶助**等から構成されている。

生活保護制度の在り方に関する専門委員会報告書

2004（平成16）年社会保障審議会福祉部会から提出された生活保護制度改革に関する報告書。「利用しやすく自立しやすい制度」への転換が今後の方向性として示されている。

生活保護制度の改善強化に関する勧告

1949(昭和24)年社会保障制度委員会が行った旧生

活保護法改正に関する勧告。保護請求権の確立、不服申立制度の法定化、専門吏員の設置、欠格条項の明確化などが取り上げられた。

生活保護法

生活保護について規定した法律。太平洋戦争終結後、GHQ（連合国軍総司令部）は日本政府に対し、救済についての①無差別平等の原則、②国家責任の原則、③公私分離の原則、④救済費非制限の原則の4原則を示した。政府はこの4原則に基づき従来の救護法を廃止し、1946（昭和21）年に（旧）生活保護法を制定した。しかし、その後に制定された日本国憲法の下では生存権や国の社会保障義務が不十分な点が指摘され、1951（昭和26）年に全面改正され現行法となる。この法律は①無差別平等、②最低生活、③補足性という3つの原理と、①申請保護、②基準および程度、③必要即応、④世帯単位という4つの原則からなる。

生業扶助

生活保護法による8種類の扶助の1つ。要保護者の稼働能力を引き出し、それを助長することによって、その自立を図ることを目的としている。最低限度の生活を維持できない者のみならず、そのおそれのある者をも対象とし、生業資金、技能の習得（高校就学費を含む）などのために必要な範囲で給付される。

生存権

国民に健康で文化的な最低限度の生活を保障し、国に社会福祉、社会保障、公衆衛生の向上・増進を図る義務を課す社会権の中核となる権利（憲25条）。生存権は、当初はプログラム規定（国の政治的指針）説が有力だったが（食糧管理法違反事件：最大判昭23・9・29）、朝日訴訟以降、具体的権利とまではされなかったものの裁判基準となっている。

世帯単位の原則

生活保護法による実施上の4つの原則の1つ。保護は同一の住居に居住し、生計を一にしている集まりである世帯を単位としてその要否および程度を定める。そこでは親族以外の者を含む場合であっても1つの世帯として捉える。ただし、個人を単位として

要否等を定めることもできる。

世帯分離

世帯単位の原則の例外措置。個人単位ともいう。長期入院患者のように事実上別居している場合、間近い結婚、就職が決まっていたり、大学等に修学している場合などにとる措置を世帯分離という。

絶対的水準論

最低生活水準の考え方の1つ。最低生活水準は健康の保持その他の需要（衣服、住居等）から国民生活の水準とは無関係に決まる動かしがたい固定的、絶対的な水準であるとされる考え方。

セーフティネット

〔safety net〕

安全網の意。サーカスで落下防止のために張られた網をもとに、国民生活が危機に陥っても安全を保障する社会的な制度や対策を指すものとしてこの語が使用されるようになった。公的扶助は最後のセーフティネットである。

セン

〔Sen, Amartya 1933- 〕

インド出身の経済学者。経済の分配・公正と貧困・飢餓の研究により1998年度ノーベル賞を受賞した。貧困・不平等の問題を捉えるうえで、人間の多様性を認め、これまでの財貨の量や効用のみではなく、それらによって達成可能となる機能に着目する「潜在能力」概念を提唱し、今日の貧困研究に大きな影響を与えている。センのこの潜在能力アプローチを発展させたものが国の豊かさを示す国連の人間開発指標である。

総合支援資金

低所得対策としての生活福祉資金貸付制度の1種。失業や減収等による生活困窮者に対して、生活の建て直しのために継続的な相談支援（就労支援、家計指導等）とあわせて、生活費および生活建て直しのための一時的な資金の貸付を行う。

葬祭扶助

生活保護法による8種類の扶助の1つ。被保護者が

死亡した場合において、その者の葬祭を行う扶養義務者がないときなどに、**検案、死体の運搬、火葬または埋葬、納骨**などのために必要な範囲内で給付される。金銭給付を原則としている。

相対的水準論
最低生活水準の考え方の1つ。最低生活水準は、一般的制約はあるにしても、全体としての国民生活水準、社会的意識等によって相対的に決まる水準とされる考え方。今日ではこの相対的水準論の立場が広く一般的に容認されている。

第1類
生活扶助基準は、第1類、第2類の基準生活費と各種加算を中心に構成されている。第1類は、食費、被服費などの個人単位で消費する生活費について定められた基準をいう。また第1類は、年齢別・所在地域別に設定されている。

第2類
生活扶助基準は、第1類、第2類の基準生活費と各種加算を中心に構成されている。第2類は、電気代、ガス代、水道代など光熱水費や家具汁器などの世帯共通的な経費をいう。また第2類には、これに地区別の冬季加算も加わる。

タウンゼント
〔Townsend, Peter 1928-2009〕
現代の貧困や不平等の理論に関するイギリスの代表的研究者。ラウントリー（Rowntree, B. S.）に代表される固定的な絶対的貧困概念に代わる**相対的剥奪**概念を提示し、その後の貧困研究に多大な影響を与えた。

高訴訟
心身障害者扶養共済制度条例に基づく年金を収入として認定し保護費を減額した処分に対して重度障害者の高眞司氏が提訴した訴訟。他人介護費の低さが争点となったが2003（平成15）年最高裁において勝訴した。

惰民養成論
貧困者への公的救済にみられる考え方の1つ。貧困

に陥るのは貧民自らの行いの結果であるから、公費によって貧民を救助すればますます怠惰な貧民を増やしてしまうとする考え。新救貧法に理論的主柱を与えたマルサスの見解と共通する。

単給／併給
生活保護法には8種類の扶助があるが、1種類だけの扶助が行われる場合を単給という。これに対し、2種類以上の扶助が行われる場合を併給という。たとえば生活扶助と医療扶助を同時に受給する場合などである。

低所得対策
所得が低い状態にある世帯や人びとを対象に貧困を防止し、生活の維持・向上のために提供される制度とそれに基づく援助的かかわりの総称。**生活福祉資金貸付制度**や公営住宅制度などがある。

冬季加算
最低生活を保障する観点から、生活扶助基準第2類（世帯共通経費）には夏季と冬季における日常生活需要の差を考慮して11月から3月までの5ヵ月間設定されているものである。都道府県を単位として全国をⅠ区からⅥ区まで6区分し、世帯人員別に加算額が設定されている。

特別児童扶養手当
この手当は、精神または身体に障害を有する児童について手当を支給することにより、これらの児童の福祉の増進を図ることを目的として、20歳未満で精神または身体に中程度以上の障害を有する児童を家庭で監護、養育している父母またはその他の者を対象とする。

中嶋訴訟
保護費および収入を原資とする学資保険の満期返戻金を収入認定し、保護費を減額した処分に対して1991（平成3）年に中嶋豊治氏によって提訴された訴訟。2004（平成16）年最高裁において勝訴し、2005（平成17）年度から生業扶助の中に「高校就学費」制度が新設された。

ナショナル・ミニマム

〔national minimum〕

国家によって国民全員に保障されるべき最低限の公共サービスの水準のこと。イギリスのウェッブ夫妻（Webb, S. J. & Webb, B.）が『産業民主制論』（1897）の中で提唱した。1942年のイギリスのベヴァリッジ報告では「最低生活保障の原則」が示された。

日常生活自立支援

「生活保護制度の在り方に関する専門委員会報告書」（2004〔平成16〕年）において生活保護の自立支援を、社会福祉法の基本理念を踏まえて①日常生活自立支援、②社会生活自立支援、③就労自立支援の3つに整理したものの1つ。身体や精神の健康を回復・維持し、自分で自分の健康・生活管理ができるように支援することをいう。

入院患者日用品費

生活保護法における**生活扶助**の一種で、病院または診療所に入院している被保護者の一般生活費をいう。朝日訴訟で争われた「生活保護基準」はこの日用品費の支給額が問題とされたものであった。

林訴訟

失業し野宿を余儀なくされたホームレスの林勝義氏によって1994（平成6）年に提訴された訴訟。生活保護法4条1項に規定する「利用しうる能力を活用する」との補足性の原理をめぐり争われた。

必要即応の原則

生活保護法による実施上の4原則の1つ。**保護は、要保護者の年齢別、性別、健康状態別などその個人または世帯の実際の必要の相違を考慮して、有効かつ適切に行うものとされる。**法を機械的に運用することなく個別的な必要性を重視している。

標準世帯

統計調査の1つのモデルで理論的に標準化された世帯。生活保護制度においては生活扶助基準額の算定と最低生活保障水準を決める際にこの標準世帯を設定して行う。2012（平成24）年度現在では3人標準世帯（33歳男、29歳女、4歳子）をモデルとして採用している。

貧困

一般的には生活を支える基礎的ニーズの不足あるいは欠乏であるといわれるが、時代や社会によってそのあらわれ方は異なる。これまでの貧困論の流れを踏まえれば、絶対的貧困から相対的貧困へ変化し、近年では社会的排除という用語が使用されている。

貧困線

貧困か否かを区別する客観的な基準を表した概念。古くはブース（Booth, C.）やラウントリー（Rowntree, B. S.）の調査によって用いられた。わが国の場合、生活保護基準が政策的次元における公的貧困線といえる。

貧困戦争

〔war on poverty〕

アメリカの第36代大統領ジョンソン（Johnson, L. B.）による貧困克服のための政策をいう。1960年代以降、「豊富の中の貧困」問題についての関心が高まる中でとられた一連の政策の展開を貧困戦争と呼んでいる。

貧困調査

貧困者の生活実態を実証的に明らかにした調査。その代表的なものが19世紀末のイギリスにおいて行われたブース（Booth, C.）のロンドン調査とラウントリー（Rowntree, B. S.）のヨーク調査である。貧困は社会的原因によって引き起こされる問題であることを明らかにした。

貧困の再発見

〔rediscovery of poverty〕

「豊かな」社会を迎えた1960年代に英米両国ではほぼ時期を同じくして貧困者の増大傾向を指摘する警告がなされ、それが契機となって、その後の貧困対策や貧困概念に大きな影響を与えた。これを貧困の再発見と呼んでいる。その警告書とは、エーベル－スミス（Abel-Smith, B.）とタウンゼント（Townsend, P.）の『貧困層と極貧層』（1965）とハリントン（Harrington, M.）の『もう一つのアメ

リカ』（1963）である。

貧困の発見

19世紀末に行われたブース（Booth, C.）とラウントリー（Rowntree, B. S.）の貧困調査はその実態を明らかにし、貧困が個人の責任によるものでなく社会経済的な理由によって生み出されることを客観的に証明した。これらは貧困の社会性を指摘し、旧来の貧困観を大きく転換する契機になった。これを貧困の発見と呼んでいる。

貧困文化

〔culture of poverty〕

文化人類学者のオスカー・ルイス（Lewis, O.）が1960年代に提唱した概念。貧困者には、生活態度、価値観、規範など共通した特有の生活様式が見られるとした。しかしこの見解には批判や反論も多い。

貧民監督官

イギリスのエリザベス救貧法下の救貧行政吏員。治安判事の指揮監督下に置かれ、教区ごとに有力な世帯から選任された。救貧税の徴収と救貧事務を行う無給の官吏で、その任期は1年とされた。

福祉資金

生活福祉資金貸付制度の資金の種類の1つで、福祉費と緊急小口資金からなる。前者の福祉費には、生業を営むために必要な経費をはじめ、福祉用具等の購入や障害者用の自動車の購入に必要な経費も対象となっている。

福祉事務所

住民に直結した福祉サービスの行政機関である。業務は福祉六法に定める援護、育成、更生の措置に関する事務を行う。都道府県福祉事務所は生活保護法、児童福祉法、母子及び寡婦福祉法の三法に関する事務をつかさどり、市町村福祉事務所は三法に加えて老人福祉法、身体障害者福祉法、知的障害者福祉法のすべての事務を行う。

ブース

〔Booth, Charles James 1840-1916〕

イギリスの研究者、実業家。17年にわたって実施

したロンドン調査はその報告書『ロンドン民衆の生活と労働』（全17巻）にまとめられ、人口の3割が貧困線以下にあり、その原因が低賃金等の雇用上の問題に起因することを明らかにした。

不服申立て

行政行為に対する行政上の救済制度。行政庁の処分その他公権力の行使に当たる行為について、これを違法又は不当であると主張する者が、その是正を求めることをいう。通常の訴訟と異なり、行政庁が審査を行う。異議申立て・審査請求・再審査請求の3種類がある。

法外援護

生活保護法に基づく公的扶助以外に要・被保護世帯を対象として福祉事務所や社会福祉協議会が独自に行っている援護施策。具体的にはパン券、入浴券、見舞金などの支給や臨時施設による対応などがある。

訪問調査

生活保護法における訪問調査は「世帯訪問調査」と「関係先調査」の2つに大別されるが、その目的は要保護者の生活状況等を把握し、処遇に反映させることや、これに基づく自立を助長するための指導を行うことにある。

保護施設

生活保護法で規定している5種類の施設をさす。すなわち救護施設、更生施設、医療保護施設、授産施設、宿所提供施設である。居宅において生活を営むことが困難な者を入所させ、これらを利用させるものであり、その目的により上記施設が対応する。

保護の実施機関

法規定上の保護の実施機関とは要保護者に対し法の定める保護を決定実施する責任と権限をもつ都道府県知事、市長、福祉事務所を設置する町村長をいう。実際には委任規定により福祉事務所長に委任されている。

保護の停止・廃止

保護の停止は臨時収入などにより保護を要しない状

態が一時的である場合に行われるのに対して、保護の廃止は保護の打ち切りを意味し、保護を必要としない状態が確実かつ安定的である場合に行われる。なお、「平成21年度福祉行政報告例」（厚生労働省）によると、保護の廃止理由で最も多かったのは死亡であり、廃止理由全体の約3割を占めている。

保護の費用の返還

急迫の場合等において資力があるにもかかわらず保護を受けたときは、受けた保護金品に相当する金額の範囲内において保護の実施機関の定める額を返還しなければならない。

保護率

人口1000人に対する生活保護受給者の割合。わが国ではこの比率を‰（パーミル）で表記している。保護率は景気の動向や他制度の充実等により変動するが地域差も大きく、法の運用による行政的要因も見逃せない。

補足性の原理

生活保護法の最も根幹となる4原理の1つ。保護は生活に困窮する者が、その利用しうる資産、能力その他あらゆるものを活用し、かつ扶養義務者による扶養や他法による扶助によってもなお最低限度の生活が維持できないときに行われる。

捕捉率

〔take up rate〕

生活保護基準以下で生活する者のうち、実際に保護が適用されている者の割合をいう。要件を満たしているにもかかわらず保護されていない漏給者を把握する上で極めて重要な数値である。わが国では捕捉率の低さが問題点として指摘されている。

ホームレス自立支援法

2002（平成14）年に10年間の時限立法として成立した法律。国、自治体等の果たすべき責務を明らかにするとともに、ホームレスの人権に配慮し必要な施策を講ずることにより問題の解決に資することを目的としている。なお、2012（平成24）年に、2017（平成29）年8月6日まで5年間の延長が決定した。

ホームレスの自立の支援等に関する基本方針

ホームレス自立支援法に基づき、2003（平成15）年に具体的なホームレス対策の推進方策を提示したもの。2008（平成20）年には前回の基本方針を前提としつつ2007（平成19）年に実施したホームレス全国調査をもとに、よりきめ細かな対策が必要であるとして、たとえば女性のホームレスに対して性差に配慮したきめ細かな自立支援を行うとともに、必要に応じて婦人相談所や婦人保護施設等と連携することなどが示された。その後、2012（平成24）年の全国調査をふまえ、2017（平成29）年に再度基本方針が見直される予定。

マーケット・バスケット方式

生活扶助基準の算定方法の1つ。最低生活を営むために必要な飲食物や衣類、入浴等の個々の品目を積み上げて最低生活費を算出する方法。旧生活保護法施行時の1948（昭和23）年に導入された。また、ラウントリー（Rowntree, B. S.）が貧困調査で用いた方式でもある。

無差別平等の原理

生活保護法の最も根幹となる4原理の1つ。すべて国民はこの法律の定める要件を満たす限り保護請求権が差別なく保障されている。したがって、貧困原因、人種、社会的身分などを問わないとされる。

無料低額宿泊所

社会福祉法に基づく第2種社会福祉事業の1つ。「無料又は低額な料金」でホームレス等の生活困窮者に宿泊場所等を提供する一時的な住まいである。入所者のほとんどが生活保護受給者となっており、その保護費を不当に徴収する「貧困ビジネス」対策として2018（平成30）年6月の法改正により、事前届け出制の導入や施設最低基準の整備等、規制強化が図られた。

養老院／養老施設

老人の保護施設。養老院は救護法による救護施設の1つであり、わが国で初めて法的に位置づけられた。養老施設は戦後の生活保護法に依拠した保護施設の1つだが、1963（昭和38）年に老人福祉法に

移行した。

ラウントリー
〔Rowntree, Benjamin Seebohm 1871–1954〕
イギリスの研究者、実業家。業績の中でも 1899 年実施のヨーク調査は『貧困—都市生活の一研究』（1901 年刊行）としてまとめられ、貧困の科学的研究として極めて著名である。ブース（Booth, C.）の調査研究の成果とともに「貧困の発見」と呼ばれている。

濫給
保護の必要がない者に対して保護を行うことをいう。保護申請にあたり虚偽の申告をし、不正な手段により保護を受けたり、実施機関が十分に調査を行わなかったりした場合に生じることが多い。

劣等処遇の原則
救済を受ける貧民は、最低層の自立労働者以下の水準で処遇すべきであるとの原則。1834 年イギリスの「新救貧法」において制定された。

漏給
保護の受給要件を満たしているにもかかわらず保護が適用されていないことをいう。制度に対する無知・誤解、受給にまつわる屈辱感等により権利行使しない要保護者サイドのあり方に加え、実施機関の漏給に対する消極的な姿勢も問題とされる。

ワーキングプア
〔working poor〕
働く貧困層。労働によって得られる賃金が生活保護基準以下の労働者をいう。わが国ではこの問題が近年の非正規雇用者の急激な増大によりクローズアップされてきている。

ワークハウス
〔workhouse〕
貧民の収容施設で一般には労役場と訳される。無能力者の保護施設で貧民を働かせるようになったことから労役場が発生したとされる。18 世紀は救援抑制の場として、また 19 世紀救貧法では劣等処遇を行う場として位置づけられた。

ワークハウステスト法
1722 年、イギリスで成立。教区に労役場を作り、救済を求める者を労役場において収容管理し、労働能力のある者に作業をさせた。労役場への収容を拒否する者には、救済を受ける権利をなくすことを規定した。

資料編

1. 恤救規則

〈明治 7 年 12 月 8 日太政官達第 162 号〉

済貧恤救ハ人民相互ノ情誼ニ因テ其方法ヲ設クヘキ筈ニ候得共目下難差置無告ノ窮民ハ自今各地ノ遠近ニヨリ 50 日以内ノ分左ノ規則ニ照シ取計置委曲内務省へ可伺出此旨相達候事

1 極貧ノ者独身ニテ廃疾ニ罹リ産業ヲ営ム能ハサル者ニハ 1 ケ年米 1 石 8 斗ノ積ヲ以テ給与スヘシ
　但独身ニ非スト雖モ余ノ家人 70 年以上 15 年以下ニテ其身廃疾ニ罹リ窮迫ノ者ハ本文ニ準シ給与スヘシ

1 同独身ニテ 70 年以上ノ者重病或ハ老衰シテ産業ヲ営ム能ハサル者ニハ 1 ケ年米 1 石 8 斗ノ積ヲ以テ給与スヘシ
　但独身ニ非スト雖モ余ノ家人 70 年以上 15 年以

下ニテ其身重病或ハ老衰シテ窮迫ノ者ハ本文ニ準シ給与スヘシ

1 同独身ニシテ疾病ニ罹リ産業ヲ営ム能ハサル者ニハ 1 日米男ハ 3 合女ハ 2 合ノ割ヲ以テ給与スヘシ
　但独身ニ非スト雖モ余ノ家人 70 年以上 15 年以下ニテ其身病ニ罹リ窮迫ノ者ハ本文ニ準シ給与スヘシ

1 同独身ニテ 13 年以下ノ者ニハ 1 ケ年米 7 斗ノ積ヲ以テ給与スヘシ
　但独身ニ非スト雖モ余ノ家人 70 年以上 15 年以下ニテ其身窮迫ノ者ハ本文ニ準シ給与スヘシ

1 救助米ハ該地前月ノ下米相場ヲ以テ石代下ケ渡スヘキ事

2. 救護法

〈昭和 4 年 4 月 2 日法律第 39 号〉

廃止　昭和 21 年 9 月 9 日法律第 17 号

第 1 章　被救護者

第 1 条　左ニ掲グル者貧困ノ為生活スルコト能ハザルトキハ本法ニ依リ之ヲ救護ス

1　65 歳以上ノ老衰者

2　13 歳以下ノ幼者

3　妊産婦

4　不具廃疾、疾病、傷病其ノ他精神又ハ身体ノ障碍ニ因リ労務ヲ行フニ故障アル者

②前項第 3 号ノ妊産婦ヲ救護スベキ期間並ニ同項第 4 号ニ掲グル事由ノ範囲及程度ハ勅令ヲ以テ之ヲ定ム

第 2 条　前条ノ規定ニ依リ救護ヲ受クベキ者ノ扶養義務者扶養ヲ為スコトヲ得ルトキハ之ヲ救護セズ但シ急迫ノ事情アル場合ニ於テハ此ノ限ニ在ラズ

第 2 章　救護機関

第 3 条　救護ハ救護ヲ受クベキ者ノ居住地ノ市町村長、其ノ居住地ナキトキ又ハ居住地分明ナラザルトキハ其ノ現在地ノ市町村長之ヲ行フ

第 4 条　市町村ニ救護事務ノ為委員ヲ設置スルコトヲ得

②委員ハ名誉職トシ救護事務ニ関シ市町村長ヲ補助ス

第 5 条　委員ノ選任、解任、職務執行其ノ他委員ニ関シ必要ナル事項ハ命令ヲ以テ之ヲ定ム

第 3 章　救護施設

第 6 条　本法ニ於テ救護施設ト称スルハ養老院、孤児院、病院其ノ他本法ニ依ル救護ヲ目的トスル施設ヲ謂フ

第 7 条　市町村救護施設ヲ設置セントスルトキハ其ノ設備ニ付地方長官ノ認可ヲ受クベシ

②私人救護施設ヲ設置セントスルトキハ地方長官ノ認可ヲ受クベシ

第 8 条　前条第 2 項ノ規定ニ依リ設置シタル救護施設ハ市町村長ガ救護ノ為行フ委託ヲ拒ムコトヲ得ズ

第 9 条　本法ニ定ムルモノノ外救護施設ノ設置、管理、廃止其ノ他救護施設ニ関シ必要ナル事項ハ命令ヲ以テ之ヲ定ム

第 4 章　救護ノ種類及方法

第 10 条　救護ノ種類左ノ如シ

1　生活扶助

2　医療

3　助産

4　生業扶助

②前項各号ノ救護ノ範囲、程度及方法ハ勅令ヲ以テ之ヲ定ム

第11条　救護ハ救護ヲ受クル者ノ居宅ニ於テ之ヲ行フ

第12条　幼者居宅救護ヲ受クベキ場合ニ於テ市町村長其ノ哺育上必要アリト認ムルトキハ勅令ノ定ムル所ニ依リ幼者ト併セ其ノ母ノ救護ヲ為スコトヲ得

第13条　市町村長居宅救護ヲ為スコト能ハズ又ハ之ヲ適当ナラズト認ムルトキハ救護ヲ受クル者ヲ救護施設ニ収容シ若ハ収容ヲ委託シ又ハ私人ノ家庭若ハ適当ナル施設ニ収容ヲ委託スルコトヲ得

第14条　市町村長ハ救護ヲ受クル者ノ親権者又ハ後見人ガ適当ニ其ノ権利ヲ行ハザル場合ニ於テハ其ノ異議アルトキト雖モ前条ノ処分ヲ為スコトヲ得

第15条　救護施設ノ長ハ命令ノ定ムル所ニ依リ其ノ施設ニ収容セラレタル者ニ対シ適当ナル作業ヲ課スルコトヲ得

第16条　第13条ノ規定ニ依リ収容セラレ又ハ収容ヲ委託セラレタル未成年者ニ付親権者及後見人ノ職務ヲ行フ者ナキトキハ市町村長又ハ其ノ指定シタル者勅令ノ定ムル所ニ依リ後見人ノ職務ヲ行フ

第17条　救護ヲ受クル者死亡シタル場合ニ於テハ勅令ノ定ムル所ニ依リ埋葬ヲ行フ者ニ対シ埋葬費ヲ給スルコトヲ得

②前項ノ場合ニ於テ埋葬ヲ行フ者ナキトキハ救護ヲ為シタル市町村長ニ於テ埋葬ヲ行フベシ

第5章　救護費

第18条　救護ヲ受クル者同一市町村ニ1年以上引続キ居住スル者ナキトキハ救護ニ要スル費用ハ其ノ居住地ノ市町村ノ負担トス

第19条　救護ヲ受クル者左ノ各号ノ1ニ該当スルモノナキトキハ其ノ居住期間1年ニ満チザル場合ニ於テモ救護ニ要スル費用ハ其ノ居住地ノ市町村ノ負担トス

1　夫婦ノ一方居住1年以上ナルトキ同居ノ他ノ一方

2　父母其ノ他ノ直系尊属居住1年以上ナルトキ同居ノ子其ノ他ノ直系卑属

3　子其ノ他ノ直系卑属居住1年以上ナルトキ同居ノ父母其ノ他ノ直系尊属

第20条　前2条ニ規定スル期間ノ計算ニ付テハ勅令ノ定ムル所ニ依ル

第21条　救護ニ要スル費用ガ前3条ノ規定ニ依リ市町村ノ負担ニ属セザル場合ニ於テハ其ノ費用ハ救護ヲ受クル者ノ居住地ノ道府県、其ノ居住地ナキトキ又ハ居住地分明ナラザルトキハ其ノ現在地ノ道府県ノ負担トス

第22条　前17条ノ規定ニ依ル埋葬ニ要スル費用ノ負担ニ関シテハ前4条ノ規定ヲ準用ス

第23条　委員ニ関スル費用ハ市町村ノ負担トス

第24条　第21条及第22条ノ規定ニ依リ道府県ノ負担スル費用ハ救護ヲ為シタル地ノ市町村ニ於テ一時之ヲ繰替支弁スベシ

第25条　国庫ハ勅令ノ定ムル所ニ依リ左ノ諸費ニ対シ其ノ2分ノ1以内ヲ補助ス

1　第18条乃至第23条ノ規定ニ依リ市町村又ハ道府県ノ負担シタル費用

2　道府県ノ設置シタル救護施設及第7条第1項ノ規定ニ依リ市町村ノ設置シタル救護施設ノ費用

3　第7条第2項ノ規定ニ依リ私人ノ設置シタル救護施設ノ設備ニ要スル費用

②道府県ハ勅令ノ定ムル所ニ依リ下ノ諸費ニ対シ其ノ4分ノ1ヲ補助スベシ

1　第18条乃至第20条、第22条及第23条ノ規定ニ依リ市町村ノ負担シタル費用

2　第7条第1項ノ規定ニ依リ市町村ノ設置シタル救護施設ノ費用

3　第7条第2項ノ規定ニ依リ私人ノ設置シタル救護施設ノ設備ニ要スル費用

第26条　救護ヲ受クル者資力アルニ拘ラズ救護ヲ為シタルトキハ救護ニ要スル費用ヲ負担シタル市町村又ハ道府県ハ其ノ者ヨリ其ノ費用ノ全部又ハ一部ヲ徴収スルコトヲ得

第27条　救護ヲ受ケタル者救護ニ要シタル費用ノ弁償ヲ為スノ資力アルニ至リタルトキハ救護ノ費用ヲ負担シタル市町村又ハ道府県ハ救護ヲ廃止シタル日ヨリ5年以内ニ其ノ費用ノ全部又ハ一部ノ償還ヲ命ズルコトヲ得

第28条　救護ヲ受クル者死亡シタルトキハ市町村長ハ命令ノ定ムル所ニ依リ遺留ノ金銭ヲ以テ救護及埋葬ニ要スル費用ニ充当シ仍足ラザルトキハ遺留ノ物品ヲ売却シテ之ニ充当スルコトヲ得

第6章　雑則

第29条　救護ヲ受クル者左ニ掲グル事由ノ1ニ該当スルトキハ市町村長ハ救護ヲ為サザルコトヲ得

1　本法又ハ本法ニ基キテ発スル命令ニ依リ市町村長又ハ救護施設ノ長ノ為シタル処分ニ従ハザルトキ

2　故ナク救護ニ関スル検診又ハ調査ヲ拒ミタルトキ

3　性行著シク不良ナルトキ又ハ著シク怠惰ナルトキ

第30条　第7条第2項ノ規定ニ依リ設置シタル救護施設ガ本法若ハ本法ニ基キテ発スル命令又ハ之ニ基

キテ為ス処分ニ違反シタルトキハ地方長官ハ同項ノ
認可ヲ取消スコトヲ得
第31条　道府県、市町村其ノ他ノ公共団体ハ左ニ掲
グル土地建物ニ対シテハ租税其ノ他ノ公課ヲ課スル
コトヲ得ズ
但シ有料ニテ之ヲ使用セシムルモノニ対シテハ此ノ
限リニ在ラズ
1　主トシテ救護施設ノ用ニ供スル建物
2　前号ニ掲グル建物ノ敷地其ノ他主トシテ救護施
設ノ用ニ供スル土地
第32条　詐欺其ノ他ノ不正ノ手段ニ依リ救護ヲ受ケ
又ハ受ケシメタル者ハ3月以下ノ懲役又ハ100円以

下ノ罰金ニ処ス
第33条　本法中町村ニ関スル規定ハ町村制ヲ施行セ
ザル地ニ於テハ町村ニ準ズベキモノニ、町村長ニ関
スル規定ハ町村長ニ準ズベキ者ニ之ヲ適用ス
附則
①本法施行ノ期日ハ勅令ヲ以テ之ヲ定ム〔昭和6年勅
令第210号で同7年1月1日から施行〕
②左ノ法令ハ之ヲ廃止ス
明治4年太政官達第300号
明治6年太政官布告第79号
明治6年太政官布告第138号
明治7年太政官達第162号恤救規則

3.　生活困窮者緊急生活援護要綱
〈昭和20年12月15日閣議決定〉

　終戦後ノ国内現状ニ鑑ミ特ニ困窮セル者ニ対シ右記
要綱ニ依リ緊急生活援護ノ方途ヲ講ジ以テ当面セル生
活困窮ノ状態ヲ匡救セントス
　（1）生活援護ノ対象ト為スベキ者ハ一般国内生活困
　　窮者及左ニ掲グル者ニシテ著シク生活ニ困窮セル
　　モノトス
　　1　失業者
　　2　戦災者
　　3　海外引揚者
　　4　在外者留守家族
　　5　傷痍軍人及其家族並ニ其ノ軍人ノ遺族
　（2）生活援護ヲ要スル者ノ世帯ノ実情ニ応ジ左ノ方
　　法ニ依ルモノトス
　　1　宿泊施設、給食施設及救護施設ノ拡充
　　2　衣料、寝具其ノ他ノ生活必需品ノ給与
　　3　食料品ノ補給

　　4　生業ノ指導斡旋
　　5　自家用消費物資、生産資材ノ給与又ハ貸与
　（3）生活援護ノ実施ハ都道府県ノ計画ニ基キ市区町
　　村長ヲシテ当ラシメ町内会長、部落会長、方面委
　　員、社会事業団体等ヲシテ之ニ協力セシムルモノ
　　トス
　（4）生活援護ニ要スル経費
　　既定経費ヲ本要綱ノ趣旨ニ即シ適用スルノ外尚必
　　要経費ハ此ノ際特ニ別途考慮スルモノトス
　（備考）
　　1　本要綱ノ実施ニ当リテハ取敢ヘズ都市特ニ六
　　大都市並ニ引揚者ノ多数滞留地ニ重点ヲ置クモ
　　ノトス
　　2　本要綱ノ実施ニ当リテハ其ノ徹底ヲ期スル為
　　特ニ全国方面委員ヲ積極的ニ活動セシムルモノ
　　トス

4.　生活保護法〔旧法〕
〈昭和21年9月9日法律第17号〉

　廃止　昭和25年5月4日法律第144号
第1章　総　則
第1条　この法律は、生活の保護を要する状態にある
　者の生活を、国が差別的又は優先的な取扱をなすこ
　となく平等に保護して、社会の福祉を増進すること
　を目的とする。
第2条　下の各号の1に該当する者には、この法律に
　よる保護は、これをなさない。
　1　能力があるにもかかわらず、勤労の意思のない

　者、勤労を怠る者その他生計の維持に努めない
　者
　2　素行不良な者
第3条　扶養義務者が扶養をなし得る者には、急迫し
　た事情がある場合を除いては、この法律による保護
　は、これをなさない。
第2章　保護機関
第4条　保護は、保護を受ける者の居住地の市町村長
　（東京都の区のある区域においては東京都長官とす

る。以下同じ。）、居住地がないか、又は明かでない
ときは、現在地の市町村長がこれを行ふ。

第5条　民生委員法による民生委員は、命令の定める
ところにより、保護事務に関して市町村長を補助す
る。

第3章　保護施設

第6条　この法律において保護施設とは、この法律に
よる保護を目的とする施設又はこの法律による保護
を受ける者のために必要な施設をいふ。

②前項の援護とは、宿所の提供その他この法律による
保護を全うするため必要な事項で命令をもつて定め
るものをいふ。

第7条　市町村が保護施設を設置しようとするとき
は、その設備について、地方長官の認可を受けなけ
ればならない。

②市町村以外の者（都道府県を除く。以下同じ。）が
保護施設を設置しようとするときは、地方長官の認
可を受けなければならない。

第8条　前条第2項の規定により設置した保護施設
は、市町村長が保護又は援護のため行ふ委託を拒む
ことができない。

第9条　この法律で定めるものの外、保護施設の設
置、管理、廃止その他保護施設に関して必要な事項
は、命令でこれを定める。

第4章　保護の種類、程度及び方法

第10条　保護は、生活に必要な限度を超えることが
できない。

第11条　保護の種類は、左の通りである。

1　生活扶助
2　医療
3　助産
4　生業扶助
5　葬祭扶助

②前項各号の保護の程度及び方法は、勅令でこれを定
める。

第12条　市町村長は、必要と認めるときは、保護を
受ける者を保護施設に収容し、若しくは収容を委託
し、又は私人の家庭若しくは適当な施設に収容を委
託することができる。

第13条　市町村長は保護を受ける者の親権者又は後
見人がその権利を適切に行はない場合は、その異議
があつても、前条の規定による処分をなすことがで
きる。

第14条　保護施設の長は、命令の定めるところによ
り、その施設に収容された者に対して、適当な作業
を行はせることができる。

第15条　第12条の規定により収容され、又は収容を

委託された未成年者について、親権者及び後見人の
職務を行ふ者がないときは、市町村長又はその指定
した者が、勅令の定めるところにより、後見人の職
務を行ふ。

第16条　市町村長は、保護を受ける者に対して、勤
労その他生計の維持に必要なことに関して指示をな
すことができる。

第17条　保護を受ける者が死亡した場合は、勅令の
定めるところにより、葬祭を行ふ者に対して、葬祭
費を給することができる。保護を受ける者が死亡し
た場合に、葬祭を行ふ者がないときは、保護をなし
た市町村長が、葬祭を行はなければならない。

第5章　保護費

第18条　保護を受ける者が同一の市町村に1箇年以
上引続いて居住する者であるときは、保護に要する
費用は、その居住地の市町村がこれを支弁する。

②保護を受ける者が東京都の区のある区域に居住する
者であるときは、その居住期間が1箇年に満たない
場合においても、保護に要する費用は、東京都がこ
れを支弁する。

第19条　保護を受ける者が左の各号の1に該当する
者であるときは、保護に要する費用は、その居住地
の市町村がこれを支弁する。

1　夫婦の一方が居住1箇年以上であるとき、同居
の他の一方

2　父母その他の直系尊属が居住1箇年以上である
とき、同居の子その他の直系卑属

3　子その他の直系卑属が居住1箇年以上であると
き、同居の父母その他の直系尊属

第20条　第18条第1項及び前条に規定する期間の計
算については、勅令の定めるところによる。

第21条　保護に要する費用が第18条第1項及び第
19条の規定により市町村が支弁しない場合は、そ
の費用は、保護を受ける者の居住地の都道府県がこ
れを支弁する。

②保護を受ける者の居住地がないか、又は明らかでな
いときは、保護に要する費用は、その者の現在地の
都道府県がこれを支弁する。

第22条　第17条第1項の葬祭費及び同条第2項の規
定による葬祭に要する費用の支弁に関しては、第
18条乃至前条の規定を準用する。

第23条　第5条の規定により民生委員が職務を行ふ
ため必要な費用は、市町村（東京都の区のある区域
に置かれる民生委員については東京都とする。）が
これを支弁する。

第24条　都道府県が設置した保護施設及び第7条の
規定により市町村又は市町村以外の者が設置した保

護施設の事務費は、勅令の定めるところにより、第
18条、第19条及び第21条の規定によりその施設
で保護又は援護を受ける者の保護に要する費用を支
弁する市町村又は都道府県がこれを支弁する。

第25条 第21条及び第22条の規定により都道府県
が支弁する費用は、保護を行つた地の市町村が、一
時これを繰替支弁しなければならない。

第26条 都道府県は、勅令の定めるところにより、
第7条第2項の規定により市町村以外の者が設置し
た保護施設の設備に要する費用に対して、その四分
の三を支出しなければならない。

第27条 都道府県は、勅令の定めるところにより、
下の費用に対して、その四分の一を負担しなければ
ならない。
1 第23条の規定により市町村が支弁した費用
2 第7条第1項の規定により市町村が設置した保
護施設の設備に要する費用

第28条 都道府県は、勅令の定めるところにより、
第18条第1項、第19条、第22条及び第24条の規
定により市町村が支弁した費用に対して、その十分
の一を負担しなければならない。

第29条 国庫は、勅令の定めるところにより、第18
条、第19条、第21条、第22条及び第24条の規定
により市町村又は都道府県が支弁した費用に対し
て、その十分の八を負担する。

第30条 国庫は、勅令の定めるところにより、第26
条の規定により都道府県が支出した費用に対して、
その三分の二を負担する。

第31条 国庫は、勅令の定めるところにより、下の
費用に対してその二分の一を負担する。
1 第23条の規定により市町村又は東京都が支弁し
た費用
2 都道府県が設置した保護施設及び第7条第1項
の規定により市町村が支弁した保護施設の設置
に要する費用

第32条 保護を受ける者に資力があるにもかかわら
ず保護をなしたときは、保護に要する費用を支弁し
た市町村又は都道府県は、その者から、その費用の
全部又は一部を徴収することができる。

第33条 保護を受けが者が保護に要した費用を弁償
する資力を有するようになつたときは、保護の費用
を支弁した市町村又は都道府県は保護を廃止した日
から5箇年以内に、その費用の全部又は一部の償還
を命ずることができる。

第34条 保護を受ける者に対して民法により扶養の
義務を履行しなければならない者があるときはその
義務の範囲内において、保護に要する費用を支弁し

た市町村又は都道府県は、その費用の全部又は一部
をその者から徴収することができる。

②前項の規定による費用の徴収に関して争があるとき
は、民事訴訟による。

第35条 保護を受ける者が死亡したときは、市町村
長は、命令の定めるところにより、遺留の金銭を保
護に要した費用、第27条第1項の葬祭費及び同条
第2項の規定による葬祭に要した費用に充て、なお
足りないときは、遺留した物品を売却して、これに
充てることができる。

第6章 雑 則

第36条 保護を受ける者が左の各号の1に該当する
ときは、市町村長は、保護をなさないことができ
る。
1 この法律又はこの法律に基いて発する命令によ
り市町村長又は保護施設の長が、なした処分又
は指示に従はないとき。
2 正当な理由がなく保護に関する検診又は調査を
拒んだとき。

第37条 第7条第2項の規定により設置した保護施
設が、この法律若しくはこの法律に基いて発する命
令又はこれに基いてなす処分に違反したときは、地
方長官は、同項の認可を取り消すことができる。

第38条 この法律により給与を受けた保護金品を標
準として、租税その他の公課を課することができな
い。

第39条 この法律による保護金品は、既に給与を受
けたものであるとないとにかかはらず、これを差押
へることができない。

第40条 都道府県、市町村その他の公共団体は、下
の建物及び土地に対しては、有料で使用させるもの
を除いては、租税その他の公課を課することができな
い。
1 主として保護施設のために使ふ建物
2 前項の建物の敷地その他の主として保護施設の
ために使ふ土地

第41条 詐欺その他不正の手段により保護を受け、
又は受けさせた者は、6箇月以下の懲役又は500円
以下の罰金に処する。

第42条 その法律中町村に関する規定は、町村制を
施行しない地において町村に準ずるものに、町村長
に関する規定は、町村長に準ずる者にこれを適用す
る。

附 則 抄

第43条 この法律施行の期日は、勅令でこれを定め
る。〔昭和21年勅令第437号で同年10月1日から
施行〕

第44条　救護法、軍事扶助法、母子保護法、医療保
　護法及び戦時災害保護法は、これを廃止する。
第45条　救護法第7条若しくは母子保護法第9条第
　2項の規定により設置した施設又は医療保護法第6
　条の規定により経営する施設（都道府県の施設を除
　く。）で、この法律施行の際現に存するものは、こ
　の法律施行の日から2箇月を限り、第7条の規定に

よる認可を受けなくても、同条の認可を受けた保護
施設とみなす。
②前項の施設の設置者が同項の期間内に第7条の認可
　を申請した場合において、その申請に対する認可又
　は不認可の処分の日までも、また同項と同様であ
　る。

5. 生活保護法

〈昭和25年5月4日法律第144号〉

第1章　総則
（この法律の目的）
第1条　この法律は、日本国憲法第25条に規定する
　理念に基き、国が生活に困窮するすべての国民に対
　し、その困窮の程度に応じ、必要な保護を行い、そ
　の最低限度の生活を保障するとともに、その自立を
　助長することを目的とする。
（無差別平等）
第2条　すべて国民は、この法律の定める要件を満た
　す限り、この法律による保護（以下「保護」とい
　う。）を、無差別平等に受けることができる。
（最低生活）
第3条　この法律により保障される最低限度の生活
　は、健康で文化的な生活水準を維持することができ
　るものでなければならない。
（保護の補足性）
第4条　保護は、生活に困窮する者が、その利用し得
　る資産、能力その他あらゆるものを、その最低限度
　の生活の維持のために活用することを要件として行
　われる。
②民法（明治29年法律第89号）に定める扶養義務者
　の扶養及び他の法律に定める扶助は、すべてこの法
　律による保護に優先して行われるものとする。
③前二項の規定は、急迫した事由がある場合に、必要
　な保護を行うことを妨げるものではない。
（この法律の解釈及び運用）
第5条　前4条に規定するところは、この法律の基本
　原理であつて、この法律の解釈及び運用は、すべて
　この原理に基いてされなければならない。
（用語の定義）
第6条　この法律において「被保護者」とは、現に保
　護を受けている者をいう。
②この法律において「要保護者」とは、現に保護を受
　けているといないとにかかわらず、保護を必要とす
　る状態にある者をいう。

③この法律において「保護金品」とは、保護として給
　与し、又は貸与される金銭及び物品をいう。
④この法律において「金銭給付」とは、金銭の給与又
　は貸与によつて、保護を行うことをいう。
⑤この法律において「現物給付」とは、物品の給与又
　は貸与、医療の給付、役務の提供その他金銭給付以
　外の方法で保護を行うことをいう。
第2章　保護の原則
（申請保護の原則）
第7条　保護は、要保護者、その扶養義務者又はその
　他の同居の親族の申請に基いて開始するものとす
　る。但し、要保護者が急迫した状況にあるときは、
　保護の申請がなくても、必要な保護を行うことがで
　きる。
（基準及び程度の原則）
第8条　保護は、厚生労働大臣の定める基準により測
　定した要保護者の需要を基とし、そのうち、その者
　の金銭又は物品で満たすことのできない不足分を補
　う程度において行うものとする。
②前項の基準は、要保護者の年齢別、性別、世帯構成
　別、所在地域別その他保護の種類に応じて必要な事
　情を考慮した最低限度の生活の需要を満たすに十分
　なものであつて、且つ、これをこえないものでなけ
　ればならない。
（必要即応の原則）
第9条　保護は、要保護者の年齢別、性別、健康状態
　等その個人又は世帯の実際の必要の相違を考慮し
　て、有効且つ適切に行うものとする。
（世帯単位の原則）
第10条　保護は、世帯を単位としてその要否及び程
　度を定めるものとする。但し、これによりがたいと
　きは、個人を単位として定めることができる。
第3章　保護の種類及び範囲
（種類）
第11条　保護の種類は、次のとおりとする。

209

1　生活扶助

2　教育扶助

3　住宅扶助

4　医療扶助

5　介護扶助

6　出産扶助

7　生業扶助

8　葬祭扶助

②前項各号の扶助は、要保護者の必要に応じ、単給又は併給として行われる。

（生活扶助）

第12条　生活扶助は、困窮のため最低限度の生活を維持することのできない者に対して、左に掲げる事項の範囲内において行われる。

1　衣食その他日常生活の需要を満たすために必要なもの

2　移送

（教育扶助）

第13条　教育扶助は、困窮のため最低限度の生活を維持することのできない者に対して、左に掲げる事項の範囲内において行われる。

1　義務教育に伴つて必要な教科書その他の学用品

2　義務教育に伴つて必要な通学用品

3　学校給食その他義務教育に伴つて必要なもの

（住宅扶助）

第14条　住宅扶助は、困窮のため最低限度の生活を維持することのできない者に対して、左に掲げる事項の範囲内において行われる。

1　住居

2　補修その他住宅の維持のために必要なもの

（医療扶助）

第15条　医療扶助は、困窮のため最低限度の生活を維持することのできない者に対して、左に掲げる事項の範囲内において行われる。

1　診察

2　薬剤又は治療材料

3　医学的処置、手術及びその他の治療並びに施術

4　居宅における療養上の管理及びその療養に伴う世話その他の看護

5　病院又は診療所への入院及びその療養に伴う世話その他の看護

6　移送

（介護扶助）

第15条の2　介護扶助は、困窮のため最低限度の生活を維持することのできない要介護者（介護保険法（平成9年法律第123号）第7条第3項に規定する要介護者をいう。第3項において同じ。）に対し

て、第1号から第4号まで及び第9号に掲げる事項の範囲内において行われ、困窮のため最低限度の生活を維持することのできない要支援者（同条第4項に規定する要支援者をいう。以下この項及び第6項において同じ。）に対して、第5号から第9号までに掲げる事項の範囲内において行われ、困窮のため最低限度の生活を維持することのできない居宅要支援被保険者等（同法第115条の45第1項第1号に規定する居宅要支援被保険者等をいう。）に相当する者（要支援者を除く。）に対して、第8号及び第9号に掲げる事項の範囲内において行われる。

1　居宅介護（居宅介護支援計画に基づき行うものに限る。）

2　福祉用具

3　住宅改修

4　施設介護

5　介護予防（介護予防支援計画に基づき行うものに限る。）

6　介護予防福祉用具

7　介護予防住宅改修

8　介護予防・日常生活支援（介護予防支援計画又は介護保険法第115条の45第1項第1号ニに規定する第1号介護予防支援事業による援助に相当する援助に基づき行うものに限る。）

9　移送

②前項第1号に規定する居宅介護とは、介護保険法第8条第2項に規定する訪問介護、同条第3項に規定する訪問入浴介護、同条第4項に規定する訪問看護、同条第5項に規定する訪問リハビリテーション、同条第6項に規定する居宅療養管理指導、同条第7項に規定する通所介護、同条第8項に規定する通所リハビリテーション、同条第9項に規定する短期入所生活介護、同条第10項に規定する短期入所療養介護、同条第11項に規定する特定施設入居者生活介護、同条第12項に規定する福祉用具貸与、同条第15項に規定する定期巡回・随時対応型訪問介護看護、同条第16項に規定する夜間対応型訪問介護、同条第17項に規定する地域密着型通所介護、同条第18項に規定する認知症対応型通所介護、同条第19項に規定する小規模多機能型居宅介護、同条第20項に規定する認知症対応型共同生活介護、同条第21項に規定する地域密着型特定施設入居者生活介護及び同条第23項に規定する複合型サービス並びにこれらに相当するサービスをいう。

③第1項第1号に規定する居宅介護支援計画とは、居宅において生活を営む要介護者が居宅介護その他居宅において日常生活を営むために必要な保健医療サ

ービス及び福祉サービス（以下この項において「居宅介護等」という。）の適切な利用等をすることができるようにするための当該要介護者が利用する居宅介護等の種類、内容等を定める計画をいう。

④第1項第4号に規定する施設介護とは、介護保険法第8条第22項に規定する地域密着型介護老人福祉施設入所者生活介護、同条第27項に規定する介護福祉施設サービス、同条第28項に規定する介護保健施設サービス及び同条第29項に規定する介護医療院サービスをいう。

⑤第1項第5号に規定する介護予防とは、介護保険法第8条の2第2項に規定する介護予防訪問入浴介護、同条第3項に規定する介護予防訪問看護、同条第4項に規定する介護予防訪問リハビリテーション、同条第5項に規定する介護予防居宅療養管理指導、同条第6項に規定する介護予防通所リハビリテーション、同条第7項に規定する介護予防短期入所生活介護、同条第8項に規定する介護予防短期入所療養介護、同条第9項に規定する介護予防特定施設入居者生活介護、同条第10項に規定する介護予防福祉用具貸与、同条第13項に規定する介護予防認知症対応型通所介護、同条第14項に規定する介護予防小規模多機能型居宅介護及び同条第15項に規定する介護予防認知症対応型共同生活介護並びにこれらに相当するサービスをいう。

⑥第1項第5号及び第8号に規定する介護予防支援計画とは、居宅において生活を営む要支援者が介護予防その他身体上又は精神上の障害があるために入浴、排せつ、食事等の日常生活における基本的な動作の全部若しくは一部について常時介護を要し、又は日常生活を営むのに支障がある状態の軽減又は悪化の防止に資する保健医療サービス及び福祉サービス（以下この項において「介護予防等」という。）の適切な利用等をすることができるようにするための当該要支援者が利用する介護予防等の種類、内容等を定める計画であつて、介護保険法第115条の46第1項に規定する地域包括支援センターの職員のうち同法第8条の2第16項の厚生労働省令で定める者が作成したものをいう。

⑦第1項第8号に規定する介護予防・日常生活支援とは、介護保険法第115条の45第1項第1号イに規定する第1号訪問事業、同号ロに規定する第1号通所事業及び同号ハに規定する第1号生活支援事業による支援に相当する支援をいう。

（出産扶助）

第16条　出産扶助は、困窮のため最低限度の生活を維持することのできない者に対して、左に掲げる事項の範囲内において行われる。

1　分べんの介助
2　分べん前及び分べん後の処置
3　脱脂綿、ガーゼその他の衛生材料

（生業扶助）

第17条　生業扶助は、困窮のため最低限度の生活を維持することのできない者又はそのおそれのある者に対して、左に掲げる事項の範囲内において行われる。但し、これによつて、その者の収入を増加させ、又はその自立を助長することのできる見込のある場合に限る。

1　生業に必要な資金、器具又は資料
2　生業に必要な技能の修得
3　就労のために必要なもの

（葬祭扶助）

第18条　葬祭扶助は、困窮のため最低限度の生活を維持することのできない者に対して、左に掲げる事項の範囲内において行われる。

1　検案
2　死体の運搬
3　火葬又は埋葬
4　納骨その他葬祭のために必要なもの

②左に掲げる場合において、その葬祭を行う者があるときは、その者に対して、前項各号の葬祭扶助を行うことができる。

1　被保護者が死亡した場合において、その者の葬祭を行う扶養義務者がないとき。
2　死者に対しその葬祭を行う扶養義務者がない場合において、その遺留した金品で、葬祭を行うに必要な費用を満たすことのできないとき。

第4章　保護の機関及び実施

（実施機関）

第19条　都道府県知事、市長及び社会福祉法（昭和26年法律第45号）に規定する福祉に関する事務所（以下「福祉事務所」という。）を管理する町村長は、次に掲げる者に対して、この法律の定めるところにより、保護を決定し、かつ、実施しなければならない。

1　その管理に属する福祉事務所の所管区域内に居住地を有する要保護者
2　居住地がないか、又は明らかでない要保護者であつて、その管理に属する福祉事務所の所管区域内に現在地を有するもの

②居住地が明らかである要保護者であつても、その者が急迫した状況にあるときは、その急迫した事由が止むまでは、その者に対する保護は、前項の規定にかかわらず、その者の現在地を所管する福祉事務所

を管理する都道府県知事又は市町村長が行うものとする。

③第30条第1項ただし書の規定により被保護者を救護施設、更生施設若しくはその他の適当な施設に入所させ、若しくはこれらの施設に入所を委託し、若しくは私人の家庭に養護を委託した場合又は第34条の2第2項の規定により被保護者に対する次の各号に掲げる介護扶助を当該各号に定める者若しくは施設に委託して行う場合においては、当該入所又は委託の継続中、その者に対して保護を行うべき者は、その者に係る入所又は委託前の居住地又は現在地によつて定めるものとする。

1　居宅介護（第15条の2第2項に規定する居宅介護をいう。以下同じ。）（特定施設入居者生活介護（同項に規定する特定施設入居者生活介護をいう。）に限る。）　居宅介護を行う者

2　施設介護（第15条の2第4項に規定する施設介護をいう。以下同じ。）　介護老人福祉施設（介護保険法第8条第27項に規定する介護老人福祉施設をいう。以下同じ。）

3　介護予防（第15条の2第5項に規定する介護予防をいう。以下同じ。）（介護予防特定施設入居者生活介護（同項に規定する介護予防特定施設入居者生活介護をいう。）に限る。）　介護予防を行う者

④前3項の規定により保護を行うべき者（以下「保護の実施機関」という。）は、保護の決定及び実施に関する事務の全部又は一部を、その管理に属する行政庁に限り、委任することができる。

⑤保護の実施機関は、保護の決定及び実施に関する事務の一部を、政令の定めるところにより、他の保護の実施機関に委託して行うことを妨げない。

⑥福祉事務所を設置しない町村の長（以下「町村長」という。）は、その町村の区域内において特に急迫した事由により放置することができない状況にある要保護者に対して、応急的処置として、必要な保護を行うものとする。

⑦町村長は、保護の実施機関又は福祉事務所の長（以下「福祉事務所長」という。）が行う保護事務の執行を適切ならしめるため、次に掲げる事項を行うものとする。

1　要保護者を発見し、又は被保護者の生計その他の状況の変動を発見した場合において、速やかに、保護の実施機関又は福祉事務所長にその旨を通報すること。

2　第24条第10項の規定により保護の開始又は変更の申請を受け取つた場合において、これを保

護の実施機関に送付すること。

3　保護の実施機関又は福祉事務所長から求められた場合において、被保護者等に対して、保護金品を交付すること。

4　保護の実施機関又は福祉事務所長から求められた場合において、要保護者に関する調査を行うこと。

（職権の委任）

第20条　都道府県知事は、この法律に定めるその職権の一部を、その管理に属する行政庁に委任することができる。

（補助機関）

第21条　社会福祉法に定める社会福祉主事は、この法律の施行について、都道府県知事又は市町村長の事務の執行を補助するものとする。

（民生委員の協力）

第22条　民生委員法（昭和23年法律第198号）に定める民生委員は、この法律の施行について、市町村長、福祉事務所長又は社会福祉主事の事務の執行に協力するものとする。

（事務監査）

第23条　厚生労働大臣は都道府県知事及び市町村長の行うこの法律の施行に関する事務について、都道府県知事は市町村長の行うこの法律の施行に関する事務について、その指定する職員に、その監査を行わせなければならない。

②前項の規定により指定された職員は、都道府県知事又は市町村長に対し、必要と認める資料の提出若しくは説明を求め、又は必要と認める指示をすることができる。

③第1項の規定により指定すべき職員の資格については、政令で定める。

（申請による保護の開始及び変更）

第24条　保護の開始を申請する者は、厚生労働省令で定めるところにより、次に掲げる事項を記載した申請書を保護の実施機関に提出しなければならない。ただし、当該申請書を作成することができない特別の事情があるときは、この限りでない。

1　要保護者の氏名及び住所又は居所

2　申請者が要保護者と異なるときは、申請者の氏名及び住所又は居所並びに要保護者との関係

3　保護を受けようとする理由

4　要保護者の資産及び収入の状況（生業若しくは就労又は求職活動の状況、扶養義務者の扶養の状況及び他の法律に定める扶助の状況を含む。以下同じ。）

5　その他要保護者の保護の要否、種類、程度及び

方法を決定するために必要な事項として厚生労働省令で定める事項

② 前項の申請書には、要保護者の保護の要否、種類、程度及び方法を決定するために必要な書類として厚生労働省令で定める書類を添付しなければならない。ただし、当該書類を添付することができない特別の事情があるときは、この限りでない。

③ 保護の実施機関は、保護の開始の申請があつたときは、保護の要否、種類、程度及び方法を決定し、申請者に対して書面をもつて、これを通知しなければならない。

④ 前項の書面には、決定の理由を付さなければならない。

⑤ 第3項の通知は、申請のあつた日から14日以内にしなければならない。ただし、扶養義務者の資産及び収入の状況の調査に日時を要する場合その他特別な理由がある場合には、これを30日まで延ばすことができる。

⑥ 保護の実施機関は、前項ただし書の規定により同項本文に規定する期間内に第3項の通知をしなかつたときは、同項の書面にその理由を明示しなければならない。

⑦ 保護の申請をしてから30日以内に第3項の通知がないときは、申請者は、保護の実施機関が申請を却下したものとみなすことができる。

⑧ 保護の実施機関は、知れたる扶養義務者が民法の規定による扶養義務を履行していないと認められる場合において、保護の開始の決定をしようとするときは、厚生労働省令で定めるところにより、あらかじめ、当該扶養義務者に対して書面をもつて厚生労働省令で定める事項を通知しなければならない。ただし、あらかじめ通知することが適当でない場合として厚生労働省令で定める場合は、この限りでない。

⑨ 第1項から第7項までの規定は、第7条に規定する者からの保護の変更の申請について準用する。

⑩ 保護の開始又は変更の申請は、町村長を経由してすることもできる。町村長は、申請を受け取つたときは、5日以内に、その申請に、要保護者に対する扶養義務者の有無、資産及び収入の状況その他保護に関する決定をするについて参考となるべき事項を記載した書面を添えて、これを保護の実施機関に送付しなければならない。

（職権による保護の開始及び変更）

第25条 保護の実施機関は、要保護者が急迫した状況にあるときは、すみやかに、職権をもつて保護の種類、程度及び方法を決定し、保護を開始しなければならない。

② 保護の実施機関は、常に、被保護者の生活状態を調査し、保護の変更を必要とすると認めるときは、速やかに、職権をもつてその決定を行い、書面をもつて、これを被保護者に通知しなければならない。前条第4項の規定は、この場合に準用する。

③ 町村長は、要保護者が特に急迫した事由により放置することができない状況にあるときは、すみやかに、職権をもつて第19条第6項に規定する保護を行わなければならない。

（保護の停止及び廃止）

第26条 保護の実施機関は、被保護者が保護を必要としなくなつたときは、速やかに、保護の停止又は廃止を決定し、書面をもつて、これを被保護者に通知しなければならない。第28条第5項又は第62条第3項の規定により保護の停止又は廃止をするときも、同様とする。

（指導及び指示）

第27条 保護の実施機関は、被保護者に対して、生活の維持、向上その他保護の目的達成に必要な指導又は指示をすることができる。

② 前項の指導又は指示は、被保護者の自由を尊重し、必要の最少限度に止めなければならない。

③ 第1項の規定は、被保護者の意に反して、指導又は指示を強制し得るものと解釈してはならない。

（相談及び助言）

第27条の2 保護の実施機関は、第55条の7第1項に規定する被保護者就労支援事業及び第55条の8第1項に規定する被保護者健康管理支援事業を行うほか、要保護者から求めがあつたときは、要保護者の自立を助長するために、要保護者からの相談に応じ、必要な助言をすることができる。

（報告、調査及び検診）

第28条 保護の実施機関は、保護の決定若しくは実施又は第77条若しくは第78条（第3項を除く。次項及び次条第1項において同じ。）の規定の施行のため必要があると認めるときは、要保護者の資産及び収入の状況、健康状態その他の事項を調査するために、厚生労働省令で定めるところにより、当該要保護者に対して、報告を求め、若しくは当該職員に、当該要保護者の居住の場所に立ち入り、これらの事項を調査させ、又は当該要保護者に対して、保護の実施機関の指定する医師若しくは歯科医師の検診を受けるべき旨を命ずることができる。

② 保護の実施機関は、保護の決定若しくは実施又は第77条若しくは第78条の規定の施行のため必要があると認めるときは、保護の開始又は変更の申請書及びその添付書類の内容を調査するために、厚生労働

省令で定めるところにより、要保護者の扶養義務者
若しくはその他の同居の親族又は保護の開始若しく
は変更の申請の当時要保護者若しくはこれらの者で
あつた者に対して、報告を求めることができる。

③第1項の規定によつて立入調査を行う当該職員は、
厚生労働省令の定めるところにより、その身分を示
す証票を携帯し、かつ、関係人の請求があるとき
は、これを提示しなければならない。

④第1項の規定による立入調査の権限は、犯罪捜査の
ために認められたものと解してはならない。

⑤保護の実施機関は、要保護者が第1項の規定による
報告をせず、若しくは虚偽の報告をし、若しくは立
入調査を拒み、妨げ、若しくは忌避し、又は医師若
しくは歯科医師の検診を受けるべき旨の命令に従わ
ないときは、保護の開始若しくは変更の申請を却下
し、又は保護の変更、停止若しくは廃止をすること
ができる。

（資料の提供等）

第29条　保護の実施機関及び福祉事務所長は、保護
の決定若しくは実施又は第77条若しくは第78条の
規定の施行のために必要があると認めるときは、次
の各号に掲げる者の当該各号に定める事項につき、
官公署、日本年金機構若しくは国民年金法（昭和
34年法律第141号）第3条第2項に規定する共済
組合等（次項において「共済組合等」という。）に
対し、必要な書類の閲覧若しくは資料の提供を求
め、又は銀行、信託会社、次の各号に掲げる者の雇
主その他の関係人に、報告を求めることができる。

1　要保護者又は被保護者であつた者　氏名及び住
所又は居所、資産及び収入の状況、健康状態、
他の保護の実施機関における保護の決定及び実
施の状況その他政令で定める事項（被保護者で
あつた者にあつては、氏名及び住所又は居所、
健康状態並びに他の保護の実施機関における保
護の決定及び実施の状況を除き、保護を受けて
いた期間における事項に限る。）

2　前号に掲げる者の扶養義務者　氏名及び住所又
は居所、資産及び収入の状況その他政令で定め
る事項（被保護者であつた者の扶養義務者にあ
つては、氏名及び住所又は居所を除き、当該被
保護者であつた者が保護を受けていた期間にお
ける事項に限る。）

②別表第1の上欄に掲げる官公署の長、日本年金機構
又は共済組合等は、それぞれ同表の下欄に掲げる情
報につき、保護の実施機関又は福祉事務所長から前
項の規定による求めがあつたときは、速やかに、当
該情報を記載し、若しくは記録した書類を閲覧さ

せ、又は資料の提供を行うものとする。

（行政手続法の適用除外）

第29条の2　この章の規定による処分については、
行政手続法（平成5年法律第88号）第3章（第12
条及び第14条を除く。）の規定は、適用しない。

第5章　保護の方法

（生活扶助の方法）

第30条　生活扶助は、被保護者の居宅において行う
ものとする。ただし、これによることができないと
き、これによつては保護の目的を達しがたいとき、
又は被保護者が希望したときは、被保護者を救護施
設、更生施設、日常生活支援住居施設（社会福祉法
第2条第3項第8号に規定する事業の用に供する施
設その他の施設であつて、被保護者に対する日常生
活上の支援の実施に必要なものとして厚生労働省令
で定める要件に該当すると都道府県知事が認めたも
のをいう。第62条第1項及び第70条第1号ハにお
いて同じ。）若しくはその他の適当な施設に入所さ
せ、若しくはこれらの施設に入所を委託し、又は私
人の家庭に養護を委託して行うことができる。

②前項ただし書の規定は、被保護者の意に反して、入
所又は養護を強制することができるものと解釈して
はならない。

③保護の実施機関は、被保護者の親権者又は後見人が
その権利を適切に行わない場合においては、その異
議があつても、家庭裁判所の許可を得て、第1項た
だし書の措置をとることができる。

第31条　生活扶助は、金銭給付によつて行うものと
する。但し、これによることができないとき、これ
によることが適当でないとき、その他保護の目的を
達するために必要があるときは、現物給付によつて
行うことができる。

②生活扶助のための保護金品は、1月分以内を限度と
して前渡するものとする。但し、これによりがたい
ときは、1月分をこえて前渡することができる。

③居宅において生活扶助を行う場合の保護金品は、世
帯単位に計算し、世帯主又はこれに準ずる者に対し
て交付するものとする。但し、これによりがたいと
きは、被保護者に対して個々に交付することができ
る。

④地域密着型介護老人福祉施設（介護保険法第8条第
22項に規定する地域密着型介護老人福祉施設をい
う。以下同じ。）、介護老人福祉施設、介護老人保健
施設（同条第28項に規定する介護老人保健施設を
いう。以下同じ。）又は介護医療院（同条第29項に
規定する介護医療院をいう。以下同じ。）であつて
第56条の2第1項の規定により指定を受けたもの

（同条第2項本文の規定により同条第1項の指定を受けたものとみなされたものを含む。）において施設介護を受ける被保護者に対して生活扶助を行う場合の保護金品を前項に規定する者に交付することが適当でないときその他保護の目的を達するために必要があるときは、同項の規定にかかわらず、当該地域密着型介護老人福祉施設若しくは介護老人福祉施設の長又は当該介護老人保健施設若しくは介護医療院の管理者に対して交付することができる。

⑤前条第1項ただし書の規定により生活扶助を行う場合の保護金品は、被保護者又は施設の長若しくは養護の委託を受けた者に対して交付するものとする。

（教育扶助の方法）

第32条 教育扶助は、金銭給付によつて行うものとする。但し、これによることができないとき、これによることが適当でないとき、その他保護の目的を達するために必要があるときは、現物給付によつて行うことができる。

②教育扶助のための保護金品は、被保護者、その親権者若しくは未成年後見人又は被保護者の通学する学校の長に対して交付するものとする。

（住宅扶助の方法）

第33条 住宅扶助は、金銭給付によつて行うものとする。但し、これによることができないとき、これによることが適当でないとき、その他保護の目的を達するために必要があるときは、現物給付によつて行うことができる。

②住宅扶助のうち、住居の現物給付は、宿所提供施設を利用させ、又は宿所提供施設にこれを委託して行うものとする。

③第30条第2項の規定は、前項の場合に準用する。

④住宅扶助のための保護金品は、世帯主又はこれに準ずる者に対して交付するものとする。

（医療扶助の方法）

第34条 医療扶助は、現物給付によつて行うものとする。但し、これによることができないとき、これによることが適当でないとき、その他保護の目的を達するために必要があるときは、金銭給付によつて行うことができる。

②前項に規定する現物給付のうち、医療の給付は、医療保護施設を利用させ、又は医療保護施設若しくは第49条の規定により指定を受けた医療機関にこれを委託して行うものとする。

③前項に規定する医療の給付のうち、医療を担当する医師又は歯科医師が医学的知見に基づき後発医薬品（医薬品、医療機器等の品質、有効性及び安全性の確保等に関する法律（昭和35年法律第145号）第14条又は第19条の2の規定による製造販売の承認を受けた医薬品のうち、同法第14条の4第1項各号に掲げる医薬品と有効成分、分量、用法、用量、効能及び効果が同一性を有すると認められたものであつて厚生労働省令で定めるものをいう。以下この項において同じ。）を使用することができると認めたものについては、原則として、後発医薬品によりその給付を行うものとする。

④第2項に規定する医療の給付のうち、あん摩マツサージ指圧師、はり師、きゆう師等に関する法律（昭和22年法律第217号）又は柔道整復師法（昭和45年法律第19号）の規定によりあん摩マツサージ指圧師、はり師、きゆう師又は柔道整復師（以下「施術者」という。）が行うことのできる範囲の施術については、第55条第1項の規定により指定を受けた施術者に委託してその給付を行うことを妨げない。

⑤急迫した事情その他やむを得ない事情がある場合においては、被保護者は、第2項及び前項の規定にかかわらず、指定を受けない医療機関について医療の給付を受け、又は指定を受けない施術者について施術の給付を受けることができる。

⑥医療扶助のための保護金品は、被保護者に対して交付するものとする。

（介護扶助の方法）

第34条の2 介護扶助は、現物給付によつて行うものとする。ただし、これによることができないとき、これによることが適当でないとき、その他保護の目的を達するために必要があるときは、金銭給付によつて行うことができる。

②前項に規定する現物給付のうち、居宅介護、福祉用具の給付、施設介護、介護予防、介護予防福祉用具及び介護予防・日常生活支援（第15条の2第7項に規定する介護予防・日常生活支援をいう。第54条の2第1項において同じ。）の給付は、介護機関（その事業として居宅介護を行う者及びその事業として居宅介護支援計画（第15条の2第3項に規定する居宅介護支援計画をいう。第54条の2第1項及び別表第2において同じ。）を作成する者、その事業として介護保険法第8条第13項に規定する特定福祉用具販売を行う者（第54条の2第1項及び別表第2において「特定福祉用具販売事業者」という。）、地域密着型介護老人福祉施設、介護老人福祉施設、介護老人保健施設及び介護医療院、その事業として介護予防を行う者及びその事業として介護予防支援計画（第15条の2第6項に規定する介護予防支援計画をいう。第54条の2第1項及び別表第2において同じ。）を作成する者、その事業として

同法第8条の2第11項に規定する特定介護予防福祉用具販売を行う者（第54条の2第1項及び別表第2において「特定介護予防福祉用具販売事業者」という。）並びに介護予防・日常生活支援事業者（その事業として同法第115条の45第1項第1号に規定する第1号事業を行う者をいう。以下同じ。）をいう。以下同じ。）であつて、第54条の2第1項の規定により指定を受けたもの（同条第2項本文の規定により同条第1項の指定を受けたものとみなされたものを含む。）にこれを委託して行うものとする。

③前条第5項及び第6項の規定は、介護扶助について準用する。

（出産扶助の方法）

第35条　出産扶助は、金銭給付によつて行うものとする。但し、これによることができないとき、これによることが適当でないとき、その他保護の目的を達するために必要があるときは、現物給付によつて行うことができる。

②前項ただし書に規定する現物給付のうち、助産の給付は、第55条第1項の規定により指定を受けた助産師に委託して行うものとする。

③第34条第5項及び第6項の規定は、出産扶助について準用する。

（生業扶助の方法）

第36条　生業扶助は、金銭給付によつて行うものとする。但し、これによることができないとき、これによることが適当でないとき、その他保護の目的を達するために必要があるときは、現物給付によつて行うことができる。

②前項但書に規定する現物給付のうち、就労のために必要な施設の供用及び生業に必要な技能の授与は、授産施設若しくは訓練を目的とするその他の施設を利用させ、又はこれらの施設にこれを委託して行うものとする。

③生業扶助のための保護金品は、被保護者に対して交付するものとする。但し、施設の供用又は技能の授与のために必要な金品は、授産施設の長に対して交付することができる。

（葬祭扶助の方法）

第37条　葬祭扶助は、金銭給付によつて行うものとする。但し、これによることができないとき、これによることが適当でないとき、その他保護の目的を達するために必要があるときは、現物給付によつて行うことができる。

②葬祭扶助のための保護金品は、葬祭を行う者に対して交付するものとする。

（保護の方法の特例）

第37条の2　保護の実施機関は、保護の目的を達するために必要があるときは、第31条第3項本文若しくは第33条第4項の規定により世帯主若しくはこれに準ずる者に対して交付する保護金品、第31条第3項ただし書若しくは第5項、第32条第2項、第34条第6項（第34条の2第3項及び第35条第3項において準用する場合を含む。）若しくは第36条第3項の規定により被保護者に対して交付する保護金品又は前条第2項の規定により葬祭を行う者に対して交付する保護金品のうち、介護保険料（介護保険法第129条第1項に規定する保険料をいう。）その他の被保護者が支払うべき費用であつて政令で定めるものの額に相当する金銭について、被保護者に代わり、政令で定める者に支払うことができる。この場合において、当該支払があつたときは、これらの規定により交付すべき者に対し当該保護金品の交付があつたものとみなす。

第6章　保護施設

（種類）

第38条　保護施設の種類は、左の通りとする。

1　救護施設

2　更生施設

3　医療保護施設

4　授産施設

5　宿所提供施設

②救護施設は、身体上又は精神上著しい障害があるために日常生活を営むことが困難な要保護者を入所させて、生活扶助を行うことを目的とする施設とする。

③更生施設は、身体上又は精神上の理由により養護及び生活指導を必要とする要保護者を入所させて、生活扶助を行うことを目的とする施設とする。

④医療保護施設は、医療を必要とする要保護者に対して、医療の給付を行うことを目的とする施設とする。

⑤授産施設は、身体上若しくは精神上の理由又は世帯の事情により就業能力の限られている要保護者に対して、就労又は技能の修得のために必要な機会及び便宜を与えて、その自立を助長することを目的とする施設とする。

⑥宿所提供施設は、住居のない要保護者の世帯に対して、住宅扶助を行うことを目的とする施設とする。

（保護施設の基準）

第39条　都道府県は、保護施設の設備及び運営について、条例で基準を定めなければならない。

②都道府県が前項の条例を定めるに当たつては、第1

号から第3号までに掲げる事項については厚生労働省令で定める基準に従い定めるものとし、第4号に掲げる事項については厚生労働省令で定める基準を標準として定めるものとし、その他の事項については厚生労働省令で定める基準を参酌するものとする。

1　保護施設に配置する職員及びその員数
2　保護施設に係る居室の床面積
3　保護施設の運営に関する事項であつて、利用者の適切な処遇及び安全の確保並びに秘密の保持に密接に関連するものとして厚生労働省令で定めるもの
4　保護施設の利用定員

③保護施設の設置者は、第1項の基準を遵守しなければならない。

（都道府県、市町村及び地方独立行政法人の保護施設）

第40条　都道府県は、保護施設を設置することができる。

②市町村及び地方独立行政法人（地方独立行政法人法（平成15年法律第118号）第2条第1項に規定する地方独立行政法人をいう。以下同じ。）は、保護施設を設置しようとするときは、あらかじめ、厚生労働省令で定める事項を都道府県知事に届け出なければならない。

③保護施設を設置した都道府県、市町村及び地方独立行政法人は、現に入所中の被保護者の保護に支障のない限り、その保護施設を廃止し、又はその事業を縮少し、若しくは休止することができる。

④都道府県及び市町村の行う保護施設の設置及び廃止は、条例で定めなければならない。

（社会福祉法人及び日本赤十字社の保護施設の設置）

第41条　都道府県、市町村及び地方独立行政法人のほか、保護施設は、社会福祉法人及び日本赤十字社でなければ設置することができない。

②社会福祉法人又は日本赤十字社は、保護施設を設置しようとするときは、あらかじめ、左に掲げる事項を記載した申請書を都道府県知事に提出して、その認可を受けなければならない。

1　保護施設の名称及び種類
2　設置者たる法人の名称並びに代表者の氏名、住所及び資産状況
3　寄附行為、定款その他の基本約款
4　建物その他の設備の規模及び構造
5　取扱定員
6　事業開始の予定年月日
7　経営の責任者及び保護の実務に当る幹部職員の氏名及び経歴
8　経理の方針

③都道府県知事は、前項の認可の申請があつた場合に、その施設が第39条第1項の基準のほか、次の各号の基準に適合するものであるときは、これを認可しなければならない。

1　設置しようとする者の経済的基礎が確実であること。
2　その保護施設の主として利用される地域における要保護者の分布状況からみて、当該保護施設の設置が必要であること。
3　保護の実務に当たる幹部職員が厚生労働大臣の定める資格を有するものであること。

④第1項の認可をするに当つて、都道府県知事は、その保護施設の存続期間を限り、又は保護の目的を達するために必要と認める条件を附することができる。

⑤第2項の認可を受けた社会福祉法人又は日本赤十字社は、同項第1号又は第3号から第8号までに掲げる事項を変更しようとするときは、あらかじめ、都道府県知事の認可を受けなければならない。この認可の申請があつた場合には、第3項の規定を準用する。

（社会福祉法人及び日本赤十字社の保護施設の休止又は廃止）

第42条　社会福祉法人又は日本赤十字社は、保護施設を休止し、又は廃止しようとするときは、あらかじめ、その理由、現に入所中の被保護者に対する措置及び財産の処分方法を明らかにし、かつ、第70条、第72条又は第74条の規定により交付を受けた交付金又は補助金に残余額があるときは、これを返還して、休止又は廃止の時期について都道府県知事の認可を受けなければならない。

（指導）

第43条　都道府県知事は、保護施設の運営について、必要な指導をしなければならない。

②社会福祉法人又は日本赤十字社の設置した保護施設に対する前項の指導については、市町村長が、これを補助するものとする。

（報告の徴収及び立入検査）

第44条　都道府県知事は、保護施設の管理者に対して、その業務若しくは会計の状況その他必要と認める事項の報告を命じ、又は当該職員に、その施設に立ち入り、その管理者からその設備及び会計書類、診療録その他の帳簿書類（その作成又は保存に代えて電磁的記録（電子的方式、磁気的方式その他人の知覚によつては認識することができない方式で作ら

れる記録であつて、電子計算機による情報処理の用
に供されるものをいう。）の作成又は保存がされて
いる場合における当該電磁的記録を含む。第51条
第2項第5号及び第54条第1項において同じ。）の
閲覧及び説明を求めさせ、若しくはこれを検査させ
ることができる。

②第28条第3項及び第4項の規定は、前項の規定に
よる立入検査について準用する。

（改善命令等）

第45条　厚生労働大臣は都道府県に対して、都道府
県知事は市町村及び地方独立行政法人に対して、次
に掲げる事由があるときは、その保護施設の設備若
しくは運営の改善、その事業の停止又はその保護施
設の廃止を命ずることができる。

1　その保護施設が第39条第1項の基準に適合しな
くなつたとき。

2　その保護施設が存立の目的を失うに至つたとき。

3　その保護施設がこの法律若しくはこれに基づく
命令又はこれらに基づいてする処分に違反した
とき。

②都道府県知事は、社会福祉法人又は日本赤十字社に
対して、左に掲げる事由があるときは、その保護施
設の設備若しくは運営の改善若しくはその事業の停
止を命じ、又は第41条第2項の認可を取り消すこ
とができる。

1　その保護施設が前項各号の1に該当するとき。

2　その保護施設が第41条第3項各号に規定する基
準に適合しなくなつたとき。

3　その保護施設の経営につき営利を図る行為があ
つたとき。

4　正当な理由がないのに、第41条第2項第6号の
予定年月日（同条第5項の規定により変更の認
可を受けたときは、その認可を受けた予定年月
日）までに事業を開始しないとき。

5　第41条第5項の規定に違反したとき。

③前項の規定による処分に係る行政手続法第15条第
1項又は第30条の通知は、聴聞の期日又は弁明を
記載した書面の提出期限（口頭による弁明の機会の
付与を行う場合には、その日時）の14日前までに
しなければならない。

④都道府県知事は、第2項の規定による認可の取消し
に係る行政手続法第15条第1項の通知をしたとき
は、聴聞の期日及び場所を公示しなければならな
い。

⑤第2項の規定による認可の取消しに係る聴聞の期日
における審理は、公開により行わなければならな
い。

（管理規程）

第46条　保護施設の設置者は、その事業を開始する
前に、左に掲げる事項を明示した管理規程を定めな
ければならない。

1　事業の目的及び方針

2　職員の定数、区分及び職務内容

3　その施設を利用する者に対する処遇方法

4　その施設を利用する者が守るべき規律

5　入所者に作業を課する場合には、その作業の種
類、方法、時間及び収益の処分方法

6　その他施設の管理についての重要事項

②都道府県以外の者は、前項の管理規程を定めたとき
は、すみやかに、これを都道府県知事に届け出なけ
ればならない。届け出た管理規程を変更しようとす
るときも、同様とする。

③都道府県知事は、前項の規定により届け出られた管
理規程の内容が、その施設を利用する者に対する保
護の目的を達するために適当でないと認めるとき
は、その管理規程の変更を命ずることができる。

（保護施設の義務）

第47条　保護施設は、保護の実施機関から保護のた
めの委託を受けたときは、正当の理由なくして、こ
れを拒んではならない。

②保護施設は、要保護者の入所又は処遇に当たり、人
種、信条、社会的身分又は門地により、差別的又は
優先的な取扱いをしてはならない。

③保護施設は、これを利用する者に対して、宗教上の
行為、祝典、儀式又は行事に参加することを強制し
てはならない。

④保護施設は、当該職員が第44条の規定によつて行
う立入検査を拒んではならない。

（保護施設の長）

第48条　保護施設の長は、常に、その施設を利用す
る者の生活の向上及び更生を図ることに努めなけれ
ばならない。

②保護施設の長は、その施設を利用する者に対して、
管理規程に従つて必要な指導をすることができる。

③都道府県知事は、必要と認めるときは、前項の指導
を制限し、又は禁止することができる。

④保護施設の長は、その施設を利用する被保護者につ
いて、保護の変更、停止又は廃止を必要とする事由
が生じたと認めるときは、すみやかに、保護の実施
機関に、これを届け出なければならない。

第7章　医療機関、介護機関及び助産機関

（医療機関の指定）

第49条　厚生労働大臣は、国の開設した病院若しく
は診療所又は薬局について、都道府県知事は、その

他の病院若しくは診療所（これらに準ずるものとして政令で定めるものを含む。）又は薬局について、この法律による医療扶助のための医療を担当させる機関を指定する。

（指定の申請及び基準）

第49条の2　厚生労働大臣による前条の指定は、厚生労働省令で定めるところにより、病院若しくは診療所又は薬局の開設者の申請により行う。

②厚生労働大臣は、前項の申請があつた場合において、次の各号のいずれかに該当するときは、前条の指定をしてはならない。

1　当該申請に係る病院若しくは診療所又は薬局が、健康保険法（大正11年法律第70号）第63条第3項第1号に規定する保険医療機関又は保険薬局でないとき。

2　申請者が、禁錮以上の刑に処せられ、その執行を終わり、又は執行を受けることがなくなるまでの者であるとき。

3　申請者が、この法律その他国民の保健医療若しくは福祉に関する法律で政令で定めるものの規定により罰金の刑に処せられ、その執行を終わり、又は執行を受けることがなくなるまでの者であるとき。

4　申請者が、第51条第2項の規定により指定を取り消され、その取消しの日から起算して5年を経過しない者（当該取消しの処分に係る行政手続法第15条の規定による通知があつた日前60日以内に当該指定を取り消された病院若しくは診療所又は薬局の管理者であつた者で当該取消しの日から起算して5年を経過しないものを含む。）であるとき。ただし、当該指定の取消しの処分の理由となつた事実に関して申請者が有していた責任の程度を考慮して、この号本文に該当しないこととすることが相当であると認められるものとして厚生労働省令で定めるものに該当する場合を除く。

5　申請者が、第51条第2項の規定による指定の取消しの処分に係る行政手続法第15条の規定による通知があつた日から当該処分をする日又は処分をしないことを決定する日までの間に第51条第1項の規定による指定の辞退の申出をした者（当該指定の辞退について相当の理由がある者を除く。）で、当該申出の日から起算して5年を経過しないものであるとき。

6　申請者が、第54条第1項の規定による検査が行われた日から聴聞決定予定日（当該検査の結果に基づき第51条第2項の規定による指定の取消しの処分に係る聴聞を行うか否かの決定をすることが見込まれる日として厚生労働省令で定めるところにより厚生労働大臣が当該申請者に当該検査が行われた日から10日以内に特定の日を通知した場合における当該特定の日をいう。）までの間に第51条第1項の規定による指定の辞退の申出をした者（当該指定の辞退について相当の理由がある者を除く。）で、当該申出の日から起算して5年を経過しないものであるとき。

7　第5号に規定する期間内に第51条第1項の規定による指定の辞退の申出があつた場合において、申請者（当該指定の辞退について相当の理由がある者を除く。）が、同号の通知の日前60日以内に当該申出に係る病院若しくは診療所又は薬局の管理者であつた者で、当該申出の日から起算して5年を経過しないものであるとき。

8　申請者が、指定の申請前5年以内に被保護者の医療に関し不正又は著しく不当な行為をした者であるとき。

9　当該申請に係る病院若しくは診療所又は薬局の管理者が第2号から前号までのいずれかに該当する者であるとき。

③厚生労働大臣は、第1項の申請があつた場合において、当該申請に係る病院若しくは診療所又は薬局が次の各号のいずれかに該当するときは、前条の指定をしないことができる。

1　被保護者の医療について、その内容の適切さを欠くおそれがあるとして重ねて第50条第2項の規定による指導を受けたものであるとき。

2　前号のほか、医療扶助のための医療を担当させる機関として著しく不適当と認められるものであるとき。

④前3項の規定は、都道府県知事による前条の指定について準用する。この場合において、第1項中「診療所」とあるのは「診療所（前条の政令で定めるものを含む。次項及び第3項において同じ。）」と、第2項第1号中「又は保険薬局」とあるのは「若しくは保険薬局又は厚生労働省令で定める事業所若しくは施設」と読み替えるものとする。

（指定の更新）

第49条の3　第49条の指定は、6年ごとにその更新を受けなければ、その期間の経過によつて、その効力を失う。

②前項の更新の申請があつた場合において、同項の期間（以下この条において「指定の有効期間」という。）の満了の日までにその申請に対する処分がされないときは、従前の指定は、指定の有効期間の満

了後もその処分がされるまでの間は、なおその効力
を有する。

③前項の場合において、指定の更新がされたときは、
その指定の有効期間は、従前の指定の有効期間の満
了の日の翌日から起算するものとする。

④前条及び健康保険法第68条第2項の規定は、第1
項の指定の更新について準用する。この場合におい
て、必要な技術的読替えは、政令で定める。

（指定医療機関の義務）

第50条　第49条の規定により指定を受けた医療機関
（以下「指定医療機関」という。）は、厚生労働大
臣の定めるところにより、懇切丁寧に被保護者の医
療を担当しなければならない。

②指定医療機関は、被保護者の医療について、厚生労
働大臣又は都道府県知事の行う指導に従わなければ
ならない。

（変更の届出等）

第50条の2　指定医療機関は、当該指定医療機関の
名称その他厚生労働省令で定める事項に変更があつ
たとき、又は当該指定医療機関の事業を廃止し、休
止し、若しくは再開したときは、厚生労働省令で定
めるところにより、10日以内に、その旨を第49条
の指定をした厚生労働大臣又は都道府県知事に届け
出なければならない。

（指定の辞退及び取消し）

第51条　指定医療機関は、30日以上の予告期間を設
けて、その指定を辞退することができる。

②指定医療機関が、次の各号のいずれかに該当すると
きは、厚生労働大臣の指定した医療機関については
厚生労働大臣が、都道府県知事の指定した医療機関
については都道府県知事が、その指定を取り消し、
又は期間を定めてその指定の全部若しくは一部の効
力を停止することができる。

1　指定医療機関が、第49条の2第2項第1号から
第3号まで又は第9号のいずれかに該当するに
至つたとき。

2　指定医療機関が、第49条の2第3項各号のいず
れかに該当するに至つたとき。

3　指定医療機関が、第50条又は次条の規定に違反
したとき。

4　指定医療機関の診療報酬の請求に関し不正があ
つたとき。

5　指定医療機関が、第54条第1項の規定により報
告若しくは診療録、帳簿書類その他の物件の提
出若しくは提示を命ぜられてこれに従わず、又
は虚偽の報告をしたとき。

6　指定医療機関の開設者又は従業者が、第54条第

1項の規定により出頭を求められてこれに応ぜ
ず、同項の規定による質問に対して答弁せ
ず、若しくは虚偽の答弁をし、又は同項の規定によ
る検査を拒み、妨げ、若しくは忌避したとき。
ただし、当該指定医療機関の従業者がその行為
をした場合において、その行為を防止するた
め、当該指定医療機関の開設者が相当の注意及
び監督を尽くしたときを除く。

7　指定医療機関が、不正の手段により第49条の指
定を受けたとき。

8　前各号に掲げる場合のほか、指定医療機関が、
この法律その他国民の保健医療若しくは福祉に
関する法律で政令で定めるもの又はこれらの法
律に基づく命令若しくは処分に違反したとき。

9　前各号に掲げる場合のほか、指定医療機関が、
被保護者の医療に関し不正又は著しく不当な行
為をしたとき。

10　指定医療機関の管理者が指定の取消し又は指定
の全部若しくは一部の効力の停止をしようとす
るとき前5年以内に被保護者の医療に関し不正
又は著しく不当な行為をした者であるとき。

（診療方針及び診療報酬）

第52条　指定医療機関の診療方針及び診療報酬は、
国民健康保険の診療方針及び診療報酬の例による。

②前項に規定する診療方針及び診療報酬によることの
できないとき、及びこれによることを適当としない
ときの診療方針及び診療報酬は、厚生労働大臣の定
めるところによる。

（医療費の審査及び支払）

第53条　都道府県知事は、指定医療機関の診療内容
及び診療報酬の請求を随時審査し、且つ、指定医療
機関が前条の規定によつて請求することのできる診
療報酬の額を決定することができる。

②指定医療機関は、都道府県知事の行う前項の決定に
従わなければならない。

③都道府県知事は、第1項の規定により指定医療機関
の請求することのできる診療報酬の額を決定するに
当つては、社会保険診療報酬支払基金法（昭和23
年法律第129号）に定める審査委員会又は医療に関
する審査機関で政令で定めるものの意見を聴かなけ
ればならない。

④都道府県、市及び福祉事務所を設置する町村は、指
定医療機関に対する診療報酬の支払に関する事務
を、社会保険診療報酬支払基金又は厚生労働省令で
定める者に委託することができる。

⑤第1項の規定による診療報酬の額の決定について
は、審査請求をすることができない。

（報告等）

第54条　都道府県知事（厚生労働大臣の指定に係る指定医療機関については、厚生労働大臣又は都道府県知事）は、医療扶助に関して必要があると認めるときは、指定医療機関若しくは指定医療機関の開設者若しくは管理者、医師、薬剤師その他の従業者であつた者（以下この項において「開設者であつた者等」という。）に対して、必要と認める事項の報告若しくは診療録、帳簿書類その他の物件の提出若しくは提示を命じ、指定医療機関の開設者若しくは管理者、医師、薬剤師その他の従業者（開設者であつた者等を含む。）に対し出頭を求め、又は当該職員に、関係者に対して質問させ、若しくは当該指定医療機関について実地に、その設備若しくは診療録、帳簿書類その他の物件を検査させることができる。

②第28条第3項及び第4項の規定は、前項の規定による検査について準用する。

（介護機関の指定等）

第54条の2　厚生労働大臣は、国の開設した地域密着型介護老人福祉施設、介護老人福祉施設、介護老人保健施設又は介護医療院について、都道府県知事は、その他の地域密着型介護老人福祉施設、介護老人福祉施設、介護老人保健施設若しくは介護医療院、その事業として居宅介護を行う者若しくはその事業として居宅介護支援計画を作成する者、特定福祉用具販売事業者、その事業として介護予防を行う者若しくはその事業として介護予防支援計画を作成する者、特定介護予防福祉用具販売事業者又は介護予防・日常生活支援事業者について、この法律による介護扶助のための居宅介護若しくは居宅介護支援計画の作成、福祉用具の給付、施設介護、介護予防若しくは介護予防支援計画の作成、介護予防福祉用具又は介護予防・日常生活支援の給付を担当させる機関を指定する。

②介護機関について、別表第2の上欄に掲げる介護機関の種類に応じ、それぞれ同表の中欄に掲げる指定又は許可があつたときは、その介護機関は、その指定又は許可の時に前項の指定を受けたものとみなす。ただし、当該介護機関（地域密着型介護老人福祉施設及び介護老人福祉施設を除く。）が、厚生労働省令で定めるところにより、あらかじめ、別段の申出をしたときは、この限りではない。

③前項の規定により第1項の指定を受けたものとみなされた別表第2の上欄に掲げる介護機関に係る同項の指定は、当該介護機関が同表の下欄に掲げる場合に該当するときは、その効力を失う。

④第49条の2（第2項第1号を除く。）の規定は、第1項の指定（介護予防・日常生活支援事業者に係るものを除く。）について、第50条から前条までの規定は、同項の規定により指定を受けた介護機関（第2項本文の規定により第1項の指定を受けたものとみなされたものを含み、同項の指定を受けた介護予防・日常生活支援事業者（第2項本文の規定により第1項の指定を受けたものとみなされたものを含む。）を除く。）について準用する。この場合において、第50条及び第50条の2中「指定医療機関」とあるのは「指定介護機関」と、第51条第1項中「指定医療機関」とあるのは「指定介護機関（地域密着型介護老人福祉施設及び介護老人福祉施設に係るものを除く。）」と、同条第2項、第52条第1項及び第53条第1項から第3項までの規定中「指定医療機関」とあるのは「指定介護機関」と、同項中「社会保険診療報酬支払基金法（昭和23年法律第129号）に定める審査委員会又は医療に関する審査機関で政令で定めるもの」とあるのは「介護保険法に定める介護給付費等審査委員会」と、同条第4項中「指定医療機関」とあるのは「指定介護機関」と、「社会保険診療報酬支払基金又は厚生労働省令で定める者」とあるのは「国民健康保険団体連合会」と、前条第1項中「指定医療機関」とあるのは「指定介護機関」と読み替えるものとするほか、必要な技術的読替えは、政令で定める。

⑤第49条の2第1項及び第3項の規定は、第1項の指定（介護予防・日常生活支援事業者に係るものに限る。）について、第50条、第50条の2、第51条（第2項第1号、第8号及び第10号を除く。）、第52条から前条までの規定は、第1項の規定により指定を受けた介護機関（同項の指定を受けた介護予防・日常生活支援事業者（第2項本文の規定により第1項の指定を受けたものとみなされたものを含む。）に限る。）について準用する。この場合において、第49条の2第1項及び第3項中「厚生労働大臣」とあるのは「都道府県知事」と、第50条第1項中「指定医療機関」とあるのは「指定介護機関」と、同条第2項及び第50条の2中「指定医療機関」とあるのは「指定介護機関」と、「厚生労働大臣又は都道府県知事」とあるのは「都道府県知事」と、第51条第1項中「指定医療機関」とあるのは「指定介護機関」と、同条第2項中「指定医療機関が、次の」とあるのは「指定介護機関が、次の」と、「厚生労働大臣の指定した医療機関については厚生労働大臣が、都道府県知事の指定した医療機関については都道府県知事が」とあるのは「都道府県知事は」と、同項第2号から第7号まで及び第9

号、第52条第1項並びに第53条第1項から第3項までの規定中「指定医療機関」とあるのは「指定介護機関」と、同項中「社会保険診療報酬支払基金法（昭和23年法律第129号）に定める審査委員会又は医療に関する審査機関で政令で定めるもの」とあるのは「介護保険法に定める介護給付費等審査委員会」と、同条第4項中「指定医療機関」とあるのは「指定介護機関」と、「社会保険診療報酬支払基金又は厚生労働省令で定める者」とあるのは「国民健康保険団体連合会」と、前条第1項中「都道府県知事（厚生労働大臣の指定に係る指定医療機関については、厚生労働大臣又は都道府県知事）」とあるのは「都道府県知事」と、「指定医療機関若しくは指定医療機関」とあるのは「指定介護機関若しくは指定介護機関」と、「命じ、指定医療機関」とあるのは「命じ、指定介護機関」と、「当該指定医療機関」とあるのは「当該指定介護機関」と読み替えるものとするほか、必要な技術的読替えは、政令で定める。

（助産機関及び施術機関の指定等）

第55条　都道府県知事は、助産師又はあん摩マッサージ指圧師、はり師、きゅう師若しくは柔道整復師について、この法律による出産扶助のための助産又はこの法律による医療扶助のための施術を担当させる機関を指定する。

②第49条の2第1項、第2項（第1号、第4号ただし書、第7号及び第9号を除く。）及び第3項の規定は、前項の指定について、第50条、第50条の2、第51条（第2項第4号、第6号ただし書及び第10号を除く。）及び第54条の規定は、前項の規定により指定を受けた助産師並びにあん摩マッサージ指圧師、はり師、きゅう師及び柔道整復師について準用する。この場合において、第49条の2第1項及び第2項中「厚生労働大臣」とあるのは「都道府県知事」と、同項第4号中「者（当該取消しの処分に係る行政手続法第15条の規定による通知があつた日前60日以内に当該指定を取り消された病院若しくは診療所又は薬局の管理者であつた者で当該取消しの日から起算して5年を経過しないものを含む。）」とあるのは「者」と、同条第3項中「厚生労働大臣」とあるのは「都道府県知事」と、第50条第1項中「医療機関（以下「指定医療機関」とあるのは「助産師又はあん摩マッサージ指圧師、はり師、きゅう師若しくは柔道整復師（以下それぞれ「指定助産機関」又は「指定施術機関」と、同条第2項中「指定医療機関」とあるのは「指定助産機関又は指定施術機関」と、「厚生労働大臣又は都道府

県知事」とあるのは「都道府県知事」と、第50条の2中「指定医療機関は」とあるのは「指定助産機関又は指定施術機関は」と、「指定医療機関の」とあるのは「指定助産機関若しくは指定施術機関の」と、「厚生労働大臣又は都道府県知事」とあるのは「都道府県知事」と、第51条第1項中「指定医療機関」とあるのは「指定助産機関又は指定施術機関」と、同条第2項中「指定医療機関が、次の」とあるのは「指定助産機関又は指定施術機関が、次の」と、「厚生労働大臣の指定した医療機関については厚生労働大臣が、都道府県知事の指定した医療機関については都道府県知事が」とあるのは「都道府県知事は」と、同項第1号から第3号まで及び第5号中「指定医療機関」とあるのは「指定助産機関又は指定施術機関」と、同項第6号中「指定医療機関の開設者又は従業者」とあるのは「指定助産機関又は指定施術機関」と、同項第7号から第9号までの規定中「指定医療機関」とあるのは「指定助産機関又は指定施術機関」と、第54条第1項中「都道府県知事（厚生労働大臣の指定に係る指定医療機関については、厚生労働大臣又は都道府県知事）」とあるのは「都道府県知事」と、「指定医療機関若しくは指定医療機関の開設者若しくは管理者、医師、薬剤師その他の従業者であつた者（以下この項において「開設者であつた者等」という。）」とあり、及び「指定医療機関の開設者若しくは管理者、医師、薬剤師その他の従業者（開設者であつた者等を含む。）」とあるのは「指定助産機関若しくは指定施術機関若しくはこれらであつた者」と、「当該指定医療機関」とあるのは「当該指定助産機関若しくは指定施術機関」と読み替えるものとするほか、必要な技術的読替えは、政令で定める。

（医療保護施設への準用）

第55条の2　第52条及び第53条の規定は、医療保護施設について準用する。

（告示）

第55条の3　厚生労働大臣又は都道府県知事は、次に掲げる場合には、その旨を告示しなければならない。

1　第49条、第54条の2第1項又は第55条第1項の指定をしたとき。

2　第50条の2（第54条の2第4項及び第5項並びに第55条第2項において準用する場合を含む。）の規定による届出があつたとき。

3　第51条第1項（第54条の2第4項及び第5項並びに第55条第2項において準用する場合を含む。）の規定による第49条、第54条の2第1項

又は第55条第1項の指定の辞退があつたとき。

4 第51条第2項（第54条の2第4項及び第5項並びに第55条第2項において準用する場合を含む。）の規定により第49条、第54条の2第1項又は第55条第1項の指定を取り消したとき。

第8章 就労自立給付金及び進学準備給付金

（就労自立給付金の支給）

第55条の4 都道府県知事、市長及び福祉事務所を管理する町村長は、被保護者の自立の助長を図るため、その管理に属する福祉事務所の所管区域内に居住地を有する（居住地がないか、又は明らかでないときは、当該所管区域内にある）被保護者であつて、厚生労働省令で定める安定した職業に就いたことその他厚生労働省令で定める事由により保護を必要としなくなつたと認めたものに対して、厚生労働省令で定めるところにより、就労自立給付金を支給する。

②前項の規定により就労自立給付金を支給する者は、就労自立給付金の支給に関する事務の全部又は一部を、その管理に属する行政庁に限り、委任することができる。

③第1項の規定により就労自立給付金を支給する者は、就労自立給付金の支給に関する事務の一部を、政令で定めるところにより、他の就労自立給付金を支給する者に委託して行うことを妨げない。

（進学準備給付金の支給）

第55条の5 都道府県知事、市長及び福祉事務所を管理する町村長は、その管理に属する福祉事務所の所管区域内に居住地を有する（居住地がないか、又は明らかでないときは当該所管区域内にある）被保護者（18歳に達する日以後の最初の3月31日までの間にある者その他厚生労働省令で定める者に限る。）であつて教育訓練施設のうち教育訓練の内容その他の事情を勘案して厚生労働省令で定めるもの（次条において「特定教育訓練施設」という。）に確実に入学すると見込まれるものに対して、厚生労働省令で定めるところにより、進学準備給付金を支給する。

②前条第2項及び第3項の規定は、進学準備給付金の支給について準用する。

（報告）

第55条の6 第55条の4第1項の規定により就労自立給付金を支給する者又は前条第1項の規定により進学準備給付金を支給する者（第69条において「支給機関」という。）は、就労自立給付金若しくは進学準備給付金の支給又は第78条第3項の規定の施行のために必要があると認めるときは、被保護

者若しくは被保護者であつた者又はこれらの者に係る雇主若しくは特定教育訓練施設の長その他の関係人に、報告を求めることができる。

第9章 被保護者就労支援事業及び被保護者健康管理支援事業

（被保護者就労支援事業）

第55条の7 保護の実施機関は、就労の支援に関する問題につき、被保護者からの相談に応じ、必要な情報の提供及び助言を行う事業（以下「被保護者就労支援事業」という。）を実施するものとする。

②保護の実施機関は、被保護者就労支援事業の事務の全部又は一部を当該保護の実施機関以外の厚生労働省令で定める者に委託することができる。

③前項の規定による委託を受けた者若しくはその役員若しくは職員又はこれらの者であつた者は、その委託を受けた事務に関して知り得た秘密を漏らしてはならない。

第55条の8 保護の実施機関は、被保護者に対する必要な情報の提供、保健指導、医療の受診の勧奨その他の被保護者の健康の保持及び増進を図るための事業（以下「被保護者健康管理支援事業」という。）を実施するものとする。

②前条第2項及び第3項の規定は、被保護者健康管理支援事業を行う場合について準用する。

（被保護者健康管理支援事業の実施のための調査及び分析等）

第55条の9 厚生労働大臣は、被保護者健康管理支援事業の実施に資するため、被保護者の年齢別及び地域別の疾病の動向その他被保護者の医療に関する情報について調査及び分析を行い、保護の実施機関に対して、当該調査及び分析の結果を提供するものとする。

②保護の実施機関は、厚生労働大臣に対して、前項の規定による調査及び分析の実施に必要な情報を、厚生労働省令で定めるところにより提供しなければならない。

③厚生労働大臣は、第一項の規定による調査及び分析に係る事務の一部を厚生労働省令で定める者に委託することができる。この場合において、厚生労働大臣は、委託を受けた者に対して、当該調査及び分析の実施に必要な範囲内において、当該調査及び分析に必要な情報を提供することができる。

④前項の規定による委託を受けた者若しくはその役員若しくは職員又はこれらの者であつた者は、その委託を受けた事務に関して知り得た秘密を漏らしてはならない。

第10章　被保護者の権利及び義務
（不利益変更の禁止）
第56条　被保護者は、正当な理由がなければ、既に決定された保護を、不利益に変更されることがない。
（公課禁止）
第57条　被保護者は、保護金品及び進学準備給付金を標準として租税その他の公課を課せられることがない。
（差押禁止）
第58条　被保護者は、既に給与を受けた保護金品及び進学準備給付金又はこれらを受ける権利を差し押さえられることがない。
（譲渡禁止）
第59条　保護又は就労自立給付金若しくは進学準備給付金の支給を受ける権利は、譲り渡すことができない。
（生活上の義務）
第60条　被保護者は、常に、能力に応じて勤労に励み、自ら、健康の保持及び増進に努め、収入、支出その他生計の状況を適切に把握するとともに支出の節約を図り、その他生活の維持及び向上に努めなければならない。
（届出の義務）
第61条　被保護者は、収入、支出その他生計の状況について変動があつたとき、又は居住地若しくは世帯の構成に異動があつたときは、すみやかに、保護の実施機関又は福祉事務所長にその旨を届け出なければならない。
（指示等に従う義務）
第62条　被保護者は、保護の実施機関が、第30条第1項ただし書の規定により、被保護者を救護施設、更生施設、日常生活支援住居施設若しくはその他の適当な施設に入所させ、若しくはこれらの施設に入所を委託し、若しくは私人の家庭に養護を委託して保護を行うことを決定したとき、又は第27条の規定により、被保護者に対し、必要な指導又は指示をしたときは、これに従わなければならない。
②保護施設を利用する被保護者は、第46条の規定により定められたその保護施設の管理規程に従わなければならない。
③保護の実施機関は、被保護者が前2項の規定による義務に違反したときは、保護の変更、停止又は廃止をすることができる。
④保護の実施機関は、前項の規定により保護の変更、停止又は廃止の処分をする場合には、当該被保護者に対して弁明の機会を与えなければならない。この

場合においては、あらかじめ、当該処分をしようとする理由、弁明をすべき日時及び場所を通知しなければならない。
⑤第3項の規定による処分については、行政手続法第3章（第45条及び第14条を除く。）の規定は、適用しない。
（費用返還義務）
第63条　被保護者が、急迫の場合等において資力があるにもかかわらず、保護を受けたときは、保護に要する費用を支弁した都道府県又は市町村に対して、すみやかに、その受けた保護金品に相当する金額の範囲内において保護の実施機関の定める額を返還しなければならない。
第11章　不服申立て
（審査庁）
第64条　第19条第4項の規定により市町村長が保護の決定及び実施に関する事務の全部又は一部をその管理に属する行政庁に委任した場合における当該事務に関する処分並びに第55条の4第2項（第55条の5第2項において準用する場合を含む。第66条第1項において同じ。）の規定により市町村長が就労自立給付金又は進学準備給付金の支給に関する事務の全部又は一部をその管理に属する行政庁に委任した場合における当該事務に関する処分についての審査請求は、都道府県知事に対してするものとする。
（裁決をすべき期間）
第65条　厚生労働大臣又は都道府県知事は、保護の決定及び実施に関する処分又は就労自立給付金若しくは進学準備給付金の支給に関する処分についての審査請求がされたときは、当該審査請求がされた日（行政不服審査法（平成26年法律第68号）第23条の規定により不備を補正すべきことを命じた場合にあつては、当該不備が補正された日）から次の各号に掲げる場合の区分に応じそれぞれ当該各号に定める期間内に、当該審査請求に対する裁決をしなければならない。
　1　行政不服審査法第43条第1項の規定による諮問をする場合　70日
　2　前号に掲げる場合以外の場合　50日
②審査請求人は、審査請求をした日（行政不服審査法第23条の規定により不備を補正すべきことを命じられた場合にあつては、当該不備を補正した日。第1号において同じ。）から次の各号に掲げる場合の区分に応じそれぞれ当該各号に定める期間内に裁決がないときは、厚生労働大臣又は都道府県知事が当該審査請求を棄却したものとみなすことができる。

1 当該審査請求をした日から50日以内に行政不服審査法第43条第3項の規定により通知を受けた場合　70日

2 前号に掲げる場合以外の場合　50日

（再審査請求）

第66条　市町村長がした保護の決定及び実施に関する処分若しくは第19条第4項の規定による委任に基づいて行政庁がした処分に係る審査請求についての都道府県知事の裁決又は市町村長がした就労自立給付金若しくは進学準備給付金の支給に関する処分若しくは第55条の4第2項の規定による委任に基づいて行政庁がした処分に係る審査請求についての都道府県知事の裁決に不服がある者は、厚生労働大臣に対して再審査請求をすることができる。

②前条第1項（各号を除く。）の規定は、再審査請求の裁決について準用する。この場合において、同項中「当該審査請求」とあるのは「当該再審査請求」と、「第23条」とあるのは「第66条第1項において読み替えて準用する同法第23条」と、「次の各号に掲げる場合の区分に応じそれぞれ当該各号に定める期間内」とあるのは「70日以内」と読み替えるものとする。

第67条及び第68条　削除

（審査請求と訴訟との関係）

第69条　この法律の規定に基づき保護の実施機関又は支給機関がした処分の取消しの訴えは、当該処分についての審査請求に対する裁決を経た後でなければ、提起することができない。

第12章　費用

（市町村の支弁）

第70条　市町村は、次に掲げる費用を支弁しなければならない。

1 その長が第19条第1項の規定により行う保護（同条第5項の規定により委託を受けて行う保護を含む。）に関する次に掲げる費用

イ 保護の実施に要する費用（以下「保護費」という。）

ロ 第30条第1項ただし書、第33条第2項又は第36条第2項の規定により被保護者を保護施設に入所させ、若しくは入所を委託し、又は保護施設を利用させ、若しくは保護施設にこれを委託する場合に、これに伴い必要な保護施設の事務費（以下「保護施設事務費」という。）

ハ 第30条第1項ただし書の規定により被保護者を日常生活支援住居施設若しくはその他の適当な施設に入所させ、若しくはその入所をこれらの施設に委託し、又は私人の家庭に養護を委

託する場合に、これに伴い必要な事務費（以下「委託事務費」という。）

2 その長の管理に属する福祉事務所の所管区域内に居住地を有する者に対して、都道府県知事又は他の市町村長が第19条第2項の規定により行う保護（同条第5項の規定により委託を受けて行う保護を含む。）に関する保護費、保護施設事務費及び委託事務費

3 その長の管理に属する福祉事務所の所管区域内に居住地を有する者に対して、他の町村長が第19条第6項の規定により行う保護に関する保護費、保護施設事務費及び委託事務費

4 その設置する保護施設の設備に要する費用（以下「設備費」という。）

5 その長が第55条の4第1項の規定により行う就労自立給付金の支給（同条第3項の規定により委託を受けて行うものを含む。）及び第55条の5第1項の規定により行う進学準備給付金の支給（同条第2項において準用する第55条の4第3項の規定により委託を受けて行うものを含む。）に要する費用

6 その長が第55条の7の規定により行う被保護者就労支援事業及び第55条の8の規定により行う被保護者健康管理支援事業の実施に要する費用

7 この法律の施行に伴い必要なその人件費

8 この法律の施行に伴い必要なその事務費（以下「行政事務費」という。）

（都道府県の支弁）

第71条　都道府県は、次に掲げる費用を支弁しなければならない。

1 その長が第19条第1項の規定により行う保護（同条第5項の規定により委託を受けて行う保護を含む。）に関する保護費、保護施設事務費及び委託事務費

2 その長の管理に属する福祉事務所の所管区域内に居住地を有する者に対して、他の都道府県知事又は市町村長が第19条第2項の規定により行う保護（同条第5項の規定により委託を受けて行う保護を含む。）に関する保護費、保護施設事務費及び委託事務費

3 その長の管理に属する福祉事務所の所管区域内に現在地を有する者（その所管区域外に居住地を有する者を除く。）に対して、町村長が第19条第6項の規定により行う保護に関する保護費、保護施設事務費及び委託事務費

4 その設置する保護施設の設備費

5 その長が第55条の4第1項の規定により行う就

労自立給付金の支給（同条第3項の規定により委託を受けて行うものを含む。）及び第55条の5第1項の規定により行う進学準備給付金の支給（同条第2項において準用する第55条の4第3項の規定により委託を受けて行うものを含む。）に要する費用

6　その長が第55条の7の規定により行う被保護者就労支援事業及び第55条の8の規定により行う被保護者健康管理支援事業の実施に要する費用

7　この法律の施行に伴い必要なその人件費

8　この法律の施行に伴い必要なその行政事務費

（繰替支弁）

第72条　都道府県、市及び福祉事務所を設置する町村は、政令の定めるところにより、その長の管理に属する福祉事務所の所管区域内の保護施設、指定医療機関その他これらに準ずる施設で厚生労働大臣の指定するものにある被保護者につき他の都道府県又は市町村が支弁すべき保護費及び保護施設事務費を一時繰替支弁しなければならない。

②都道府県、市及び福祉事務所を設置する町村は、その長が第19条第2項の規定により行う保護（同条第5項の規定により委託を受けて行う保護を含む。）に関する保護費、保護施設事務費及び委託事務費を一時繰替支弁しなければならない。

③町村は、その長が第19条第6項の規定により行う保護に関する保護費、保護施設事務費及び委託事務費を一時繰替支弁しなければならない。

（都道府県の負担）

第73条　都道府県は、政令で定めるところにより、次に掲げる費用を負担しなければならない。

1　居住地がないか、又は明らかでない被保護者につき市町村が支弁した保護費、保護施設事務費及び委託事務費の4分の1

2　宿所提供施設又は児童福祉法（昭和22年法律第164号）第38条に規定する母子生活支援施設（第4号において「母子生活支援施設」という。）にある被保護者（これらの施設を利用するに至る前からその施設の所在する市町村の区域内に居住地を有していた被保護者を除く。同号において同じ。）につきこれらの施設の所在する市町村が支弁した保護費、保護施設事務費及び委託事務費の4分の1

3　居住地がないか、又は明らかでない被保護者につき市町村が支弁した就労自立給付金費（就労自立給付金の支給に要する費用をいう。以下同じ。）及び進学準備給付金費（進学準備給付金の支給に要する費用をいう。次号、第75条第1項

第2号及び第78条第3項において同じ。）の4分の1

4　宿所提供施設又は母子生活支援施設にある被保護者につきこれらの施設の所在する市町村が支弁した就労自立給付金費及び進学準備給付金費の4分の1

（都道府県の補助）

第74条　都道府県は、左に掲げる場合においては、第41条の規定により設置した保護施設の修理、改造、拡張又は整備に要する費用の4分の3以内を補助することができる。

1　その保護施設を利用することがその地域における被保護者の保護のため極めて効果的であるとき。

2　その地域に都道府県又は市町村の設置する同種の保護施設がないか、又はあつてもこれに収容若しくは供用の余力がないとき。

②第43条から第45条までに規定するものの外、前項の規定により補助を受けた保護施設に対する監督については、左の各号による。

1　厚生労働大臣は、その保護施設に対して、その業務又は会計の状況について必要と認める事項の報告を命ずることができる。

2　厚生労働大臣及び都道府県知事は、その保護施設の予算が、補助の効果を上げるために不適当と認めるときは、その予算について、必要な変更をすべき旨を指示することができる。

3　厚生労働大臣及び都道府県知事は、その保護施設の職員が、この法律若しくはこれに基く命令又はこれらに基いてする処分に違反したときは、当該職員を解職すべき旨を指示することができる。

（準用規定）

第74条の2　社会福祉法第58条第2項から第4項までの規定は、国有財産特別措置法（昭和27年法律第219号）第2条第2項第1号の規定又は同法第3条第1項第4号及び同条第2項の規定により普通財産の譲渡又は貸付を受けた保護施設に準用する。

（国の負担及び補助）

第75条　国は、政令で定めるところにより、次に掲げる費用を負担しなければならない。

1　市町村及び都道府県が支弁した保護費、保護施設事務費及び委託事務費の4分の3

2　市町村及び都道府県が支弁した就労自立給付金費及び進学準備給付金費の4分の3

3　市町村が支弁した被保護者就労支援事業及び被保護者健康管理支援事業に係る費用のうち、当

該市町村における人口、被保護者の数その他の事情を勘案して政令で定めるところにより算定した額の4分の3

4　都道府県が支弁した被保護者就労支援事業及び被保護者健康管理支援事業に係る費用のうち、当該都道府県の設置する福祉事務所の所管区域内の町村における人口、被保護者の数その他の事情を勘案して政令で定めるところにより算定した額の4分の3

②国は、政令の定めるところにより、都道府県が第74条第1項の規定により保護施設の設置者に対して補助した金額の3分の2以内を補助することができる。

（遺留金品の処分）

第76条　第18条第2項の規定により葬祭扶助を行う場合においては、保護の実施機関は、その死者の遺留の金銭及び有価証券を保護費に充て、なお足りないときは、遺留の物品を売却してその代金をこれに充てることができる。

②都道府県又は市町村は、前項の費用について、その遺留の物品の上に他の債権者の先取特権に対して優先権を有する。

（損害賠償請求権）

第76条の2　都道府県又は市町村は、被保護者の医療扶助又は介護扶助を受けた事由が第三者の行為によって生じたときは、その支弁した保護費の限度において、被保護者が当該第三者に対して有する損害賠償の請求権を取得する。

（時効）

第76条の3　就労自立給付金又は進学準備給付金の支給を受ける権利は、2年を経過したときは、時効によつて消滅する。

（費用等の徴収）

第77条　被保護者に対して民法の規定により扶養の義務を履行しなければならない者があるときは、その義務の範囲内において、保護費を支弁した都道府県又は市町村の長は、その費用の全部又は一部を、その者から徴収することができる。

②前項の場合において、扶養義務者の負担すべき額について、保護の実施機関と扶養義務者の間に協議が調わないとき、又は協議をすることができないときは、保護の実施機関の申立により家庭裁判所が、これを定める。

第77条の2　急迫の場合等において資力があるにもかかわらず、保護を受けた者があるとき（徴収することが適当でないときとして厚生労働省令で定めるときを除く。）は、保護に要する費用を支弁した都道府県又は市町村の長は、第63条の保護の実施機関の定める額の全部又は一部をその者から徴収することができる。

②前項の規定による徴収金は、この法律に別段の定めがある場合を除き、国税徴収の例により徴収することができる。

第78条　不実の申請その他不正な手段により保護を受け、又は他人をして受けさせた者があるときは、保護費を支弁した都道府県又は市町村の長は、その費用の額の全部又は一部を、その者から徴収するほか、その徴収する額に100分の40を乗じて得た額以下の金額を徴収することができる。

②偽りその他不正の行為によつて医療、介護又は助産若しくは施術の給付に要する費用の支払を受けた指定医療機関、指定介護機関又は指定助産機関若しくは指定施術機関があるときは、当該費用を支弁した都道府県又は市町村の長は、その支弁した額のうち返還させるべき額をその指定医療機関、指定介護機関又は指定助産機関若しくは指定施術機関から徴収するほか、その返還させるべき額に100分の40を乗じて得た額以下の金額を徴収することができる。

③偽りその他不正な手段により就労自立給付金若しくは進学準備給付金の支給を受け、又は他人をして受けさせた者があるときは、就労自立給付金費又は進学準備給付金費を支弁した都道府県又は市町村の長は、その費用の額の全部又は一部を、その者から徴収するほか、その徴収する額に100分の40を乗じて得た額以下の金額を徴収することができる。

④前条第2項の規定は、前3項の規定による徴収金について準用する。

第78条の2　保護の実施機関は、被保護者が、保護金品（金銭給付によつて行うものに限る。）の交付を受ける前に、厚生労働省令で定めるところにより、当該保護金品の一部を、第77条の2第1項又は前条第1項の規定により保護費を支弁した都道府県又は市町村の長が徴収することができる徴収金の納入に充てる旨を申し出た場合において、保護の実施機関が当該被保護者の生活の維持に支障がないと認めたときは、厚生労働省令で定めるところにより、当該被保護者に対して保護金品を交付する際に当該申出に係る徴収金を徴収することができる。

②第55条の4第1項の規定により就労自立給付金を支給する者は、被保護者が、就労自立給付金の支給を受ける前に、厚生労働省令で定めるところにより、当該就労自立給付金の額の全部又は一部を、第77条の2第1項又は前条第1項の規定により保護費を支弁した都道府県又は市町村の長が徴収するこ

とができる徴収金の納入に充てる旨を申し出たとき
は、厚生労働省令で定めるところにより、当該被保
護者に対して就労自立給付金を支給する際に当該申
出に係る徴収金を徴収することができる。

③前2項の規定により第77条の2第1項又は前条第
1項の規定による徴収金が徴収されたときは、当該
被保護者に対して当該保護金品（第1項の申出に係
る部分に限る。）の交付又は当該就労自立給付金
（前項の申出に係る部分に限る。）の支給があつた
ものとみなす。

（返還命令）
第79条　国又は都道府県は、左に掲げる場合におい
ては、補助金又は負担金の交付を受けた保護施設の
設置者に対して、既に交付した補助金又は負担金の
全部又は一部の返還を命ずることができる。

1　補助金又は負担金の交付条件に違反したとき。
2　詐偽その他不正な手段をもつて、補助金又は負
　担金の交付を受けたとき。
3　保護施設の経営について、営利を図る行為があ
　つたとき。
4　保護施設が、この法律若しくはこれに基く命令
　又はこれらに基いてする処分に違反したとき。

（返還の免除）
第80条　保護の実施機関は、保護の変更、廃止又は
停止に伴い、前渡した保護金品の全部又は一部を返
還させるべき場合において、これを消費し、又は喪
失した被保護者に、やむを得ない事由があると認め
るときは、これを返還させないことができる。

第13章　雑則
（後見人選任の請求）
第81条　被保護者が未成年者又は成年被後見人であ
る場合において、親権者及び後見人の職務を行う者
がないときは、保護の実施機関は、すみやかに、後
見人の選任を家庭裁判所に請求しなければならな
い。

（都道府県の援助等）
第81条の2　都道府県知事は、市町村長に対し、保
護並びに就労自立給付金及び進学準備給付金の支給
に関する事務の適正な実施のため、必要な助言その
他の援助を行うことができる。

②都道府県知事は、前項に規定するもののほか、市町
村長に対し、被保護者就労支援事業及び被保護者健
康管理支援事業の効果的かつ効率的な実施のため、
必要な助言その他の援助を行うことができる。

（情報提供等）
第81条の3　保護の実施機関は、第26条の規定によ
り保護の廃止を行うに際しては、当該保護を廃止さ

れる者が生活困窮者自立支援法（平成25年法律第
105号）第3条第1項に規定する生活困窮者に該当
する場合には、当該者に対して、同法に基づく事業
又は給付金についての情報の提供、助言その他適切
な措置を講ずるよう努めるものとする。

（町村の一部事務組合等）
第82条　町村が一部事務組合又は広域連合を設けて
福祉事務所を設置した場合には、この法律の適用に
ついては、その一部事務組合又は広域連合を福祉事
務所を設置する町村とみなし、その一部事務組合の
管理者（地方自治法（昭和22年法律第67号）第
287条の3第2項の規定により管理者に代えて理事
会を置く同法第285条の一部事務組合にあつては、
理事会）又は広域連合の長（同法第291条の13に
おいて準用する同法第287条の3第2項の規定によ
り長に代えて理事会を置く広域連合にあつては、理
事会）を福祉事務所を管理する町村長とみなす。

（保護の実施機関が変更した場合の経過規定）
第83条　町村の福祉事務所の設置又は廃止により保
護の実施機関に変更があつた場合においては、変更
前の保護の実施機関がした保護の開始又は変更の申
請の受理及び保護に関する決定は、変更後の保護の
実施機関がした申請の受理又は決定とみなす。但
し、変更前に行われ、又は行われるべきであつた保
護に関する費用の支弁及び負担については、変更が
なかつたものとする。

（厚生労働大臣への通知）
第83条の2　都道府県知事は、指定医療機関につい
て第51条第2項の規定によりその指定を取り消
し、又は期間を定めてその指定の全部若しくは一部
の効力を停止した場合において、健康保険法第80
条各号のいずれかに該当すると疑うに足りる事実が
あるときは、厚生労働省令で定めるところにより、
厚生労働大臣に対し、その事実を通知しなければな
らない。

（実施命令）
第84条　この法律で政令に委任するものを除く外、
この法律の実施のための手続その他その執行につい
て必要な細則は、厚生労働省令で定める。

（大都市等の特例）
第84条の2　この法律中都道府県が処理することと
されている事務で政令で定めるものは、地方自治法
第252条の19第1項の指定都市（以下「指定都
市」という。）及び同法第252条の22第1項の中核
市（以下「中核市」という。）においては、政令の
定めるところにより、指定都市又は中核市（以下
「指定都市等」という。）が処理するものとする。

この場合においては、この法律中都道府県に関する規定は、指定都市等に関する規定として指定都市等に適用があるものとする。

②第66条第1項の規定は、前項の規定により指定都市等の長がした処分に係る審査請求について準用する。

（保護の実施機関についての特例）

第84条の3　身体障害者福祉法（昭和24年法律第283号）第18条第2項の規定により障害者の日常生活及び社会生活を総合的に支援するための法律（平成17年法律第123号）第5条第11項に規定する障害者支援施設（以下この条において「障害者支援施設」という。）に入所している者、知的障害者福祉法（昭和35年法律第37号）第16条第1項第2号の規定により障害者支援施設若しくは独立行政法人国立重度知的障害者総合施設のぞみの園法（平成14年法律第167号）第11条第1項の規定により独立行政法人国立重度知的障害者総合施設のぞみの園が設置する施設（以下この条において「のぞみの園」という。）に入所している者、老人福祉法（昭和38年法律第133号）第11条第1項第1号の規定により養護老人ホームに入所し、若しくは同項第2号の規定により特別養護老人ホームに入所している者又は障害者の日常生活及び社会生活を総合的に支援するための法律第29条第1項若しくは第30条第1項の規定により同法第19条第1項に規定する介護給付費等の支給を受けて障害者支援施設、のぞみの園若しくは同法第5条第1項の厚生労働省令で定める施設に入所している者に対する保護については、その者がこれらの施設に引き続き入所している間、その者は、第30条第1項ただし書の規定により入所しているものとみなして、第19条第3項の規定を適用する。

（緊急時における厚生労働大臣の事務執行）

第84条の4　第54条第1項（第54条の2第4項及び第5項並びに第55条第2項において準用する場合を含む。）の規定により都道府県知事の権限に属するものとされている事務は、被保護者の利益を保護する緊急の必要があると厚生労働大臣が認める場合にあつては、厚生労働大臣又は都道府県知事が行うものとする。この場合においては、この法律の規定中都道府県知事に関する規定（当該事務に係るものに限る。）は、厚生労働大臣に関する規定として厚生労働大臣に適用があるものとする。

②前項の場合において、厚生労働大臣又は都道府県知事が当該事務を行うときは、相互に密接な連携の下に行うものとする。

（事務の区分）

第84条の5　別表第3の上欄に掲げる地方公共団体がそれぞれ同表の下欄に掲げる規定により処理することとされている事務は、地方自治法第2条第9項第1号に規定する第1号法定受託事務とする。

（権限の委任）

第84条の6　この法律に規定する厚生労働大臣の権限は、厚生労働省令で定めるところにより、地方厚生局長に委任することができる。

②前項の規定により地方厚生局長に委任された権限は、厚生労働省令で定めるところにより、地方厚生支局長に委任することができる。

（罰則）

第85条　不実の申請その他不正な手段により保護を受け、又は他人をして受けさせた者は、3年以下の懲役又は100万円以下の罰金に処する。ただし、刑法（明治40年法律第45号）に正条があるときは、刑法による。

②偽りその他不正な手段により就労自立給付金若しくは進学準備給付金の支給を受け、又は他人をして受けさせた者は、3年以下の懲役又は100万円以下の罰金に処する。ただし、刑法に正条があるときは、刑法による。

第85条の2　第55条の7第3項（第55条の8第2項において準用する場合を含む。）及び第55条の9第4項の規定に違反して秘密を漏らした者は、一年以下の懲役又は百万円以下の罰金に処する。

第86条　第44条第1項、第54条第1項（第54条の2第4項及び第5項並びに第55条第2項において準用する場合を含む。以下この項において同じ。）、第55条の6若しくは第74条第2項第1号の規定による報告を怠り、若しくは虚偽の報告をし、第54条第1項の規定による物件の提出若しくは提示をせず、若しくは虚偽の物件の提出若しくは提示をし、若しくは同項の規定による当該職員の質問に対して、答弁せず、若しくは虚偽の答弁をし、又は第28条第1項（要保護者が違反した場合を除く。）、第44条第1項若しくは第54条第1項の規定による当該職員の調査若しくは検査を拒み、妨げ、若しくは忌避した者は、30万円以下の罰金に処する。

②法人の代表者又は法人若しくは人の代理人、使用人その他の従業者が、その法人又は人の業務に関し、前項の違反行為をしたときは、行為者を罰するほか、その法人又は人に対しても前項の刑を科する。

6. 生活保護法 <small>（新旧対照表）</small>

〈生活困窮者等の自立を促進するための生活困窮者自立支援法等の一部を改正する法律（平成30年法律第44号）〉

○生活保護法（昭和25年法律第144号）（抄）（第4条関係）　　　　　　　　　　　　（傍線部分は改正部分）

改　正　後	改　正　前
目次	目次
第1章　総則（第1条—第6条）	第1章　総則（第1条—第6条）
第2章　保護の原則（第7条—第10条）	第2章　保護の原則（第7条—第10条）
第3章　保護の種類及び範囲（第11条—第18条）	第3章　保護の種類及び範囲（第11条—第18条）
第4章　保護の機関及び実施（第19条—第29条の2）	第4章　保護の機関及び実施（第19条—第29条の2）
第5章　保護の方法（第30条—第37条の2）	第5章　保護の方法（第30条—第37条の2）
第6章　保護施設（第38条—第48条）	第6章　保護施設（第38条—第48条）
第7章　医療機関、介護機関及び助産機関（第49条—第55条の3）	第7章　医療機関、介護機関及び助産機関（第49条—第55条の3）
第8章　就労自立給付金及び進学準備給付金（第55条の4—第55条の6）	第8章　就労自立給付金及び進学準備給付金（第55条の4—第55条の6）
第9章　被保護者就労支援事業及び被保護者健康管理支援事業（第55条の7—第55条の9）	第9章　被保護者就労支援事業（第55条の7）
第10章　被保護者の権利及び義務（第56条—第63条）	第10章　被保護者の権利及び義務（第56条—第63条）
第11章　不服申立て（第64条—第69条）	第11章　不服申立て（第64条—第69条）
第12章　費用（第70条—第80条）	第12章　費用（第70条—第80条）
第13章　雑則（第81条—第86条）	第13章　雑則（第81条—第86条）
附則	附則
（相談及び助言）	（相談及び助言）
第27条の2　保護の実施機関は、第55条の7第1項に規定する被保護者就労支援事業及び第55条の8第1項に規定する被保護者健康管理支援事業を行うほか、要保護者から求めがあつたときは、要保護者の自立を助長するために、要保護者からの相談に応じ、必要な助言をすることができる。	第27条の2　保護の実施機関は、第55条の7第1項に規定する被保護者就労支援事業を行うほか、要保護者から求めがあつたときは、要保護者の自立を助長するために、要保護者からの相談に応じ、必要な助言をすることができる。
（生活扶助の方法）	（生活扶助の方法）
第30条　生活扶助は、被保護者の居宅において行うものとする。ただし、これによることができないとき、これによつては保護の目的を達しがたいとき、又は被保護者が希望したときは、被保護者を救護施設、更生施設、日常生活支援住居施設（社会福祉法第2条第3項第8号に規定する事業の用に供する施設その他の施設であつて、被保護者に対する日常生活上の支援の実施に必要なものとして厚生労働省令で定める要件に該当すると都道府県知事が認めたものをいう。第62条第1項及び第70条第1号ハにおいて同じ。）若しくはその他の適当な施設に入所させ、若しくはこれらの施設に入所を委託し、又は私人の家庭に養護を委託して行うことができる。	第30条　生活扶助は、被保護者の居宅において行うものとする。ただし、これによることができないとき、これによつては保護の目的を達しがたいとき、又は被保護者が希望したときは、被保護者を救護施設、更生施設若しくはその他の適当な施設に入所させ、若しくはこれらの施設に入所を委託し、又は私人の家庭に養護を委託して行うことができる。
②・③　（略）	②・③　（略）

第9章　被保護者就労支援事業及び被保護者健康管理 　支援事業 （被保護者就労支援事業） 第55条の7　（略） ②・③　（略） （被保護者健康管理支援事業） 第55条の8　保護の実施機関は、被保護者に対する必 　要な情報の提供、保健指導、医療の受診の勧奨その 　他の被保護者の健康の保持及び増進を図るための事 　業（以下「被保護者健康管理支援事業」という。）を 　実施するものとする。 ②　前条第2項及び第3項の規定は、被保護者健康管理 　支援事業を行う場合について準用する。 （被保護者健康管理支援事業の実施のための調査及び 　分析等） 第55条の9　厚生労働大臣は、被保護者健康管理支援 　事業の実施に資するため、被保護者の年齢別及び地域 　別の疾病の動向その他被保護者の医療に関する情報 　について調査及び分析を行い、保護の実施機関に対し 　て、当該調査及び分析の結果を提供するものとする。 ②　保護の実施機関は、厚生労働大臣に対して、前項の 　規定による調査及び分析の実施に必要な情報を、厚 　生労働省令で定めるところにより提供しなければな 　らない。 ③　厚生労働大臣は、第1項の規定による調査及び分析 　に係る事務の一部を厚生労働省令で定める者に委託 　することができる。この場合において、厚生労働大 　臣は、委託を受けた者に対して、当該調査及び分析 　の実施に必要な範囲内において、当該調査及び分析 　に必要な情報を提供することができる。 ④　前項の規定による委託を受けた者若しくはその役員 　若しくは職員又はこれらの者であつた者は、その委 　託を受けた事務に関して知り得た秘密を漏らしては 　ならない。 （指示等に従う義務） 第62条　被保護者は、保護の実施機関が、第30条第1 　項ただし書の規定により、被保護者を救護施設、更 　生施設、日常生活支援住居施設若しくはその他の適 　当な施設に入所させ、若しくはこれらの施設に入所 　を委託し、若しくは私人の家庭に養護を委託して保 　護を行うことを決定したとき、又は第27条の規定に 　より、被保護者に対し、必要な指導又は指示をした 　ときは、これに従わなければならない。 ②～⑤　（略） （市町村の支弁） 第70条　（略）	第9章　被保護者就労支援事業 第55条の7　（略） ②・③　（略） （新設） （新設） （指示等に従う義務） 第62条　被保護者は、保護の実施機関が、第30条第1 　項ただし書の規定により、被保護者を救護施設、更 　生施設若しくはその他の適当な施設に入所させ、若 　しくはこれらの施設に入所を委託し、若しくは私人 　の家庭に養護を委託して保護を行うことを決定した 　とき、又は第27条の規定により、被保護者に対し、 　必要な指導又は指示をしたときは、これに従わなけ 　ればならない。 ②～⑤　（略） （市町村の支弁） 第70条　市町村は、次に掲げる費用を支弁しなければ 　ならない。

1　その長が第19条第1項の規定により行う保護（同条第5項の規定により委託を受けて行う保護を含む。）に関する次に掲げる費用 イ・ロ　（略） ハ　第30条第1項ただし書の規定により被保護者を<u>日常生活支援住居施設若しくはその他の適</u>当な施設に入所させ、若しくはその<u>入所をこれ</u><u>ら</u>の施設に委託し、又は私人の家庭に養護を委託する場合に、これに伴い必要な事務費（以下「委託事務費」という。） 2～5　（略） 6　その長が第55条の7の規定により行う被保護者就労支援事業<u>及び第55条の8の規定により行う</u><u>被保護者健康管理支援事業</u>の実施に要する費用 7・8　（略） **（都道府県の支弁）** **第71条**　（略） 1～5　（略） 6　その長が第55条の7の規定により行う被保護者就労支援事業<u>及び第55条の8の規定により行う</u><u>被保護者健康管理支援事業</u>の実施に要する費用 7・8　（略） **（国の負担及び補助）** **第75条**　（略） 1・2　（略） 3　市町村が支弁した被保護者就労支援事業<u>及び被</u><u>保護者健康管理支援事業</u>に係る費用のうち、当該市町村における人口、被保護者の数その他の事情を勘案して政令で定めるところにより算定した額の4分の3 4　都道府県が支弁した被保護者就労支援事業<u>及び被</u><u>保護者健康管理支援事業</u>に係る費用のうち、当該都道府県の設置する福祉事務所の所管区域内の町村における人口、被保護者の数その他の事情を勘案して政令で定めるところにより算定した額の4分の3 ②　（略） **（都道府県の援助等）** **第81条の2**　（略） ②　都道府県知事は、前項に規定するもののほか、市町村長に対し、被保護者就労支援事業<u>及び被保護者健</u><u>康管理支援事業</u>の効果的かつ効率的な実施のため、必要な助言その他の援助を行うことができる。 **第85条の2**　第55条の7第3項（<u>第55条の8第2項</u><u>において準用する場合を含む。）及び第55条の9第4</u>	1　その長が第19条第1項の規定により行う保護（同条第5項の規定により委託を受けて行う保護を含む。）に関する次に掲げる費用 イ・ロ　（略） ハ　第30条第1項ただし書の規定により被保護者を適当な施設に入所させ、若しくはその<u>入所</u><u>を</u>適当な施設に委託し、又は私人の家庭に養護を委託する場合に、これに伴い必要な事務費（以下「委託事務費」という。） 2～5　（略） 6　その長が第55条の7の規定により行う被保護者就労支援事業の実施に要する費用 7・8　（略） **（都道府県の支弁）** **第71条**　都道府県は、次に掲げる費用を支弁しなければならない。 1～5　（略） 6　その長が第55条の7の規定により行う被保護者就労支援事業の実施に要する費用 7・8　（略） **（国の負担及び補助）** **第75条**　国は、政令で定めるところにより、次に掲げる費用を負担しなければならない。 1・2　（略） 3　市町村が支弁した被保護者就労支援事業に係る費用のうち、当該市町村における人口、被保護者の数その他の事情を勘案して政令で定めるところにより算定した額の4分の3 4　都道府県が支弁した被保護者就労支援事業に係る費用のうち、当該都道府県の設置する福祉事務所の所管区域内の町村における人口、被保護者の数その他の事情を勘案して政令で定めるところにより算定した額の4分の3 ②　（略） **（都道府県の援助等）** **第81条の2**　（略） ②　都道府県知事は、前項に規定するもののほか、市町村長に対し、被保護者就労支援事業の効果的かつ効率的な実施のため、必要な助言その他の援助を行うことができる。 **第85条の2**　第55条の7第3項の規定に違反して秘密を漏らした者は、1年以下の懲役又は100万円以下

項の規定に違反して秘密を漏らした者は、1年以下の懲役又は100万円以下の罰金に処する。

　附　則

（日常生活支援住居施設に入所中の被保護者に対する保護の実施機関の特例）

16　当分の間、第19条第3項の規定の適用については、同項中「更生施設」とあるのは、「更生施設、同項ただし書に規定する日常生活支援住居施設」とする。

の罰金に処する。

　附　則

（新設）

7. 生活困窮者自立支援法

〈平成25年法律第105号〉

第1章　総則

（目的）

第1条　この法律は、生活困窮者自立相談支援事業の実施、生活困窮者住居確保給付金の支給その他の生活困窮者に対する自立の支援に関する措置を講ずることにより、生活困窮者の自立の促進を図ることを目的とする。

（基本理念）

第2条　生活困窮者に対する自立の支援は、生活困窮者の尊厳の保持を図りつつ、生活困窮者の就労の状況、心身の状況、地域社会からの孤立の状況その他の状況に応じて、包括的かつ早期に行われなければならない。

②生活困窮者に対する自立の支援は、地域における福祉、就労、教育、住宅その他の生活困窮者に対する支援に関する業務を行う関係機関（以下単に「関係機関」という。）及び民間団体との緊密な連携その他必要な支援体制の整備に配慮して行われなければならない。

（定義）

第3条　この法律において「生活困窮者」とは、就労の状況、心身の状況、地域社会との関係性その他の事情により現に経済的に困窮し、最低限度の生活を維持することができなくなるおそれのある者をいう。

②この法律において「生活困窮者自立相談支援事業」とは、次に掲げる事業をいう。

　1　就労の支援その他の自立に関する問題につき、生活困窮者及び生活困窮者の家族その他の関係者からの相談に応じ、必要な情報の提供及び助言をし、並びに関係機関との連絡調整を行う事業

　2　生活困窮者に対し、認定生活困窮者就労訓練事業（第16条第3項に規定する認定生活困窮者就労訓練事業をいう。）の利用についてのあっせんを行う事業

　3　生活困窮者に対し、生活困窮者に対する支援の種類及び内容その他の厚生労働省令で定める事項を記載した計画の作成その他の生活困窮者の自立の促進を図るための支援が包括的かつ計画的に行われるための援助として厚生労働省令で定めるものを行う事業

③この法律において「生活困窮者住居確保給付金」とは、生活困窮者のうち離職又はこれに準ずるものとして厚生労働省令で定める事由により経済的に困窮し、居住する住宅の所有権若しくは使用及び収益を目的とする権利を失い、又は現に賃借して居住する住宅の家賃を支払うことが困難となったものであって、就職を容易にするため住居を確保する必要があると認められるものに対し支給する給付金をいう。

④この法律において「生活困窮者就労準備支援事業」とは、雇用による就業が著しく困難な生活困窮者（当該生活困窮者及び当該生活困窮者と同一の世帯に属する者の資産及び収入の状況その他の事情を勘案して厚生労働省令で定めるものに限る。）に対し、厚生労働省令で定める期間にわたり、就労に必要な知識及び能力の向上のために必要な訓練を行う事業をいう。

⑤この法律において「生活困窮者家計改善支援事業」とは、生活困窮者に対し、収入、支出その他家計の状況を適切に把握すること及び家計の改善の意欲を高めることを支援するとともに、生活に必要な資金の貸付けのあっせんを行う事業をいう。

⑥この法律において「生活困窮者一時生活支援事業」とは、次に掲げる事業をいう。

　1　一定の住居を持たない生活困窮者（当該生活困

窮者及び当該生活困窮者と同一の世帯に属する者の資産及び収入の状況その他の事情を勘案して厚生労働省令で定めるものに限る。）に対し、厚生労働省令で定める期間にわたり、宿泊場所の供与、食事の提供その他当該宿泊場所において日常生活を営むのに必要な便宜として厚生労働省令で定める便宜を供与する事業

2　次に掲げる生活困窮者に対し、厚生労働省令で定める期間にわたり、訪問による必要な情報の提供及び助言その他の現在の住居において日常生活を営むのに必要な便宜として厚生労働省令で定める便宜を供与する事業（生活困窮者自立相談支援事業に該当するものを除く。）

イ　前号に掲げる事業を利用していた生活困窮者であって、現に一定の住居を有するもの

ロ　現在の住居を失うおそれのある生活困窮者であって、地域社会から孤立しているもの

⑦この法律において「子どもの学習・生活支援事業」とは、次に掲げる事業をいう。

1　生活困窮者である子どもに対し、学習の援助を行う事業

2　生活困窮者である子ども及び当該子どもの保護者に対し、当該子どもの生活習慣及び育成環境の改善に関する助言を行う事業（生活困窮者自立相談支援事業に該当するものを除く。）

3　生活困窮者である子どもの進路選択その他の教育及び就労に関する問題につき、当該子ども及び当該子どもの保護者からの相談に応じ、必要な情報の提供及び助言をし、並びに関係機関との連絡調整を行う事業（生活困窮者自立相談支援事業に該当するものを除く。）

（市及び福祉事務所を設置する町村等の責務）

第4条　市（特別区を含む。）及び福祉事務所（社会福祉法（昭和26年法律第45号）に規定する福祉に関する事務所をいう。以下同じ。）を設置する町村（以下「市等」という。）は、この法律の実施に関し、関係機関との緊密な連携を図りつつ、適切に生活困窮者自立相談支援事業及び生活困窮者住居確保給付金の支給を行う責務を有する。

②都道府県は、この法律の実施に関し、次に掲げる責務を有する。

1　市等が行う生活困窮者自立相談支援事業及び生活困窮者住居確保給付金の支給、生活困窮者就労準備支援事業及び生活困窮者家計改善支援事業並びに生活困窮者一時生活支援事業、子どもの学習・生活支援事業及びその他の生活困窮者の自立の促進を図るために必要な事業が適正か

つ円滑に行われるよう、市等に対する必要な助言、情報の提供その他の援助を行うこと。

2　関係機関との緊密な連携を図りつつ、適切に生活困窮者自立相談支援事業及び生活困窮者住居確保給付金の支給を行うこと。

③国は、都道府県及び市等（以下「都道府県等」という。）が行う生活困窮者自立相談支援事業及び生活困窮者住居確保給付金の支給、生活困窮者就労準備支援事業及び生活困窮者家計改善支援事業並びに生活困窮者一時生活支援事業、子どもの学習・生活支援事業及びその他の生活困窮者の自立の促進を図るために必要な事業が適正かつ円滑に行われるよう、都道府県等に対する必要な助言、情報の提供その他の援助を行わなければならない。

④国及び都道府県等は、この法律の実施に関し、生活困窮者が生活困窮者に対する自立の支援を早期に受けることができるよう、広報その他必要な措置を講ずるように努めるものとする。

⑤都道府県等は、この法律の実施に関し、生活困窮者に対する自立の支援を適切に行うために必要な人員を配置するように努めるものとする。

第2章　都道府県等による支援の実施

（生活困窮者自立相談支援事業）

第5条　都道府県等は、生活困窮者自立相談支援事業を行うものとする。

②都道府県等は、生活困窮者自立相談支援事業の事務の全部又は一部を当該都道府県等以外の厚生労働省令で定める者に委託することができる。

③前項の規定による委託を受けた者若しくはその役員若しくは職員又はこれらの者であった者は、その委託を受けた事務に関して知り得た秘密を漏らしてはならない。

（生活困窮者住居確保給付金の支給）

第6条　都道府県等は、その設置する福祉事務所の所管区域内に居住地を有する生活困窮者のうち第3条第3項に規定するもの（当該生活困窮者及び当該生活困窮者と同一の世帯に属する者の資産及び収入の状況その他の事情を勘案して厚生労働省令で定めるものに限る。）に対し、生活困窮者住居確保給付金を支給するものとする。

②前項に規定するもののほか、生活困窮者住居確保給付金の額及び支給期間その他生活困窮者住居確保給付金の支給に関し必要な事項は、厚生労働省令で定める。

（生活困窮者就労準備支援事業等）

第7条　都道府県等は、生活困窮者自立相談支援事業及び生活困窮者住居確保給付金の支給のほか、生

活困窮者就労準備支援事業及び生活困窮者家計改善支援事業を行うように努めるものとする。

② 都道府県等は、前項に規定するもののほか、次に掲げる事業を行うことができる。

1 生活困窮者一時生活支援事業

2 子どもの学習・生活支援事業

3 その他の生活困窮者の自立の促進を図るために必要な事業

③ 第5条第2項及び第3項の規定は、前2項の規定により都道府県等が行う事業について準用する。

④ 都道府県等は、第1項に規定する事業及び給付金の支給並びに第2項各号に掲げる事業を行うに当たっては、母子及び父子並びに寡婦福祉法（昭和39年法律第129号）第31条の5第1項第2号に掲げる業務及び同法第31条の11第1項第2号に掲げる業務並びに社会教育法（昭和24年法律第207号）第5条第1項第13号（同法第6条第1項において引用する場合を含む。）に規定する学習の機会を提供する事業その他関連する施策との連携を図るように努めるものとする。

⑤ 厚生労働大臣は、生活困窮者就労準備支援事業及び生活困窮者家計改善支援事業の適切な実施を図るために必要な指針を公表するものとする。

（利用勧奨等）

第8条 都道府県等は、福祉、就労、教育、税務、住宅その他のその所掌事務に関する業務の遂行に当たって、生活困窮者を把握したときは、当該生活困窮者に対し、この法律に基づく事業の利用及び給付金の受給の勧奨その他適切な措置を講ずるように努めるものとする。

（支援会議）

第9条 都道府県等は、関係機関、第5条第2項（第7条第3項において準用する場合を含む。）の規定による委託を受けた者、生活困窮者に対する支援に関係する団体、当該支援に関係する職務に従事する者その他の関係者（第3項及び第4項において「関係機関等」という。）により構成される会議（以下この条において「支援会議」という。）を組織することができる。

② 支援会議は、生活困窮者に対する自立の支援を図るために必要な情報の交換を行うとともに、生活困窮者が地域において日常生活及び社会生活を営むのに必要な支援体制に関する検討を行うものとする。

③ 支援会議は、前項の規定による情報の交換及び検討を行うために必要があると認めるときは、関係機関等に対し、生活困窮者に関する資料又は情報の提供、意見の開陳その他必要な協力を求めることがで

きる。

④ 関係機関等は、前項の規定による求めがあった場合には、これに協力するように努めるものとする。

⑤ 支援会議の事務に従事する者又は従事していた者は、正当な理由がなく、支援会議の事務に関して知り得た秘密を漏らしてはならない。

⑥ 前各項に定めるもののほか、支援会議の組織及び運営に関し必要な事項は、支援会議が定める。

（都道府県の市等の職員に対する研修等事業）

第10条 都道府県は、次に掲げる事業を行うように努めるものとする。

1 この法律の実施に関する事務に従事する市等の職員の資質を向上させるための研修の事業

2 この法律に基づく事業又は給付金の支給を効果的かつ効率的に行うための体制の整備、支援手法に関する市等に対する情報提供、助言その他の事業

② 第5条第2項の規定は、都道府県が前項の規定により事業を行う場合について準用する。

（福祉事務所を設置していない町村による相談等）

第11条 福祉事務所を設置していない町村（次項、14条及び第15条第3項において「福祉事務所未設置町村」という。）は、生活困窮者に対する自立の支援につき、生活困窮者及び生活困窮者の家族その他の関係者からの相談に応じ、必要な情報の提供及び助言、都道府県との連絡調整、生活困窮者自立相談支援事業の利用の勧奨その他必要な援助を行う事業を行うことができる。

② 第5条第2項及び第3項の規定は、福祉事務所未設置町村が前項の規定により事業を行う場合について準用する。

（市等の支弁）

第12条 次に掲げる費用は、市等の支弁とする。

1 第5条第1項の規定により市等が行う生活困窮者自立相談支援事業の実施に要する費用

2 第6条第1項の規定により市等が行う生活困窮者住居確保給付金の支給に要する費用

3 第7条第1項及び第2項の規定により市等が行う生活困窮者就労準備支援事業及び生活困窮者一時生活支援事業の実施に要する費用

4 第7条第1項及び第2項の規定により市等が行う生活困窮者家計相談支援事業並びに子どもの学習・生活支援事業及び同項第3号に掲げる事業の実施に要する費用

（都道府県の支弁）

第13条 次に掲げる費用は、都道府県の支弁とする。

1 第5条第1項の規定により都道府県が行う生活

困窮者自立相談支援事業の実施に要する費用

2　第6条第1項の規定により都道府県が行う生活困窮者住居確保給付金の支給に要する費用

3　第7条第1項及び第2項の規定により都道府県が行う生活困窮者就労準備支援事業及び生活困窮者一時生活支援事業の実施に要する費用

4　第7条第1項及び第2項の規定により都道府県が行う生活困窮者家計相談支援事業並びに子どもの学習・生活支援事業及び同項第3号に掲げる事業の実施に要する費用

5　第10条第1項の規定により都道府県が行う事業の実施に要する費用

（福祉事務所未設置町村の支弁）

第14条　第11条第1項の規定により福祉事務所未設置町村が行う事業の実施に要する費用は、福祉事務所未設置町村の支弁とする。

（国の負担及び補助）

第15条　国は、政令で定めるところにより、次に掲げるものの4分の3を負担する。

1　第12条の規定により市等が支弁する同条第1号に掲げる費用のうち当該市等における人口、被保護者（生活保護法（昭和25年法律第144号）第6条第1項に規定する被保護者をいう。第3号において同じ。）の数その他の事情を勘案して政令で定めるところにより算定した額

2　第12条の規定により市等が支弁する費用のうち、同条第2号に掲げる費用

3　13条の規定により都道府県が支弁する同条第1号に掲げる費用のうち当該都道府県の設置する福祉事務所の所管区域内の町村における人口、被保護者の数その他の事情を勘案して政令で定めるところにより算定した額

4　13条の規定により都道府県が支弁する費用のうち、同条第2号に掲げる費用

②国は、予算の範囲内において、政令で定めるところにより、次に掲げるものを補助することができる。

1　第12条及び第13条の規定により市等及び都道府県が支弁する費用のうち、第12条第3号及び第13条第3号に掲げる費用の3分の2以内

2　第12条及び第13条の規定により市等及び都道府県が支弁する費用のうち、第12条第4号並びに第13条第4号及び第5号に掲げる費用の2分の1以内

③前項に規定するもののほか、国は、予算の範囲内において、政令で定めるところにより、前条の規定により福祉事務所未設置町村が支弁する費用の4分の3以内を補助することができる。

④生活困窮者就労準備支援事業及び生活困窮者家計改善支援事業が効果的かつ効率的に行われている場合として政令で定める場合に該当するときは、第2項の規定の適用については、同項第1号中「掲げる費用」とあるのは「掲げる費用並びに第7条第1項の規定により市等及び都道府県が行う生活困窮者家計改善支援事業の実施に要する費用」と、同項第2号中「並びに第13条第4号及び第5号」とあるのは「及び第13条第4号（いずれも第7条第1項の規定により市等及び都道府県が行う生活困窮者家計改善支援事業の実施に要する費用を除く。）並びに第13条第5号」とする。

第3章　生活困窮者就労訓練事業の認定

第16条　雇用による就業を継続して行うことが困難な生活困窮者に対し、就労の機会を提供するとともに、就労に必要な知識及び能力の向上のために必要な訓練その他の厚生労働省令で定める便宜を供与する事業（以下この条において「生活困窮者就労訓練事業」という。）を行う者は、厚生労働省令で定めるところにより、当該生活困窮者就労訓練事業が生活困窮者の就労に必要な知識及び能力の向上のための基準として厚生労働省令で定める基準に適合していることにつき、都道府県知事の認定を受けることができる。

②都道府県知事は、生活困窮者就労訓練事業が前項の基準に適合していると認めるときは、同項の認定をするものとする。

③都道府県知事は、第1項の認定に係る生活困窮者就労訓練事業（次項及び第21条第2項において「認定生活困窮者就労訓練事業」という。）が第1項の基準に適合しないものとなったと認めるときは、同項の認定を取り消すことができる。

④国及び地方公共団体は、認定生活困窮者就労訓練事業を行う者の受注の機会の増大を図るように努めるものとする。

第4章　雑則

（雇用の機会の確保）

第17条　国及び地方公共団体は、生活困窮者の雇用の機会の確保を図るため、職業訓練の実施、就職のあっせんその他の必要な措置を講ずるように努めるものとする。

②国及び地方公共団体は、生活困窮者の雇用の機会の確保を図るため、国の講ずる措置と地方公共団体の講ずる措置が密接な連携の下に円滑かつ効果的に実施されるように相互に連絡し、及び協力するものとする。

③公共職業安定所は、生活困窮者の雇用の機会の確保

を図るため、求人に関する情報の収集及び提供、生活困窮者を雇用する事業主に対する援助その他必要な措置を講ずるように努めるものとする。

④公共職業安定所は、生活困窮者の雇用の機会の確保を図るため、職業安定法（昭和22年法律第141号）第33条の４第１項の規定による届出をして無料の職業紹介事業を行う都道府県等が求人に関する情報の提供を希望するときは、当該都道府県等に対して、当該求人に関する情報を電磁的方法（電子情報処理組織を使用する方法その他の情報通信の技術を利用する方法をいう。）その他厚生労働省令で定める方法により提供するものとする。

（不正利得の徴収）

第18条　偽りその他不正の手段により生活困窮者住居確保給付金の支給を受けた者があるときは、都道府県等は、その者から、その支給を受けた生活困窮者住居確保給付金の額に相当する金額の全部又は一部を徴収することができる。

②前項の規定による徴収金は、地方自治法（昭和22年法律第67号）第231条の３第３項に規定する法律で定める歳入とする。

（受給権の保護）

第19条　生活困窮者住居確保給付金の支給を受けることとなった者の当該支給を受ける権利は、譲り渡し、担保に供し、又は差し押さえることができない。

（公課の禁止）

第20条　租税その他の公課は、生活困窮者住居確保給付金として支給を受けた金銭を標準として課することができない。

（報告等）

第21条　都道府県等は、生活困窮者住居確保給付金の支給に関して必要があると認めるときは、この法律の施行に必要な限度において、当該生活困窮者住居確保給付金の支給を受けた生活困窮者又は生活困窮者であった者に対し、報告若しくは文書その他の物件の提出若しくは提示を命じ、又は当該職員に質問させることができる。

②都道府県知事は、この法律の施行に必要な限度において、認定生活困窮者就労訓練事業を行う者又は認定生活困窮者就労訓練事業を行っていた者に対し、報告を求めることができる。

③第１項の規定による質問を行う場合においては、当該職員は、その身分を示す証明書を携帯し、かつ、関係者の請求があるときは、これを提示しなければならない。

④第１項の規定による権限は、犯罪捜査のために認め

られたものと解釈してはならない。

（資料の提供等）

第22条　都道府県等は、生活困窮者住居確保給付金の支給又は生活困窮者就労準備支援事業若しくは生活困窮者一時生活支援事業（第３条第６項第１号に掲げる事業に限る。）の実施に関して必要があると認めるときは、生活困窮者、生活困窮者の配偶者若しくは生活困窮者の属する世帯の世帯主その他その世帯に属する者又はこれらの者であった者の資産又は収入の状況につき、官公署に対し必要な文書の閲覧若しくは資料の提供を求め、又は銀行、信託会社その他の機関若しくは生活困窮者の雇用主その他の関係者に報告を求めることができる。

②都道府県等は、生活困窮者住居確保給付金の支給に関して必要があると認めるときは、当該生活困窮者住居確保給付金の支給を受ける生活困窮者若しくは当該生活困窮者に対し当該生活困窮者が居住する住宅を賃貸する者若しくはその役員若しくは職員又はこれらの者であった者に、当該住宅の状況につき、報告を求めることができる。

（情報提供等）

第23条　都道府県等は、第７条第１項に規定する事業及び給付金の支給並びに同条第２項各号に掲げる事業を行うに当たって、生活保護法第６条第２項に規定する要保護者となるおそれが高い者を把握したときは、当該者に対し、同法に基づく保護又は給付金若しくは事業についての情報の提供、助言その他適切な措置を講ずるものとする。

（町村の一部事務組合等）

第24条　町村が一部事務組合又は広域連合を設けて福祉事務所を設置した場合には、この法律の適用については、その一部事務組合又は広域連合を福祉事務所を設置する町村とみなす。

（大都市等の特例）

第25条　この法律中都道府県が処理することとされている事務で政令で定めるものは、地方自治法第252条の19第１項の指定都市（以下この条において「指定都市」という。）及び同法第252条の22第１項の中核市（以下この条において「中核市」という。）においては、政令の定めるところにより、指定都市又は中核市が処理するものとする。この場合においては、この法律中都道府県に関する規定は、指定都市又は中核市に関する規定として指定都市又は中核市に適用があるものとする。

（実施規定）

第26条　この法律に特別の規定があるものを除くほか、この法律の実施のための手続その他その執行に

ついて必要な細則は、厚生労働省令で定める。

第5章　罰則

第27条　偽りその他不正の手段により生活困窮者住居確保給付金の支給を受け、又は他人をして受けさせた者は、3年以下の懲役又は100万円以下の罰金に処する。ただし、刑法（明治40年法律第45号）に正条があるときは、刑法による。

第28条　第5条第3項（第7条第3項及び第11条第2項において準用する場合を含む。）又は第9条第5項の規定に違反して秘密を漏らした者は、一年以下の懲役又は100万円以下の罰金に処する。

第29条　次の各号のいずれかに該当する者は、30万円以下の罰金に処する。

①第21条第1項の規定による命令に違反して、報告若しくは物件の提出若しくは提示をせず、若しくは虚偽の報告若しくは虚偽の物件の提出若しくは提示をし、又は同項の規定による当該職員の質問に対して、答弁せず、若しくは虚偽の答弁をした者

②第21条第2項の規定による報告をせず、又は虚偽の報告をした者

第30条　法人の代表者又は法人若しくは人の代理人、使用人その他の従業者が、その法人又は人の業務に関して第27条又は前条第2号の違反行為をしたときは、行為者を罰するほか、その法人又は人に対して各本条の罰金刑を科する。

附　則

（施行期日）

第1条　この法律は、平成27年4月1日から施行する。ただし、附則第3条及び第11条の規定は、公布の日から施行する。

（検討）

第2条　政府は、この法律の施行後3年を目途として、この法律の施行の状況を勘案し、生活困窮者に対する自立の支援に関する措置の在り方について総合的に検討を加え、必要があると認めるときは、その結果に基づいて所要の措置を講ずるものとする。

8.　生活困窮者自立支援法 <small>（新旧対照表）</small>

〈生活困窮者等の自立を促進するための生活困窮者自立支援法等の一部を改正する法律（平成30年法律第44号）〉

○生活困窮者自立支援法（平成25年法律第105号）（抄）（第2条関係）　　　　　　　（傍線部分は改正部分）

改　正　後	改　正　前
（定義） **第3条**　（略） ②～⑤　（略） ⑥　この法律において「生活困窮者一時生活支援事業」とは、次に掲げる事業をいう。 　1　一定の住居を持たない生活困窮者（当該生活困窮者及び当該生活困窮者と同一の世帯に属する者の資産及び収入の状況その他の事情を勘案して厚生労働省令で定めるものに限る。）に対し、厚生労働省令で定める期間にわたり、宿泊場所の供与、食事の提供その他当該宿泊場所において日常生活を営むのに必要な便宜として厚生労働省令で定める便宜を供与する事業 　2　次に掲げる生活困窮者に対し、厚生労働省令で定める期間にわたり、訪問による必要な情報の提供	**（定義）** **第3条**　（略） ②～⑤　（略） ⑥　この法律において「生活困窮者一時生活支援事業」とは、一定の住居を持たない生活困窮者（当該生活困窮者及び当該生活困窮者と同一の世帯に属する者の資産及び収入の状況その他の事情を勘案して厚生労働省令で定めるものに限る。）に対し、厚生労働省令で定める期間にわたり、宿泊場所の供与、食事の提供その他当該宿泊場所において日常生活を営むのに必要な便宜として厚生労働省令で定める便宜を供与する事業をいう。

及び助言その他の現在の住居において日常生活を営むのに必要な便宜として厚生労働省令で定める便宜を供与する事業（生活困窮者自立相談支援事業に該当するものを除く。）
イ　前号に掲げる事業を利用していた生活困窮者であって、現に一定の住居を有するもの
ロ　現在の住居を失うおそれのある生活困窮者であって、地域社会から孤立しているもの
⑦　この法律において「子どもの学習・生活支援事業」とは、次に掲げる事業をいう。
1　生活困窮者である子どもに対し、学習の援助を行う事業
2　生活困窮者である子ども及び当該子どもの保護者に対し、当該子どもの生活習慣及び育成環境の改善に関する助言を行う事業（生活困窮者自立相談支援事業に該当するものを除く。）
3　生活困窮者である子どもの進路選択その他の教育及び就労に関する問題につき、当該子ども及び当該子どもの保護者からの相談に応じ、必要な情報の提供及び助言をし、並びに関係機関との連絡調整を行う事業（生活困窮者自立相談支援事業に該当するものを除く。）

（新設）

（市及び福祉事務所を設置する町村等の責務）

第4条　（略）
②　（略）

1　市等が行う生活困窮者自立相談支援事業及び生活困窮者住居確保給付金の支給、生活困窮者就労準備支援事業及び生活困窮者家計改善支援事業並びに生活困窮者一時生活支援事業、子どもの学習・生活支援事業及びその他の生活困窮者の自立の促進を図るために必要な事業が適正かつ円滑に行われるよう、市等に対する必要な助言、情報の提供その他の援助を行うこと。
2　（略）
③　国は、都道府県及び市等（以下「都道府県等」という。）が行う生活困窮者自立相談支援事業及び生活困窮者住居確保給付金の支給、生活困窮者就労準備支援事業及び生活困窮者家計改善支援事業並びに生活困窮者一時生活支援事業、子どもの学習・生活支援事業及びその他の生活困窮者の自立の促進を図るために必要な事業が適正かつ円滑に行われるよう、都道府県等に対する必要な助言、情報の提供その他の援助を行わなければならない。

④・⑤　（略）

（市及び福祉事務所を設置する町村等の責務）

第4条　（略）
②　都道府県は、この法律の実施に関し、次に掲げる責務を有する。

1　市等が行う生活困窮者自立相談支援事業及び生活困窮者住居確保給付金の支給、生活困窮者就労準備支援事業及び生活困窮者家計改善支援事業並びに生活困窮者一時生活支援事業、生活困窮者である子どもに対し学習の援助を行う事業及びその他の生活困窮者の自立の促進を図るために必要な事業が適正かつ円滑に行われるよう、市等に対する必要な助言、情報の提供その他の援助を行うこと。
2　（略）
③　国は、都道府県及び市等（以下「都道府県等」という。）が行う生活困窮者自立相談支援事業及び生活困窮者住居確保給付金の支給、生活困窮者就労準備支援事業及び生活困窮者家計改善支援事業並びに生活困窮者一時生活支援事業、生活困窮者である子どもに対し学習の援助を行う事業及びその他の生活困窮者の自立の促進を図るために必要な事業が適正かつ円滑に行われるよう、都道府県等に対する必要な助言、情報の提供その他の援助を行わなければならない。

④・⑤　（略）

第2章　都道府県等による支援の実施
（生活困窮者就労準備支援事業等）
第7条　（略）
②　（略）

1　（略）
2　子どもの学習・生活支援事業

3　（略）
③〜⑤　（略）
（市等の支弁）
第12条　（略）
1〜3　（略）
4　第7条第1項及び第2項の規定により市等が行う生活困窮者家計改善支援事業並びに子どもの学習・生活支援事業及び同項第3号に掲げる事業の実施に要する費用
（都道府県の支弁）
第13条　（略）
1〜3　（略）
4　第7条第1項及び第2項の規定により都道府県が行う生活困窮者家計改善支援事業並びに子どもの学習・生活支援事業及び同項第3号に掲げる事業の実施に要する費用
5　（略）
（資料の提供等）
第22条　都道府県等は、生活困窮者住居確保給付金の支給又は生活困窮者就労準備支援事業若しくは生活困窮者一時生活支援事業（第3条第6項第1号に掲げる事業に限る。）の実施に関して必要があると認めるときは、生活困窮者、生活困窮者の配偶者若しくは生活困窮者の属する世帯の世帯主その他その世帯に属する者又はこれらの者であった者の資産又は収入の状況につき、官公署に対し必要な文書の閲覧若しくは資料の提供を求め、又は銀行、信託会社その他の機関若しくは生活困窮者の雇用主その他の関係者に報告を求めることができる。
②　（略）

第2章　都道府県等による支援の実施
（生活困窮者就労準備支援事業等）
第7条　（略）
②　都道府県等は、前項に規定するもののほか、次に掲げる事業を行うことができる。
1　（略）
2　生活困窮者である子どもに対し学習の援助を行う事業
3　（略）
③〜⑤　（略）
（市等の支弁）
第12条　（略）
1〜3　（略）
4　第7条第1項及び第2項の規定により市等が行う生活困窮者家計改善支援事業並びに同項第2号及び第3号に掲げる事業の実施に要する費用

（都道府県の支弁）
第13条　次に掲げる費用は、都道府県の支弁とする。
1〜3　（略）
4　第7条第1項及び第2項の規定により都道府県が行う生活困窮者家計改善支援事業並びに同項第2号及び第3号に掲げる事業の実施に要する費用
5　（略）
（資料の提供等）
第22条　都道府県等は、生活困窮者住居確保給付金の支給又は生活困窮者就労準備支援事業若しくは生活困窮者一時生活支援事業の実施に関して必要があると認めるときは、生活困窮者、生活困窮者の配偶者若しくは生活困窮者の属する世帯の世帯主その他その世帯に属する者又はこれらの者であった者の資産又は収入の状況につき、官公署に対し必要な文書の閲覧若しくは資料の提供を求め、又は銀行、信託会社その他の機関若しくは生活困窮者の雇用主その他の関係者に報告を求めることができる。
②　（略）

9. 子どもの貧困対策の推進に関する法律

〈平成 25 年法律第 64 号〉

第 1 章　総則

（目的）

第 1 条　この法律は、子どもの将来がその生まれ育った環境によって左右されることのないよう、貧困の状況にある子どもが健やかに育成される環境を整備するとともに、教育の機会均等を図るため、子どもの貧困対策に関し、基本理念を定め、国等の責務を明らかにし、及び子どもの貧困対策の基本となる事項を定めることにより、子どもの貧困対策を総合的に推進することを目的とする。

（基本理念）

第 2 条　子どもの貧困対策は、子ども等に対する教育の支援、生活の支援、就労の支援、経済的支援等の施策を、子どもの将来がその生まれ育った環境によって左右されることのない社会を実現することを旨として講ずることにより、推進されなければならない。

② 子どもの貧困対策は、国及び地方公共団体の関係機関相互の密接な連携の下に、関連分野における総合的な取組として行われなければならない。

（国の責務）

第 3 条　国は、前条の基本理念（次条において「基本理念」という。）にのっとり、子どもの貧困対策を総合的に策定し、及び実施する責務を有する。

（地方公共団体の責務）

第 4 条　地方公共団体は、基本理念にのっとり、子どもの貧困対策に関し、国と協力しつつ、当該地域の状況に応じた施策を策定し、及び実施する責務を有する。

（国民の責務）

第 5 条　国民は、国又は地方公共団体が実施する子どもの貧困対策に協力するよう努めなければならない。

（法制上の措置等）

第 6 条　政府は、この法律の目的を達成するため、必要な法制上又は財政上の措置その他の措置を講じなければならない。

（子どもの貧困の状況及び子どもの貧困対策の実施の状況の公表）

第 7 条　政府は、毎年 1 回、子どもの貧困の状況及び子どもの貧困対策の実施の状況を公表しなければならない。

第 2 章　基本的施策

（子どもの貧困対策に関する大綱）

第 8 条　政府は、子どもの貧困対策を総合的に推進するため、子どもの貧困対策に関する大綱（以下「大綱」という。）を定めなければならない。

② 大綱は、次に掲げる事項について定めるものとする。

　1　子どもの貧困対策に関する基本的な方針

　2　子どもの貧困率、生活保護世帯に属する子どもの高等学校等進学率等子どもの貧困に関する指標及び当該指標の改善に向けた施策

　3　教育の支援、生活の支援、保護者に対する就労の支援、経済的支援その他の子どもの貧困対策に関する事項

　4　子どもの貧困に関する調査及び研究に関する事項

③ 内閣総理大臣は、大綱の案につき閣議の決定を求めなければならない。

④ 内閣総理大臣は、前項の規定による閣議の決定があったときは、遅滞なく、大綱を公表しなければならない。

⑤ 前 2 項の規定は、大綱の変更について準用する。

⑥ 第 2 項第 2 号の「子どもの貧困率」及び「生活保護世帯に属する子どもの高等学校等進学率」の定義は、政令で定める。

（都道府県子どもの貧困対策計画）

第 9 条　都道府県は、大綱を勘案して、当該都道府県における子どもの貧困対策についての計画（次項において「計画」という。）を定めるよう努めるものとする。

② 都道府県は、計画を定め、又は変更したときは、遅滞なく、これを公表しなければならない。

（教育の支援）

第 10 条　国及び地方公共団体は、就学の援助、学資の援助、学習の支援その他の貧困の状況にある子どもの教育に関する支援のために必要な施策を講ずるものとする。

（生活の支援）

第 11 条　国及び地方公共団体は、貧困の状況にある子ども及びその保護者に対する生活に関する相談、貧困の状況にある子どもに対する社会との交流の機会の提供その他の貧困の状況にある子どもの生活に関する支援のために必要な施策を講ずるものとする。

（保護者に対する就労の支援）

第12条 国及び地方公共団体は、貧困の状況にある子どもの保護者に対する職業訓練の実施及び就職のあっせんその他の貧困の状況にある子どもの保護者の自立を図るための就労の支援に関し必要な施策を講ずるものとする。

（経済的支援）

第13条 国及び地方公共団体は、各種の手当等の支給、貸付金の貸付けその他の貧困の状況にある子どもに対する経済的支援のために必要な施策を講ずるものとする。

（調査研究）

第14条 国及び地方公共団体は、子どもの貧困対策を適正に策定し、及び実施するため、子どもの貧困に関する調査及び研究その他の必要な施策を講ずるものとする。

第3章 子どもの貧困対策会議

（設置及び所掌事務等）

第15条 内閣府に、特別の機関として、子どもの貧困対策会議（以下「会議」という。）を置く。

②会議は、次に掲げる事務をつかさどる。

　1　大綱の案を作成すること。

　2　前号に掲げるもののほか、子どもの貧困対策に関する重要事項について審議し、及び子どもの貧困対策の実施を推進すること。

③文部科学大臣は、会議が前項の規定により大綱の案を作成するに当たり、第8条第2項各号に掲げる事項のうち文部科学省の所掌に属するものに関する部分の素案を作成し、会議に提出しなければならない。

④厚生労働大臣は、会議が第2項の規定により大綱の案を作成するに当たり、第8条第2項各号に掲げる事項のうち厚生労働省の所掌に属するものに関する部分の素案を作成し、会議に提出しなければならない。

⑤内閣総理大臣は、会議が第2項の規定により大綱の案を作成するに当たり、関係行政機関の長の協力を得て、第8条第2項各号に掲げる事項のうち前2項に規定するもの以外のものに関する部分の素案を作成し、会議に提出しなければならない。

（組織等）

第16条 会議は、会長及び委員をもって組織する。

②会長は、内閣総理大臣をもって充てる。

③委員は、会長以外の国務大臣のうちから、内閣総理大臣が指定する者をもって充てる。

④会議の庶務は、内閣府において文部科学省、厚生労働省その他の関係行政機関の協力を得て処理する。

⑤前各項に定めるもののほか、会議の組織及び運営に関し必要な事項は、政令で定める。

附　則　抄

（施行期日）

第1条 この法律は、公布の日から起算して1年を超えない範囲内において政令で定める日から施行する。

（検討）

第2条 政府は、この法律の施行後5年を経過した場合において、この法律の施行の状況を勘案し、必要があると認めるときは、この法律の規定について検討を加え、その結果に基づいて必要な措置を講ずるものとする。

索引

社会福祉士シリーズ **16** 低所得者に対する支援と生活保護制度［第 5 版］

（太字で表示した頁には用語解説があります）

あ～お

ILO（国際労働機関）	17
朝日訴訟	**191**
新しい公共	115
アメリカ社会保障調査団報告	**191**
新たなセーフティネット（第 2 のセーフティネット）	171
イギリスの福祉権活動	131
委託事務費	93
一時扶助	**191**
一時扶助費	78
一身専属権	74
5 つの巨悪	52
一般扶助主義／制限扶助主義	**191**
医療ソーシャルワーカー	113
医療扶助	35, 81, **191**
医療保護施設	86, **191**
医療保障	18
院外救済	47
インテーク	109
ウェッブ夫妻 Webb, Sidney & Webb, Beatrice	50, **191**
江口英一	**191**
エーベル–スミス Abel-Smith, Brian	3, 53
エリザベス救貧法	46, 57, **191**
エンゲルス Engels, Friedrich	48
エンゲル方式	88, **192**

か～こ

オンブズマン制度	131
介護扶助	35, 82, **192**
介護保険制度	19
介護保障	19
改正救貧法（新救貧法）	48, **196**
格差縮小方式	89, **192**
各種加算	78
囲い込み運動	45
籠山京	**192**
加算	**192**
家庭児童福祉主事	118
加藤訴訟	**192**
管理的機能	110
基準及び程度の原則	75, **192**
基準生活費	78, **192**
基礎控除	80
基本原理	69
救護施設	86, **192**
救護法	57, **192**
求職者支援制度	108
求職者手当法	55
求職者同意書	56
旧生活保護法	**192**
級地	75, **193**
急迫保護	106, **193**
救貧院	**193**
救貧税	**193**

救貧法	45, 51, 58
救貧法に関する王立委員会報告	**193**
窮民救助法案	58, **193**
教育支援資金	163, 168
教育的機能	110
教育扶助	35, 80, **193**
教示義務	**193**
行政事件訴訟	128, **193**
行政争訟制度	128
行政不服審査法	128, **193**
協力機関	106
居住地法	**193**
居住地保護／現在地保護	**193**
拠出制求職者手当	56
居宅生活訓練事業	86
緊急小口資金	168
勤労控除	80
苦情処理制度	131
軍事扶助法	59, **194**
経済的保護事業	58
経済保護事業	**194**
欠格条項	60, **194**
現業員	109, **194**
現業を行う所員	118
健康で文化的な最低限度の生活	68
現物給付	83
公営住宅	**194**
公益質屋	58

243

公共職業安定所（ハローワーク）
　……………………………… 107
高校進学支援プログラム……… 154
公私分離………………………… 60
更生施設……………………… 86, **194**
厚生労働省……………………… 105
公的扶助……………………… 51, **194**
高等学校等就学費……………… 84
公費負担医療…………………… 17
行旅病人行旅死亡人取扱法……… 58
高齢者世帯……………………… 24
国際労働機関（ILO）………… 17
国民保険………………………… 56
国家責任………………………… 60
国家責任の原理……… 69, 104, **194**
子どもの学習支援プログラム… 154
子供の貧困対策に関する大綱……13
子どもの貧困対策法（子どもの貧
　困対策推進法）………… 13, **194**
米騒動…………………………… 58
雇用の機会の確保……………… 108

さ～そ

災害救助法…………………… **194**
最後の安全網…………………… 16
再審査請求…………………… **194**
済世顧問………………………… 58
済世顧問制度………………… **194**
最低生活の原理……… 70, **195**
最低生活費の概念……………… 88
最低生活保障水準……………… 93
最低賃金………………………… 12
査察指導員………… 110, 155, **195**
三科目主事…………… 111, 120
産業革命………………………… 58
GHQ（連合国最高司令官総司令部）
　………………………… 59, **195**
資産の活用……………………… 71
支持機能………………………… 110
施設介護………………………… 82
自治事務………………………… 104

失業扶助………………………… 51
失業扶助法…………………… **195**
指定医療機関………………… 81, **195**
指導監督を行う所員…………… 118
児童扶養手当………………… **195**
社会・援護局地域福祉課生活困窮
　者自立支援室………………… 105
社会生活自立支援…………… **195**
社会手当………………………… 17
社会的な居場所づくり支援事業
　……………………………… 115
「社会的な援護を要する人々に対
　する社会福祉のあり方に関する
　検討会」報告書……………… **195**
社会的排除……………… 5, **195**
社会的包括ワンストップ相談支援
　事業………………………… 116
社会的包摂（ソーシャル・インク
　ルージョン）………………… 5
社会福祉………………………… 20
社会福祉協議会……… 121, 162, 166
社会福祉士……………………… 111
社会福祉事業法………………… 62
社会福祉主事………… 111, **195**
社会福祉的性格………………… 68
社会扶助………………………… 17
社会保険………………… 16, 52
社会保障………………………… 16
社会保障関係費予算額………… 35
社会保障制度改革推進法……… 108
社会保障制度審議会………… **195**
社会保障的性格………………… 68
就学援助………………………… 17
住宅扶助……………… 34, 81, **196**
収入充当額……………………… 76
収入認定………………………… 76
就労支援員……………………… 148
就労支援ナビゲーター………… 114
就労支援プログラム…………… 155
就労自立給付金………………… 76
宿所提供施設………… 86, **196**

授産施設……………… 84, 86
授産施設［生活保護法］……… **196**
恤救規則……………… 57, **196**
恤救法…………………………… 58
出産扶助……………… 83, **196**
障害者加算……………………… 78
傷病・障害者世帯……………… 24
職業安定法……………………… 107
職権保護……………… 74, **196**
所得制求職者手当……………… 56
所得の再分配…………………… 22
所得補助………………………… 55
自立支援プログラム… 107, 112, **196**
自立支援プログラム導入のための
　手引（案）について………… 147
自立助長……………………… **196**
自立生活運動…………………… 143
自立相談支援事業……… 108, 115
資力調査（ミーンズ・テスト）
　…………………… 16, 53, 71, **196**
新規就労控除…………………… 80
新救貧法（改正救貧法）… 48, **196**
審査請求……………………… **196**
審査請求前置主義……… 128, **196**
申請保護の原則……… 74, **197**
身体障害者福祉司……………… 118
水準均衡方式………… 89, **197**
SCAPIN775………… 60, **197**
スクールカウンセラー………… 153
スクールソーシャルワーカー… 153
スティグマ……………… 46, **197**
スーパーバイザー……………… 110
スーパービジョン……………… 110
スピーナムランド制度………… **197**
スミス　Smith, Adam………… 47
生活困窮者緊急生活援護要綱
　………………………… 59, **197**
生活困窮者自立支援制度……… 112
生活困窮者自立支援法………… **197**
生活困窮者の支援の在り方に関す
　る特別部会報告書…………… 108

生活福祉資金貸付制度‥‥‥‥ **197**
生活福祉資金の概要‥‥‥‥‥ 162
生活扶助‥‥‥‥‥‥ 33, 78, **197**
生活扶助義務者‥‥‥‥‥‥‥‥72
生活復興支援資金‥‥‥‥‥‥ 166
生活保護基準‥‥‥‥‥‥ 88, 90
生活保護裁判連絡会‥‥‥‥‥ 116
生活保護受給者等就労支援事業
　（現「生活保護受給者等就労自
　立促進事業」）‥‥‥ 107, 114, 150
生活保護受給者等就労自立促進事
　業‥‥‥‥‥‥‥‥‥‥‥‥ 108
「生活保護受給者等就労自立促進
　事業」活用プログラム‥‥‥ 155
生活保護受給者の社会的居場所づ
　くりと新しい公共に関する研究
　会‥‥‥‥‥‥‥‥‥‥‥‥ 115
「生活保護制度に関する国と地方
　の協議　中間とりまとめ」‥ 108
生活保護制度の在り方に関する専
　門委員会‥‥‥‥ 21, 68, 143
生活保護制度の在り方に関する専
　門委員会報告書‥‥‥‥ 143, **197**
生活保護制度の改善強化に関する
　勧告‥‥‥‥‥‥‥ 60, **197**
生活保護費‥‥‥‥‥‥‥‥‥‥93
生活保護費（当初）予算額‥‥‥35
生活保護法‥‥‥‥‥‥‥‥ **198**
生活保護法 27 条の「指導及び指
　示」‥‥‥‥‥‥‥ 109, 145
生活保護法 52 条の規定‥‥‥‥90
生活保持義務者‥‥‥‥‥‥‥‥72
生業扶助‥‥‥‥‥‥ 35, 84, **198**
精神科等受診支援プログラム‥ 154
精神障害者退院支援プログラム
　‥‥‥‥‥‥‥‥‥‥‥‥‥ 156
精神保健福祉士‥‥‥‥ 111, 156
精神保健福祉支援員‥‥‥‥‥ 154
生存権‥‥‥‥‥‥‥‥‥‥ **198**
世帯更生運動‥‥‥‥‥‥‥‥ 162
世帯更生資金‥‥‥‥‥‥‥‥ 162

世帯単位の原則‥‥‥‥‥ 76, **198**
世帯分離‥‥‥‥‥‥‥ 77, **198**
世帯保護率‥‥‥‥‥‥‥‥‥‥24
積極的自立論‥‥‥‥‥‥‥‥‥68
絶対的欠格条項‥‥‥‥‥‥‥‥70
絶対的水準論‥‥‥‥‥‥ 88, **198**
絶対的貧困‥‥‥‥‥‥‥‥‥‥ 2
絶対的扶養義務者‥‥‥‥‥‥‥72
セーフティネット‥‥‥‥‥ **198**
セン　Sen, Amartya‥‥‥‥ **198**
総合支援資金‥‥‥ 163, 169, 171, **198**
葬祭扶助‥‥‥‥‥‥‥ 84, **198**
相対的水準論‥‥‥‥‥‥ 88, **199**
相対的剥奪‥‥‥‥‥‥‥ 4, 54
相対的貧困‥‥‥‥‥‥‥‥‥‥ 3
相対的扶養義務者‥‥‥‥‥‥‥72
相談及び助言（生活保護法 27 条
　の 2）‥‥‥‥‥‥‥‥‥‥ 146
総力戦‥‥‥‥‥‥‥‥‥‥‥‥52
ソーシャル・インクルージョン
　（社会的包摂）‥‥‥‥‥‥‥ 5
その他世帯‥‥‥‥‥‥‥‥‥‥25

た〜と
第 1 次貧困‥‥‥‥‥‥‥‥‥‥ 2
第 1 類‥‥‥‥‥‥‥‥‥‥ **199**
第 1 種社会福祉事業‥‥‥‥‥‥86
大都市等の特例‥‥‥‥‥‥‥ 105
第 2 次貧困‥‥‥‥‥‥‥‥‥‥ 2
第 2 種社会福祉事業‥‥‥‥‥‥86
第 2 のセーフティネット（新たな
　セーフティネット）‥‥‥‥ 171
第 2 類‥‥‥‥‥‥‥‥‥‥ **199**
代理納付‥‥‥‥‥‥‥‥‥‥‥81
タウンゼント
　Townsend, Peter‥‥‥ 3, 53, **199**
高訴訟‥‥‥‥‥‥‥‥‥‥ **199**
多重債務解消支援プログラム‥ 155
多職種・他機関等連携の意義と必
　要性‥‥‥‥‥‥‥‥‥‥‥ 112
他方他施策の活用‥‥‥‥‥‥ 112

惰民養成の排除‥‥‥‥‥‥‥‥68
惰民養成論‥‥‥‥‥‥‥‥ **199**
単給／併給‥‥‥‥‥‥ 77, **199**
地域生活支援事業‥‥‥‥‥‥ 156
地域若者サポートステーション
　‥‥‥‥‥‥‥‥‥‥‥‥‥ 155
地区担当員‥‥‥‥‥‥‥‥‥ 109
知的障害者福祉司‥‥‥‥‥‥ 118
地方分権一括法‥‥‥‥‥‥‥ 104
低所得対策‥‥‥‥‥‥‥‥ **199**
テスト・ケース‥‥‥‥‥‥‥ 139
デプリベーション‥‥‥‥‥‥‥ 4
冬季加算‥‥‥‥‥‥‥‥‥ **199**
統合失調症‥‥‥‥‥‥‥‥‥ 156
特別基準‥‥‥‥‥‥‥‥‥‥‥75
特別区‥‥‥‥‥‥‥‥‥‥‥ 117
特別児童扶養手当‥‥‥‥‥ **199**

な〜の
中嶋訴訟‥‥‥‥‥‥‥‥‥ **199**
ナショナル・ミニマム‥‥‥ 50, **200**
日常・社会生活及び就労自立総合
　支援事業‥‥‥‥‥‥‥‥‥ 115
日常生活自立支援‥‥‥‥‥ **200**
入院患者日用品費‥‥‥‥ 78, **200**
能力の活用‥‥‥‥‥‥‥‥‥‥72

は〜ほ
林訴訟‥‥‥‥‥‥‥‥‥‥ **200**
ハリントン
　Harrington, Michael‥‥‥‥‥ 3
ハローワーク（公共職業安定所）
　‥‥‥‥‥‥‥‥‥‥‥‥‥ 107
必要即応の原則‥‥‥‥‥ 76, **200**
被保護者就労支援事業‥‥‥‥ 108
被保護人員‥‥‥‥‥‥‥‥‥‥23
被保護世帯数‥‥‥‥‥‥‥‥‥24
標準数‥‥‥‥‥‥‥‥‥‥‥ 120
標準世帯‥‥‥‥‥‥‥‥‥ **200**
貧困‥‥‥‥‥‥‥‥‥‥‥ **200**
貧困者と極貧者‥‥‥‥‥‥‥‥53

245

貧困線……………………… 49, **200**
貧困戦争………………………… **200**
貧困調査………………………… **200**
貧困の再発見………………… 4, **200**
貧困の発見……………………… **201**
貧困の連鎖………………………13
貧困ビジネス…………………… 181
貧困文化………………………… **201**
貧民監督官……………………… **201**
普及率……………………………72
「福祉から雇用へ」支援事業
　……………………… 107, 108
「福祉から就労」支援事業 …… 114
福祉資金…………… 163, 168, **201**
福祉事務所……………………… **201**
ブース
　Booth, Charles James
　………………… 2, 49, **201**
ブース
　Booth, William ………………48
不動産担保型生活資金
　………………… 163, 168, 170
不服申立て………………… 128, **201**
扶養義務の優先…………………72
併給………………………………77
平成17年度における自立支援プ
　ログラムの基本方針について
　……………………………… 147
ベヴァリッジ
　Beveridge, William Henry ……52
ベヴァリッジ報告………… 17, 52
法外援護………………………… **201**
法定受託事務…………………… 104
法テラス………………… 116, 155
方面委員…………………………58

訪問調査………………………… **201**
保健医療との連携……………… 113
保険事故…………………………16
保護課…………………………… 105
保護課自立推進・指導監査室… 105
保護施設………………… 86, **201**
保護施設通所事業………………86
保護請求権………………………70
保護の実施機関………………… **201**
保護の停止・廃止……………… **201**
保護の費用の返還……………… **202**
保護の補足性の原理……………71
保護率…………………… 23, **202**
母子世帯…………………………25
母子保護法………………………59
補助機関………………………… 111
補足給付…………………………54
補足性の原理…………………… **202**
捕捉率…………………… 37, **202**
ホームレス……………………… 180
ホームレス自立支援法………… **202**
ホームレスの自立の支援等に関す
　る基本方針…………………… **202**

ま～も

マーケット・バスケット方式
　………………………… 88, **202**
マルサス
　Malthus, Thomas ………………47
未成年者控除……………………80
ミーンズ・テスト（資力調査）
　……………… 16, 53, 71, **196**
民生委員………… 58, 106, 162
無差別平等………………………60
無差別平等の原理………… 70, **202**

無料低額宿泊所………………… **202**
無料低額診療事業……………… 175
無料低額診療施設……………… 175
メイヒュー
　Mayhew, Henry ………………48
面接員（面接相談員）………… 109
燃え尽き症候群………………… 111

や～よ

要保護者…………………………74
要保護世帯向け不動産担保型生活
　資金……………… 168, 170
養老院／養老施設……………… **202**

ら～ろ

ラウントリー
　Rowntree, Benjamin Seebohm
　………………… 2, 49, 88, **203**
濫給……………………………… **203**
リベラル・リフォーム……………50
臨時特例つなぎ資金…………… 173
ルノアール　Lenoir, Rene ……… 5
劣等処遇…………………………48
劣等処遇の原則………………… **203**
連合王国の貧困…………………54
連合国最高司令官総司令部（GHQ）
　………………………… 59, **195**
漏給……………………………… **203**
老人福祉指導主事……………… 118
6項目要求………………………60

わ

ワーキングプア……… 4, 11, 18, **203**
ワークハウス…………… 46, **203**
ワークハウステスト法………… **203**

福祉臨床シリーズ編集委員会

小林光俊	（こばやし　みつとし）	学校法人　敬心学園　理事長、全国専修学校各種学校総連合会　会長
坂野憲司	（さかの　けんじ）	帝京科学大学医療科学部　教授
原　葉子	（はら　ようこ）	日本福祉教育専門学校社会福祉士養成科　専任講師
東　康祐	（ひがし　やすひろ）	日本福祉教育専門学校社会福祉士養成学科　専任講師
福田幸夫	（ふくだ　さちお）	静岡福祉大学社会福祉学部　教授
増田康弘	（ますだ　やすひろ）	帝京平成大学現代ライフ学部　専任講師
柳澤孝主	（やなぎさわ　たかしゅ）	東京保健医療専門職大学リハビリテーション学部　教授（就任予定）

責任編集　　　　　　　　　　　　　　　　　　　　執筆分担

伊藤秀一	（いとう　しゅういち）	駒澤大学文学部　教授……………………はじめに、第1章1節A・2節、第2章2節・コラム、第5章1・2節、国家試験対策用語集、資料編

執筆者（五十音順）　　　　　　　　　　　　　　　執筆分担

赤畑　淳	（あかはた　あつし）	立教大学コミュニティ福祉学部　特任准教授………………………………第6章
阿部裕二	（あべ　ゆうじ）	東北福祉大学総合福祉学部　教授………………………………………第3章
小畠貴久香	（こばたけ　きくか）	ロンドン・スクール・オブ・エコノミックス（LSE） 社会政策学科　博士課程修了……………………………第5章3節・コラム
鳥山まどか	（とりやま　まどか）	北海道大学大学院教育学研究院　准教授…………第7章1・2節・コラム
西村貴直	（にしむら　たかなお）	関東学院大学社会学部　准教授……………………………………第2章1節
松岡是伸	（まつおか　よしのぶ）	北星学園大学社会福祉学部　専任講師 ………………………………………第1章3節・コラム、第4章1・2節
丸山龍太	（まるやま　りゅうた）	弘前学院大学社会福祉学部　講師 ………………………第1章1節B、第4章3・4節・コラム、資料編
山本美香	（やまもと　みか）	東洋大学ライフデザイン学部　教授……………………………第7章3〜5節

低所得者に対する支援と生活保護制度 ［第 5 版］
　　―公的扶助
【社会福祉士シリーズ16】

2009(平成21)年 1 月15日　初　版 1 刷発行
2013(平成25)年 2 月28日　第 2 版 1 刷発行
2015(平成27)年 2 月15日　第 3 版 1 刷発行
2017(平成29)年 1 月30日　第 4 版 1 刷発行
2019(平成31)年 2 月15日　第 5 版 1 刷発行
2020(令和 2)年 3 月15日　同　 2 刷発行

編　者　伊藤秀一
発行者　鯉渕友南
発行所　株式
　　　　会社　弘文堂　　　101-0062　東京都千代田区神田駿河台1の7
　　　　　　　　　　　　　TEL 03(3294)4801　　振替 00120-6-53909
　　　　　　　　　　　　　https://www.koubundou.co.jp
装　丁　水木喜美男
印　刷　三美印刷
製　本　井上製本所

© 2019 Shuichi Ito.　Printed in Japan

[JCOPY]〈(社) 出版者著作権管理機構　委託出版物〉
本書の無断複写は著作権法上での例外を除き禁じられています。複写される場合は、
そのつど事前に、(社) 出版者著作権管理機構 (電話 03-5244-5088、FAX 03-5244-
5089、e-mail: info@jcopy.or.jp) の許諾を得てください。
また本書を代行業者等の第三者に依頼してスキャンやデジタル化することは、たと
え個人や家庭内の利用であっても一切認められておりません。

ISBN978-4-335-61197-1

社会福祉士シリーズ

平成21年度からスタートした新たな教育カリキュラムに対応。

全22巻 好評発売中!

20年ぶりの社会福祉士養成のカリキュラム見直しが、真に時代の要請に応えるものになるよう、編集しています!

福祉臨床シリーズ編集委員会編

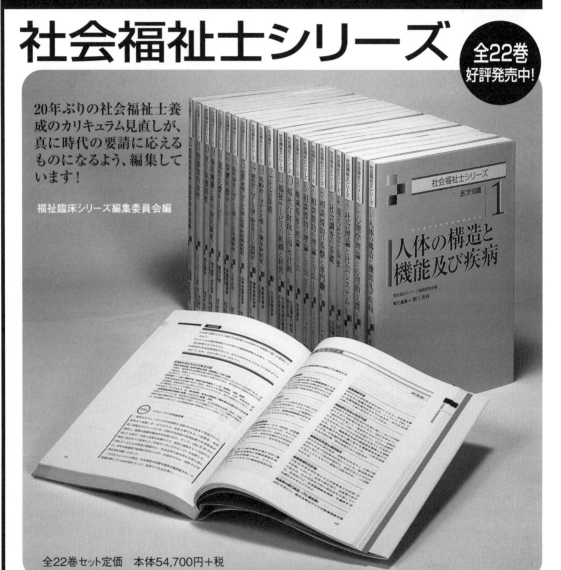

全22巻セット定価　本体54,700円+税

社会福祉士シリーズの特徴

　今日の社会は、大きな変動に見舞われています。人々が生活している社会環境および自然環境は、世界全体の社会経済的な動きと連動しながら激変しつつあります。それらの一端は、少子高齢化の進行、地域社会の崩壊と家庭の変質などの現象として現れています。これらの変動にともなって、人々の生活上の問題は噴出し、社会福祉の担う使命は、拡大しつつあるといえます。

　本シリーズの目標は、第一に、たえず変動し拡大する社会福祉の臨床現場の視点から、対人援助のあり方、地域福祉や社会福祉制度・政策までをトータルに把握し、それらの相互関連を描き出すことです。そのことによって、社会福祉を学ぶ者が、社会福祉問題の全体関連性を理解できるようになることを意図しています。

　第二に、社会福祉士の新カリキュラムに合致した科目編成により、社会福祉問題の拡大に対応できるマンパワーの養成に貢献することを目標としています。20年ぶりの社会福祉士養成のカリキュラム見直しが、真に時代の要請に応えるものになるため、本シリーズは社会福祉の臨床現場の視点に焦点を合わせ続け、教育現場と臨床現場との乖離を埋めることを意図しました。

　本シリーズが、臨床現場の矛盾や葛藤・魅力を伝えることができ、社会福祉士の専門性の向上に寄与できれば幸いです。

編集者一同

国家試験科目全巻に「国家試験対策用語集」を収録。

福祉臨床シリーズ編集委員会編

◉ ＝ 2020年1～3月　改訂

1. 人体の構造と機能及び疾病［第4版］… 朝元美利 編　252頁　定価（本体2500円＋税）
　　— 医学知識 —
ISBN978 - 4 - 335 - 61184 - 1

2. 心理学理論と心理的支援［第3版］… 岡田　斉 編　288頁　定価（本体2500円＋税）
　　— 心理学 —
ISBN978 - 4 - 335 - 61185 - 8

3. 社会理論と社会システム［第3版］… 久門道利・杉座秀親 編　296頁　定価（本体2500円＋税）
　　— 社会学 —
ISBN978 - 4 - 335 - 61190 - 2

4. 現代社会と福祉［第5版］… 福田幸夫・長岩嘉文 編　264頁　定価（本体2500円＋税）
　　— 社会福祉・福祉政策 —
ISBN978 - 4 - 335 - 61192 - 6

5. 社会調査の基礎［第4版］… 宮本和彦・梶原隆之・山村　豊 編　244頁　定価（本体2500円＋税）
　　— 社会調査・社会福祉調査 —
ISBN978 - 4 - 335 - 61193 - 3

◉ **6. 相談援助の基盤と専門職**［第4版］… 柳澤孝主・坂野憲司 編　264頁　定価（本体2500円＋税）
　　— ソーシャルワーク —
ISBN978 - 4 - 335 - 61199 - 5

◉ **7. 相談援助の理論と方法 Ⅰ**［第3版］… 柳澤孝主・坂野憲司 編　208頁　定価（本体2400円＋税）
　　— ソーシャルワーク —
ISBN978 - 4 - 335 - 61200 - 8

◉ **8. 相談援助の理論と方法 Ⅱ**［第3版］… 柳澤孝主・坂野憲司 編　288頁　定価（本体2500円＋税）
　　— ソーシャルワーク —
ISBN978 - 4 - 335 - 61201 - 5

9. 地域福祉の理論と方法［第3版］… 山本美香 編　288頁　定価（本体2500円＋税）
　　— 地域福祉 —
ISBN978 - 4 - 335 - 61177 - 3

◉ **10. 福祉行財政と福祉計画**［第4版］… 池村正道 編　240頁　定価（本体2500円＋税）
　　— 社会福祉行財政・福祉計画 —
ISBN978 - 4 - 335 - 61205 - 3

11. 福祉サービスの組織と経営［第3版］… 三田寺裕治・西岡　修 編　288頁　定価（本体2500円＋税）
　　— 社会福祉運営管理・社会福祉施設経営 —
ISBN978 - 4 - 335 - 61194 - 0

12. 社会保障［第6版］… 阿部裕二 編　288頁　定価（本体2500円＋税）
　　— 社会保障制度・社会保障サービス —
ISBN978 - 4 - 335 - 61195 - 7

13. 高齢者に対する支援と介護保険制度［第5版］… 東　康祐・原　葉子 編　296頁　定価（本体2500円＋税）
　　— 高齢者福祉・介護福祉 —
ISBN978 - 4 - 335 - 61196 - 4

14. 障害者に対する支援と障害者自立支援制度［第4版］… 峰島 厚・木全和巳・冨永健太郎 編　300頁　定価（本体2500円＋税）
　　— 障害者福祉制度・障害者福祉サービス —
ISBN978 - 4 - 335 - 61187 - 2

◉ **15. 児童や家庭に対する支援と児童・家庭福祉制度**［第4版］… 八重樫牧子・原　葉子 編　244頁　定価（本体2500円＋税）
　　— 児童・家庭福祉制度・児童・家庭福祉サービス —
ISBN978 - 4 - 335 - 61202 - 2

16. 低所得者に対する支援と生活保護制度［第5版］… 伊藤秀一 編　264頁　定価（本体2500円＋税）
　　— 公的扶助 —
ISBN978 - 4 - 335 - 61197 - 1

17. 保健医療サービス［第4版］… 佐久間淳・幡山久美子 編　272頁　定価（本体2500円＋税）
　　— 保健医療制度・医療福祉 —
ISBN978 - 4 - 335 - 61198 - 8

◉ **18. 就労支援サービス**［第4版］… 桐原宏行 編　208頁　定価（本体2400円＋税）
　　— 雇用支援・雇用政策 —
ISBN978 - 4 - 335 - 61203 - 9

19. 権利擁護と成年後見制度［第4版］… 福田幸夫・森　長秀 編　296頁　定価（本体2500円＋税）
　　— 権利擁護と成年後見・民法総論 —
ISBN978 - 4 - 335 - 61188 - 9

20. 更生保護制度［第3版］… 森　長秀 編　216頁　定価（本体2400円＋税）
　　— 司法福祉 —
ISBN978 - 4 - 335 - 61183 - 4

◉ **21. 相談援助演習**［第4版］… 谷川和昭・柳澤孝主 編　280頁　定価（本体2500円＋税）
　　— ソーシャルワーク演習 —
ISBN978 - 4 - 335 - 61204 - 6

22. 相談援助実習・相談援助実習指導［第3版］… 早坂聡久・増田公香 編　258頁　定価（本体2500円＋税）
　　— ソーシャルワーク現場実習・ソーシャルワーク実習指導 —
ISBN978 - 4 - 335 - 61189 - 6

平成24年度からスタートした新たな教育カリキュラムに対応。

精神保健福祉士シリーズ

全22巻

福祉臨床シリーズ編集委員会編

| 共通科目 | 専門科目 |

精神保健福祉士シリーズの特徴

Ⅰ 新カリキュラムに準拠しながら、ソーシャルワークの観点が貫かれていること

本シリーズは、新しい精神保健福祉士の養成カリキュラムに準拠し、できるだけ精神保健福祉士の養成機関で使いやすい編集を行っています。

また、それだけではなく、精神科ソーシャルワークの視点から、臨床現場の仕事のおもしろさや大変さ、今後の課題などを盛り込み、現場の精神保健福祉士や関連職種の方、当事者や家族の方にも役に立つシリーズになるよう工夫しています。

Ⅱ 各学問領域の背景を明確化すること

新しい精神保健福祉士の養成カリキュラムは、旧カリキュラムが精神医学や精神保健学など、主に学問体系の分類に基づいて科目が構成されていたのに対して、精神科リハビリテーション学が相談援助の展開に位置づけられるなど、主に知識や技術の体系によって分類されています。

精神科ソーシャルワークの領域は多くの学問分野が相互に乗り入れる領域のため、複数の学問領域から実践技術を取り入れています。

しかし、それぞれの学問分野には、独自の価値や理念が存在しています。

精神科ソーシャルワーカーは、一方でソーシャルワーク独自の技術と他分野から取り入れた技術とを峻別しながら、一方で他分野の技術をソーシャルワークの価値と理念のもとに統合していく必要があります。

したがって、本シリーズでは種々の理論や援助技術の学問背景をできるだけ明確にしながら紹介していきます。

編集者一同

好評発売中！ 国家試験科目全巻に「キーワード集」を収録。

福祉臨床シリーズ編集委員会編

専門科目 全11巻 11巻 揃価（28,500円＋税）　　　◉ = 2020年3月 改訂

1. 精神疾患とその治療［第2版］… 寺田善弘 編　B5判　256頁　定価（本体2700円＋税）
　　― 精神医学 ―　　　　　　　　　　　　　　　　　　　　　　　　　　ISBN978-4-335-61118-6

2. 精神保健の課題と支援［第2版］… 松久保章・坂野憲司・舟木敏子 編　B5判　264頁　定価（本体2700円＋税）
　　― 精神保健学 ―　　　　　　　　　　　　　　　　　　　　　　　　　ISBN978-4-335-61114-8

3. 精神保健福祉相談援助の基盤（基礎）… 柳澤孝主 編　B5判　186頁　定価（本体2400円＋税）
　　― 精神保健福祉援助技術総論　ソーシャルワークの価値・理念 ―　　　ISBN978-4-335-61103-2

4. 精神保健福祉相談援助の基盤（専門）［第2版］… 柳澤孝主 編　B5判　192頁　定価（本体2400円＋税）
　　― 精神保健福祉援助技術総論　ソーシャルワークの理論・実践 ―　　　ISBN978-4-335-61119-3

5. 精神保健福祉の理論と相談援助の展開 Ⅰ［第2版］… 古屋龍太 編　B5判　288頁　定価（本体2700円＋税）
　　― 精神保健福祉援助技術各論　精神科リハビリテーション ―　　　　　ISBN978-4-335-61115-5

6. 精神保健福祉の理論と相談援助の展開 Ⅱ［第2版］… 坂野憲司 編　B5判　240頁　定価（本体2400円＋税）
　　― 精神保健福祉援助技術各論　ソーシャルワークの展開 ―　　　　　　ISBN978-4-335-61116-2

7. 精神保健福祉に関する制度とサービス［第3版］… 古屋龍太 編　B5判　264頁　定価（本体2700円＋税）
　　― 精神保健福祉論　サービスシステム論 ―　　　　　　　　　　　　　ISBN978-4-335-61120-9

8. 精神障害者の生活支援システム［第3版］… 上野容子・宮﨑まさ江 編　B5判　276頁　定価（本体2700円＋税）
　　― 精神保健福祉論　支援システム論 ―　　　　　　　　　　　　　　　ISBN978-4-335-61122-3

9. 精神保健福祉援助演習（基礎）［第2版］… 坂野憲司・福冨　律・森山拓也 編　B5判　184頁　定価（本体2400円＋税）
　　― 精神保健福祉援助演習　理論編 ―　　　　　　　　　　　　　　　　ISBN978-4-335-61121-6

◉**10. 精神保健福祉援助演習（専門）**［第3版］… 坂野憲司・福冨　律 編　B5判　252頁　定価（本体2700円＋税）
　　― 精神保健福祉援助演習　事例編 ―　　　　　　　　　　　　　　　　ISBN978-4-335-61124-7

11. 精神保健福祉援助実習［第2版］… 河合美子 編　B5判　248頁　定価（本体2700円＋税）
　　― 精神保健福祉援助実習指導　精神保健福祉援助実習 ―　　　　　　　ISBN978-4-335-61123-0

共通科目 全11巻 11巻 揃価（27,500円＋税）　　社会福祉士シリーズとの共通科目となります。
　　　　　　　　　　　　　　　　　　　　　　　　　　　　◉ = 2020年3月 改訂

1. 人体の構造と機能及び疾病［第4版］… 朝元美利 編　252頁　定価（本体2500円＋税）
　　― 医学知識 ―　　　　　　　　　　　　　　　　　　　　　　　　　　ISBN978-4-335-61184-1

2. 心理学理論と心理的支援［第3版］… 岡田　斉 編　288頁　定価（本体2500円＋税）
　　― 心理学 ―　　　　　　　　　　　　　　　　　　　　　　　　　　　ISBN978-4-335-61185-8

3. 社会理論と社会システム［第3版］… 久門道利・杉座秀親 編　296頁　定価（本体2500円＋税）
　　― 社会学 ―　　　　　　　　　　　　　　　　　　　　　　　　　　　ISBN978-4-335-61190-2

4. 現代社会と福祉［第5版］… 福田幸夫・長岩嘉文 編　260頁　定価（本体2500円＋税）
　　― 社会福祉・福祉政策 ―　　　　　　　　　　　　　　　　　　　　　ISBN978-4-335-61192-6

9. 地域福祉の理論と方法［第3版］… 山本美香 編　272頁　定価（本体2500円＋税）
　　― 地域福祉 ―　　　　　　　　　　　　　　　　　　　　　　　　　　ISBN978-4-335-61177-3

◉**10. 福祉行財政と福祉計画**［第4版］… 池村正道 編　260頁　定価（本体2500円＋税）
　　― 社会福祉行財政・福祉計画 ―　　　　　　　　　　　　　　　　　　ISBN978-4-335-61205-3

12. 社会保障［第6版］… 阿部裕二 編　276頁　定価（本体2500円＋税）
　　― 社会保障制度・社会保障サービス ―　　　　　　　　　　　　　　　ISBN978-4-335-61195-7

14. 障害者に対する支援と障害者自立支援制度［第4版］… 峰島　厚・木全和巳・冨永健太郎 編　300頁　定価（本体2500円＋税）
　　― 障害者福祉制度・障害者福祉サービス ―　　　　　　　　　　　　　ISBN978-4-335-61187-2

16. 低所得者に対する支援と生活保護制度［第5版］… 伊藤秀一 編　264頁　定価（本体2500円＋税）
　　― 公的扶助 ―　　　　　　　　　　　　　　　　　　　　　　　　　　ISBN978-4-335-61197-1

17. 保健医療サービス［第4版］… 佐久間淳・幡山久美子 編　272頁　定価（本体2500円＋税）
　　― 保健医療制度・医療福祉 ―　　　　　　　　　　　　　　　　　　　ISBN978-4-335-61198-8

19. 権利擁護と成年後見制度［第4版］… 福田幸夫・森　長秀 編　296頁　定価（本体2500円＋税）
　　― 権利擁護と成年後見・民法総論 ―　　　　　　　　　　　　　　　　ISBN978-4-335-61188-9